肌骨系统超声学

Musculoskeletal Ultrasound
How, Why and When

原　著　Lorelei Waring　Alison Hall　Sara Riley

主　译　冀全博　王　岩　张国强　王月香

副主译　王　征　柴　伟　胡晓青　邵振兴

北京大学医学出版社

JIGU XITONG CHAOSHENGXUE

图书在版编目（CIP）数据

肌骨系统超声学 /（美）洛勒莱·瓦宁
(Lorelei Waring),（美）艾丽森·霍尔
(Alison Hall),（美）萨拉·莱利 (Sara Riley) 原著；
冀全博等主译. -- 北京：北京大学医学出版社，2025.1.
ISBN 978-7-5659-3181-9

Ⅰ. R322.7

中国国家版本馆 CIP 数据核字第 2024LC2424 号

北京市版权局著作权合同登记号：图字：01-2023-3628

Elsevier (Singapore) Pte Ltd.
3 Killiney Road, #08-01 Winsland House I, Singapore 239519
Tel: (65) 6349-0200; Fax: (65) 6733-1817

Musculoskeletal Ultrasound: How, Why and When
Copyright © 2022 by Elsevier Limited. All rights are reserved, including those for text and data mining, AI training, and similar technologies.
Publisher's note: Elsevier takes a neutral position with respect to territorial disputes or jurisdictional claims in its published content, including in maps and institutional affiliations.
ISBN-13: 9780702081989

This translation of Musculoskeletal Ultrasound: How, Why and When by Lorelei Waring, Alison Hall, Sara Riley was undertaken by Peking University Medical Press and is published by arrangement with Elsevier (Singapore) Pte Ltd.
Musculoskeletal Ultrasound: How, Why and When by Lorelei Waring, Alison Hall, Sara Riley由北京大学医学出版社进行翻译，并根据北京大学医学出版社与爱思唯尔（新加坡）私人有限公司的协议约定出版。

《肌骨系统超声学》（冀全博　王　岩　张国强　王月香　主译）
ISBN: 978-7-5659-3181-9

Copyright © 2024 by Elsevier (Singapore) Pte Ltd. and Peking University Medical Press.

肌骨系统超声学

主　　译：冀全博　王　岩　张国强　王月香
出版发行：北京大学医学出版社
地　　址：（100191）北京市海淀区学院路 38 号　北京大学医学部院内
电　　话：发行部 010-82802230；图书邮购 010-82802495
网　　址：http ://www.pumpress.com.cn
E — mail：booksale@bjmu.edu.cn
印　　刷：北京金康利印刷有限公司
经　　销：新华书店
责任编辑：冯智勇　　责任校对：靳新强　　责任印制：李　啸
开　　本：787 mm × 1092 mm　1/16　印张：17.25　字数：450 千字
版　　次：2025 年 1 月第 1 版　2025 年 1 月第 1 次印刷
书　　号：ISBN 978-7-5659-3181-9
定　　价：180.00 元
版权所有，违者必究
（凡属质量问题请与本社发行部联系退换）

译审校者名单

	译　者		审校者	
第 1 章	李昶田	中国人民解放军总医院	冀全博	中国人民解放军总医院
第 2 章	王一鸣	中国人民解放军总医院	刘晓华	中国中医科学院望京医院
第 3 章	王航乐	北京大学第三医院	胡晓青	北京大学第三医院
第 4 章	王龑懋	上海交通大学医学院附属第六人民医院	李小娅	中国人民解放军总医院
第 5 章	辛　鹏	中国人民解放军南部战区总医院	邵振兴	北京大学第三医院
第 6 章	赵佳琳	北京协和医院	张国强	中国人民解放军总医院
第 7 章	赵润凯	中国人民解放军总医院	杨剑锋	中国人民解放军总医院
第 8 章	耿宗洁	烟台毓璜顶医院	徐亚梦	上海交通大学医学院附属新华医院
第 9 章	喻　健	复旦大学附属华山医院	王月香	中国人民解放军总医院
第 10 章	张雁磊	中国人民解放军总医院	王　征	中国人民解放军总医院
第 11 章	冯泽宇	中国人民解放军总医院	迟宏杰	中国人民解放军总医院

原著主编

Lorelei Waring, DCR (R), PgC AP, MSc Medical Ultrasound, FHEA
Senior Lecturer
Department of Medical Sciences, Institute of Health
University of Cumbria, Lancaster
United Kingdom

Alison Hall, DCR (R), MSc Medical Ultrasound
Consultant Sonographer
School of Primary, Community and Social Care
Keele University, Keele
United Kingdom

Sara Riley, DCR (R), DMU, MHSc Medical Ultrasound
Consultant Sonographer
Leeds Radiology Academy
Leeds Teaching Hospitals NHS Trust, Leeds
United Kingdom

原著者名单

Richard Brindley, BSc (Hons) Diagnostic Radiography
Consultant Sonographer
Radiology
The Royal Wolverhampton New Cross, Wolverhampton
United Kingdom

**Michael Bryant, BSc (Hons) Physiotherapy,
MSc Manual Therapy, PgC MSK Ultrasound**
Consultant MSK Physiotherapist & Sonographer
Integrated Musculoskeletal Service
East Lancashire Hospitals NHS Trust
United Kingdom

**Sophie Cochran, BSc (Hons) Diagnostic Radiography,
MSc Medical Ultrasound**
Clinical Specialist in Medical Ultrasound
Radiology
United Lincolnshire Hospitals Trust, Boston
United Kingdom

Dr Sylvia Connolly, MBChB HONS
Consultant Radiologist
Radiology
St Helens and Knowsley Teaching Hospitals NHS Trust,
    Prescot
Merseyside
United Kingdom

**Nicki Delves, DCR (R), Diploma Medical Ultrasound,
PgC**
Consultant Sonographer
Radiology
Queen Victoria NHS Foundation Hospital, East
    Grinstead
West Sussex
United Kingdom

Clare Drury, DCR (R), PGDip Medical Ultrasound
Clinical Specialist Sonographer
Ultrasound
Hull University Teaching Hospitals NHS Trust, Hull
United Kingdom

**Kirstie Godson, BSc Diagnostic Radiography,
MSc Medical Ultrasound, FHEA**
Academic Lecturer Diagnostic Imaging
Leeds University, Leeds
United Kingdom

Alison Hall, DCR (R), MSc Medical Ultrasound
Consultant Sonographer
School of Primary, Community and Social Care
Keele University, Keele
United Kingdom

Dr Samantha Hider, PhD FRCP MSc BMedSci BM BS
Professor of Rheumatology and Honorary Consultant
    Rheumatologist
School for Primary, Community and Social Care
Keele University, Keele
Staffordshire
United Kingdom

**Andrew Longmead, BSc (Hons) Diagnostic
Radiography, PgD Medical Ultrasound**
Advanced Practitioner Sonographer
Radiology
Chesterfield Royal Hospital NHS Foundation Trust
Chesterfield
United Kingdom

**Mark Maybury, BSc (Hons) Physiotherapy, PgD
Medical Ultrasound (MSK), MSc Neuromusculoskeletal
Health Care**
Research Physiotherapist/Sonographer
IRF, University of Birmingham Laboratories
Queen Elizabeth Hospital University Hospitals
    Birmingham, Birmingham
United Kingdom

Sara Riley, DCR (R), DMU, MHSc Medical Ultrasound
Consultant Sonographer
Leeds Radiology Academy
Leeds Teaching Hospitals NHS Trust, Leeds
United Kingdom

**Katie Simm, BSc (Hons) Diagnostic Radiography,
MSc Medical Imaging**
Advanced Practitioner and Lead Sonographer
St Helens and Knowsley NHS Trust
Radiology
NHS, Merseyside
United Kingdom

**Lorelei Waring, DCR(R), PgC AP, MSc Medical
Ultrasound, FHEA**
Senior Lecturer
Department of Medical Sciences, Institute of Health
University of Cumbria, Lancaster
United Kingdom

致 谢

作者感谢家人和同事在本书编写过程中给予的帮助和支持，特别要对 Steve Savage 和 John Leddy 的重要贡献表示感谢。另外，还要特别感谢 Tyler Rushton 作为志愿者耐心地参与了整个编写过程。

译者前言

肌骨系统超声是一个快速发展的医学领域，作为一种非侵入性、实时性强的成像技术，其具有广泛的临床应用前景。随着交叉学科技术的不断进步和应用的普及，肌骨系统超声成为了肌骨系统疾病诊断和管理中的重要工具。

肌骨系统超声具有许多优势：首先，它是一种非侵入性、无辐射的成像技术，使患者避免了其他成像方法可能带来的不适和风险；其次，肌骨系统超声可以提供实时的图像和动态观察，使医生能够评估肌肉、骨骼、关节、肌腱和软组织的结构和功能，从而更准确地进行诊断和治疗。

《肌骨系统超声学》由长期从事骨科、超声科等工作以及具有丰富临床经验和学术造诣的专家共同翻译，既保持了严谨求实的风格，又充分体现了与时俱进的特点，是骨科和超声科等领域的一份宝贵财富。该书首先介绍了超声图像优化和安全防护，对超声成像基础、超声伪像、仪器和图像优化、多普勒超声、超声安全性等进行了讲解；紧接着，对肌肉骨骼超声的基本原则和肌肉骨骼组织的超声表现进行了重点介绍；而后，分章节对不同部位的超声进行了详尽的讲述，包括肩部超声、肘和前臂超声、手和腕部超声、前腹壁和腹股沟超声、髋关节和大腿超声、膝关节和小腿超声、足踝部超声、超声在风湿病中的应用以及软组织肿块超声。本书具有很强的临床实用性，内容翔实，图文并茂，信息系统完整，符合读者阅读习惯，有利于医生知识更新。

随着肌骨系统超声的不断发展，其应用领域也在不断扩大。越来越多的医疗人员，包括超声科医生、物理治疗师、风湿病医生等，正在学习和应用超声技术，以提供更精准、个性化的诊断和治疗方案。此外，随着人工智能和机器学习的发展，肌骨系统超声还有望进一步提高图像分析和诊断的准确性和效率。

近年来，我国骨科和超声科以及交叉学科等的对外交往及学术国际化不断加强，影响力也逐渐扩大。在此大背景下，我们希望这本《肌骨系统超声学》能够成为众多骨科医生和超声科医生的良师益友，以其丰富的交叉学科学术价值武装各位同道，为我国广大患者提供出色的医疗服务。

该书的出版得到了各位译者的大力支持，他们利用大量业余时间参与并完成了翻译工作。此外，还要感谢骨科和超声科前辈的指导、鼓励和帮助，使我们能够有勇气成功完成这项工作；也要感谢为了支持我们的工作而默默奉献的家人，感谢你们的鼓励和支持！

冀全博

原著前言

肌骨超声是一种重要的诊断工具，目前正在不同的临床领域应用。肌骨超声作为临床一线影像学技术，可以辅助诊断和治疗，并可在护理中得到广泛应用。肌骨超声是许多肌肉骨骼疾病的首选诊断方法，也是风湿病学中的专业成像工具，以及软组织肿块和肉瘤诊断、活检和干预的辅助诊疗手段。

与其他影像学技术相比，超声更加依赖于操作者的技能水平。因此，对于培训不足或过于自信的专业人员来说，它既有可能带来好处，也存在潜在的危害。

本书旨在指导那些希望学习或提升他们肌肉骨骼超声操作技能的医疗人员。本书由来自不同专业背景的专家撰写，包括超声科医生、物理治疗师、放射科医生和风湿病学家。本书借鉴了他们多年来的实践经验，并提供了肌骨系统的正常超声表现和常见病变的实用案例。

肌骨超声诊断存在许多"陷阱"，这会导致误诊或过度诊断，并可能导致患者管理不善。这些问题都将在本书的相关章节中进行讨论，其具体原因包括设备使用不当、技术错误或对正常和与年龄相关的超声表现理解不够。本书还将帮助医疗人员提升对肌肉骨骼疾病的临床表现和患者管理的认识。

目 录

超声图像优化和安全防护

学习目标

通过对本章的学习，读者应掌握以下知识：
- 超声的基本原理及其如何影响成像效果
- 认识肌骨成像方面的伪像和如何优化图像
- 如何使用多普勒超声
- 图像的记录保存和法律安全因素，以及工作相关的肌肉骨骼损伤

引言

早在20世纪70年代，超声就被应用于肌肉骨骼系统的医学影像检查中。自此，肌骨超声在不断实践中也取得了长足发展。超声作为一项安全的影像学手段，在诊断肌肉骨骼及软组织创伤、炎症和退行性变方面具有很高的灵敏度和特异度[1]。但是，肌骨超声对操作者有很强的依赖性，准确的图像获取和解读都需要操作者经过培训并具有丰富的经验。

因此，系统学习超声的物理基础，理解超声图像中的伪像并能够熟练地操作超声仪器是非常重要的。

本章着重讲解超声的基础知识，以便读者能够在学习肌骨超声内容之前对超声有基本的认识。

超声的基础原理

超声是高频的声波，使用的频率范围在2～22 MHz[2]。这个频率范围人耳无法听到。

超声的发射与接收是通过手持的换能器或探头中的压电过程实现的。这个过程涉及利用压电陶瓷材料将电能转换为机械能，同时也可以将机械能转换为电能。超声换能器的壳体通常包含128～512行规则放置的压电元件，常由锆钛酸铅组成[3-5]。电压作用于压电元件上，导致它们在一个特定的频率膨胀和收缩（共振），从而产生超声波并传送到身体里。这种声波与人体组织相互作用并返回至换能器，换能器再次将机械能转换为电能，继而在超声仪器内处理该信号并产生超声图像呈现在显示器上[3-5]。

超声的物理特性和在组织内的相互作用将在后面的章节内详细阐述。这些都会影响超声探头的选择以及在检查过程中机器参数的设定，而其最终目的是能够最大限度地提升图像质量。

图像分辨率

超声的空间分辨率体现了超声波系统在

图像中显示细节的能力，并由轴向分辨率、横向分辨率、时间分辨率和对比分辨率综合决定的。

- **轴向分辨率**是指仪器区分沿声束方向的两个邻近结构的能力（图 1.1）。这个是由声波的波长或脉冲长度决定的。正如波长与频率成反比，频率越高，波长越短（脉冲长度越短），轴向分辨率也越好（图 1.2）。然而，频率越高的声波越容易衰减，因而其穿透深度也有限 [3-6]。

  由于肌骨超声扫查的解剖结构通常都比较小而且表浅，因此在大多数情况下使用高频探头更有价值。

- **横向分辨率**是指仪器区分垂直于声束方向的两个相邻结构的能力（图 1.3）。这个是由声波的波宽或脉冲宽度决定的，并且可以通过调节聚焦在某一扫查平面的声束而得到优化（图 1.4）。因此，声束越窄，图像的横向分辨率越好 [3-6]。这个可以在检查过程中通过使用焦点调节按钮进行改善 [4,7]。

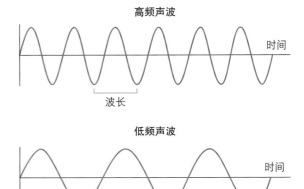

图 1.2　波长与频率成反比：频率越高，波长越短，轴向分辨率越好（From Powles AEJ, Martin DJ, Wells ITP, Goodwin CR. Physics of ultrasound. Anaesth Intensive Care Med.2018; 19(4): 202-205. https://www.sciencedirect.com/science/article/pii/S1472029918300171#fig2 ）

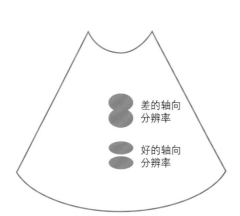

图 1.1　轴向分辨率。区分沿声束方向的两个邻近结构的能力（From Gibbs V, Cole D, Sassano A. Ultrasound Physics and Technology. How, Why and When. 1st ed. London: Churchill Livingstone, Elsevier; 2009: 40, Fig. 7.3. ）

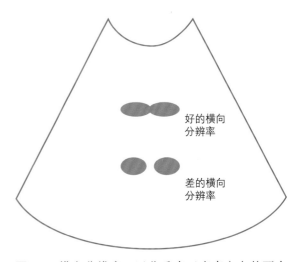

图 1.3　横向分辨率。区分垂直于声束方向的两个相邻结构的能力（From Gibbs V, Cole D, Sassano A. Ultrasound Physics and Technology. How, Why and When. 1st ed. London: Churchill Livingstone, Elsevier; 2009: 41, Fig. 7.6 ）

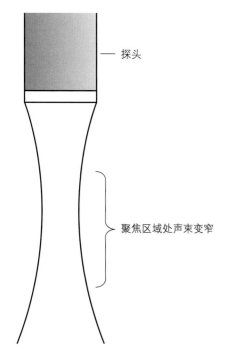

探头

聚焦区域处声束变窄

图 1.4　横向分辨率是由波宽决定的：声束越窄，横向分辨率越好（From Gibbs V, Cole D, Sassano A. Ultrasound Physics and Technology. How, Why and When. 1st ed. London: Churchill Livingstone, Elsevier; 2009;25, Fig. 5.5.）

- **时间分辨率**是指图像系统准确区分某一目标随时间的运动，与帧频的意义相同。帧频是由系统生成图像或帧的速率，以每秒帧数为单位[5]。帧频越高，时间分辨率越好。帧频由一系列其他的系统参数决定并且可被操作者调节。在医用超声仪中，帧频的常用设置范围是 10～30。
- **对比分辨率**是指影响超声系统区分回声相似且关系密切结构的能力。对比分辨率由仪器的动态范围决定，由于肌骨超声需要探测到组织结构内细微的变化，因此必须正确优化仪器中的动态范围参数设置[5]。

超声波在组织内的相互作用

　　超声图像的生成是由声波如何在人体内与组织结构之间相互作用决定的。

声衰减

　　由于发射和接收的超声波要穿过人体组织，因此声波的强度和振幅都会衰减，能量也会损耗。能量的损耗取决于声波穿过的介质类型以及超声波的频率[5-8]。

　　许多因素都会影响声波的衰减（图 1.5）：

- **声吸收**：随着粒子前后振动，能量从声能转化为热能并传递至周围组织，这一现象称为声波的吸收现象。并且频率越高，吸收现象越明显[3]。
- **反射**：当声波遇到大的光滑界面且两者声阻抗不同时，镜面反射现象就会发生。声阻抗是指介质对声波传播的阻抗（阻力），由介质的密度和压缩性决定。两种介质间的"声阻抗失配"决定了声波传输和反射的比例。如果声波入射至声学界面的角度是 90°，声波的一部分会直接反射回至探头，而一部分会传输至人体组织的更深层（图 1.6A）。如果声波入射至声学界面的角度不是 90°，则入射角等于反射角。入射角的角度越大，则反射角的角度也越大，从而部分反射的声波不能返回至探头，造成部分组织结构的回声信号缺失（图 1.6B）。这一现象会在超声显示跟腱附着点时出现，而这是因为此处肌腱纤维的角度是远离声束方向导致的（图 1.7）。由此造成的信号缺失会使得该区域回声减低，此现象又被称作"各向异性"伪像，这一伪像在肌骨超声的学习中非常重要（在后面的"超声伪像"章节中会再次讲解）[8,9]。
- **折射**：当声波从一种介质中进入到另一种介质中，而声波在两者中的速度不同时，就会发生折射现象；此外，当声波入射至声学界面的角度不是 90° 时，声束方向就会发生偏移（光的折射定律），从而接收到的信号也会在超声图像中出现位置的偏差[4,5,8]；若无法辨别，可能会造成误诊（图 1.8）。
- **散射**：当声学介质的大小等于或小于波长

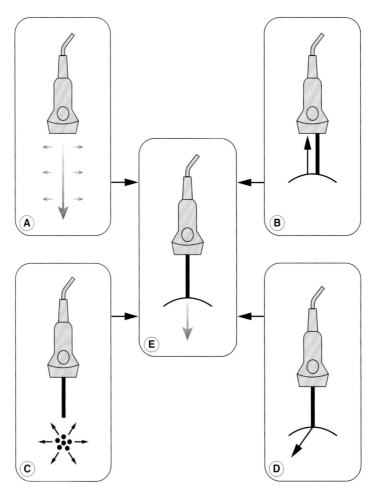

图 1.5 （A）声吸收、（B）反射、（C）散射、（D）折射都是造成声波衰减的因素（E）[From Powles AEJ, Martin DJ, Wells ITP, Goodwin CR. Physics of ultrasound. Anaesth Intensive Care Med. 2018; 19(4): 202-205. https://www.sciencedirect.com/science/article/pii/S1472029918300171#fig2 (6)]

时，会发生散射现象，造成返回的声波呈不同方向，且角度差异很大。如"瑞利"（Rayleigh）散射，有些回波信号很弱，从而在图像中形成"散斑噪声"，而这则构成了肌肉骨骼系统的典型超声声像学特征（图 1.9）。

小结

声衰减的原因多由以下几点造成：
- 声吸收
- 镜面反射
- 折射
- 散射

声吸收是造成声波衰减的主要因素，并且与声波频率呈指数关系。

声波的折射遵循斯涅尔定律（折射定律）。

声波的散射参与构成了肌肉骨骼系统的典型超声声像学特征。

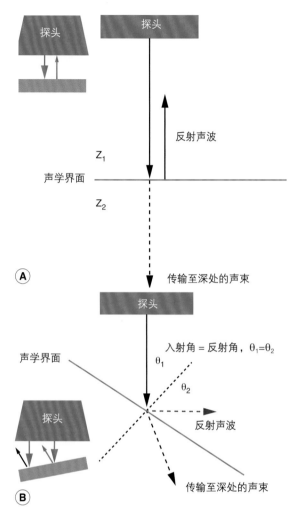

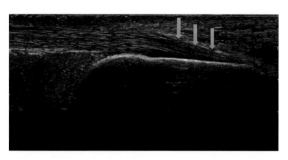

图 1.7　跟腱的长轴切面显示当入射声束与纤维的走行方向不垂直时，出现回声减低（蓝色箭头）

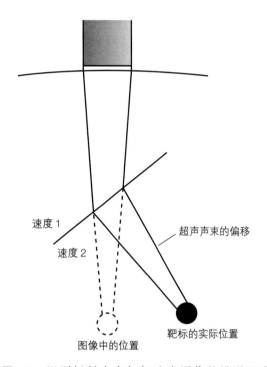

图 1.6　（A）当入射声束以 90° 角作用于大且光滑的结构时，声束的一部分会传输至深层结构，另有一部分会反射，这取决于界面的声阻抗。（B）如果入射声束不是以 90° 角作用于该结构时，反射角 = 入射角，并且一些反射的声波并不会返回至探头（From Dixon AM. Breast Ultrasound. How, Why and When. 1st ed. London: Churchill Livingstone; 2008: 23, Figs. 3.3, 3.4.）

图 1.8　识别折射声束如何造成图像的错误配准（From Gibbs V, Cole D, SassanoA. Ultrasound Physics and Technology. How, Why and When. 1sted. London: Churchill Livingstone, Elsevier; 2009; 48, Fig. 8.8）

伪像

伪像是超声图像中的"错误"或图像伪差，是由声波传播过程中的错误设定或扫查组织存在不规则性造成的[8.9]。

在超声检查操作中，对伪像的识别是非常重要的一项内容[9]；其中有一些伪像可以用于准确地诊断病变，还有一些伪像会提供错误的信息。在肌肉骨骼超声中最常见的伪像主要包括：

各向异性伪像

当声束与超声扫查的结构不垂直时，会发生各向异性伪像[10]。常出现于肌肉、跟腱、韧带组织的超声图像中，有时神经组织也会出现。这些图像中会有一部分结构的反射声波

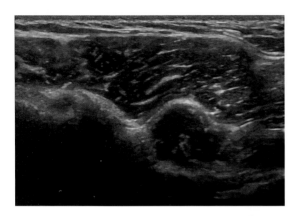

图 1.9　在散射基础上形成的肌肉超声图像

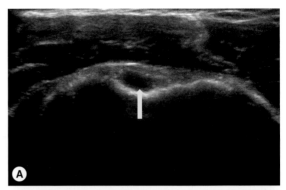

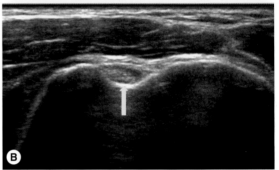

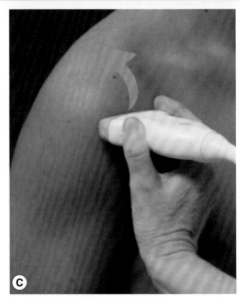

无法到达探头从而引起该区域的回声减低（图 1.10）。在跟腱和肌肉的超声图像中，回声减低的区域可能提示肌腱病或肌腱撕裂（详见第 2 章）；因此，这类伪像可能会引起误诊。这类情况还可能会在肩关节检查中出现。当我们以错误的角度检查肱二头肌的长头肌腱时，就会遇到这一伪像（图 1.11A 和图 1.12A）。为了消除这一伪像，操作者需要改变声束作用的角度使得组织结构与探头垂直（图 1.11B 和图 1.12B）。我们通常采用倾斜、摆动或上下侧动探头的方式进行操作[9,11,12]。如果有条件，也可利用声束转向成像设备（详见下一节）帮助消除这一类伪像[12]。

图 1.11　各向异性伪像，肱二头肌长头肌腱的横切面（黄色箭头）。（A）声束作用于肌腱纤维的角度不正确时的超声图像表现。（B）声束作用于肌腱纤维的角度正确时的超声图像表现。注意在图 A 中由于超声伪像造成肌腱回声减低的区域，这一表现与肌腱的病理性改变类似。（C）倾斜探头确认肌腱的超声图像无异常改变

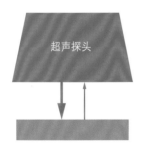

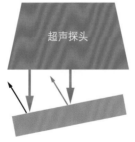

图 1.10　当声束与超声扫查的结构不垂直时，会发生各向异性伪像（右图），且由于反射角的角度较大，并不是所有的反射声波都能够回传至探头（黑色箭头）

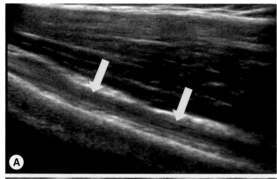

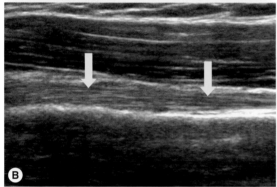

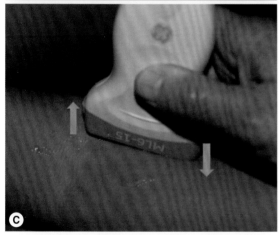

图 1.12　各向异性伪像，肱二头肌长头肌腱的长轴切面（黄色箭头）。（A）声束作用于腱纤维的角度不正确时的超声图像表现。（B）声束作用于腱纤维的角度正确时的超声图像表现。注意在图 A 中由于超声伪像造成肌腱回声减低的区域，这一表现与肌腱的病理性改变类似。（C）通过上下侧动探头的方式确认肌腱的超声图像无异常改变

后方回声增强伪像

后方回声增强伪像指的是易于声波传播的组织后方出现回声增强的现象。这通常见于充满液体的组织结构，这是由于声波在液体

中的衰减是低于周围组织的。但时间增益补偿对超声图像中同一深度的结构是相同的，因此会对穿过液性结构的声波过度补偿，造成液性结构后方的回声更亮 [5,6,12]（图 1.13）。尽管这个伪像经常出现于液性囊肿、滑囊和神经结中 [12]，但它不能用于明确某一组织结构是纯液性结构或一定是良性的。因为它也可能会出现在声衰减很低、含液体量较高的实性肿瘤中，如周围神经鞘瘤和恶性囊性肉瘤 [13]。

后方声影

这一伪像表现为一片回声信号的缺失区域（阴影），多出现在能够强烈反射、折射或者吸收超声波结构的后方 [5]。位于骨性结构的后方如喙突的后方就可看到这一现象（图 1.14A），这限制了对骨皮质后方结构的评估，并且位于肌腱内的陈旧钙化灶后方的结构也显示不清，而该现象是诊断肌腱病的重要特征。

边缘增强伪像（侧壁回声失落伪像）

当声波遇到曲面结构，且该结构的声阻抗与周围组织不同时，就会出现这一伪像。这一现象是由声波的反射和折射产生的，邻近曲面结构的边缘会出现平行的"低回声"区域 [5]（图 1.15）。这一伪像会影响邻近区域的

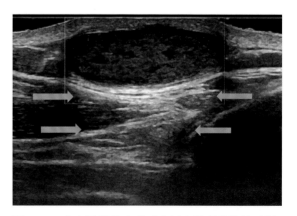

图 1.13　表皮样囊肿出现后方回声增强伪像的示例。与周围组织相比，囊肿后方的组织回声明显增强（箭头）

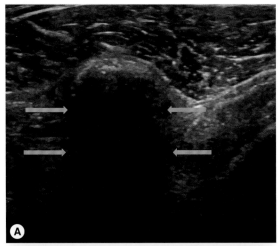

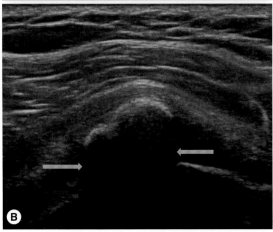

图 1.14 后方声影伪像。表现为组织结构后方回声信号的缺失区域（蓝色箭头）。该伪像多出现于骨性结构如喙突的后方（A），它限制了对骨皮质后方结构的超声评估。（B）肌腱中的陈旧钙化灶

成像效果，但是却有助于识别肌腱（如跟腱）的近端附着点和远端附着点[8]。为了减少这一伪像的发生，操作者可手动或用电子装置改变声束的角度[8]。

混响伪像

当高反射界面位于与声束垂直的位置时会出现混响伪像，声束在探头和反射界面之间多次来回反射，表现为反射界面后方等距离排列的多条稍高回声带[4,5]。关于该伪像的示例可见图 1.16，将注射或抽吸用的针置于液体中，针后方就会出现混响伪像[8]。这个针就是高反射界面，这一伪像有助于帮助我们定位针的位置（图 1.16）。

声束宽度伪像

这一伪像的出现是由于声束的形状造成的（图 1.17）。声束离开探头时，是按照预先设置好的宽度进入组织内的。它在焦点区域会变窄（后文详述），继而发散开来，导致声束的宽度在某一深度会变得更宽。如果有一高反射面位于探头主瓣声束的边缘以外，超声系统也会误认为回声信号来自于主瓣声束，导致图像的重叠（图 1.18）。在肌骨超声中，

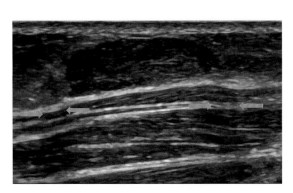

图 1.15 边缘增强伪像（侧壁回声失落伪像）是由声波的反射和折射造成的，在邻近曲面结构的边缘会出现平行的"低回声"区域（蓝色箭头）

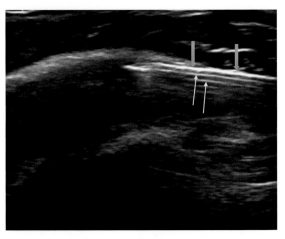

图 1.16 混响伪像是由与声束垂直的高反射界面（如图中的针，蓝色箭头）造成的。表现为反射界面后方等距离排列的多条稍高回声带（黄色箭头）

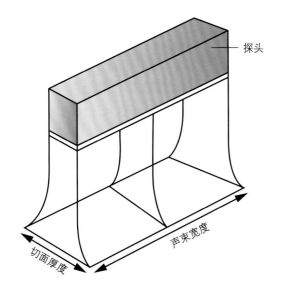

图 1.17　超声声束的形状显示了声束宽度和切面厚度（From Gibbs V, Cole D, Sassano A. Ultrasound Physics and Technology. How, Why and When. 1st ed. London: Churchill Livingstone, Elsevier; 2009; 58, Fig. 9.17.）

我们可能会观察到一个液性的滑囊或者囊肿内错误出现邻近软组织的回声[3, 5]。可通过调整焦点区域的位置从而缩窄感兴趣区域的声束宽度来消除该伪像[3, 5, 11]。

声束宽度伪像与切面厚度伪像不同（见图1.17）。当超声成像的囊性结构的尺寸比超声探头的厚度小时，位于囊性结构前方或者后方的组织结构会同时呈现在图像中，对图像产生干扰（图 1.19）。在临床中，切面厚度伪像并不常见，是声束的固有特性造成的，因此难以手动消除[5]。

仪器和图像优化

超声仪器应当根据不同类型的检查进行调节，以满足适用目的的需求；能够处理当前和未来预计的工作负荷，并能在功能上有

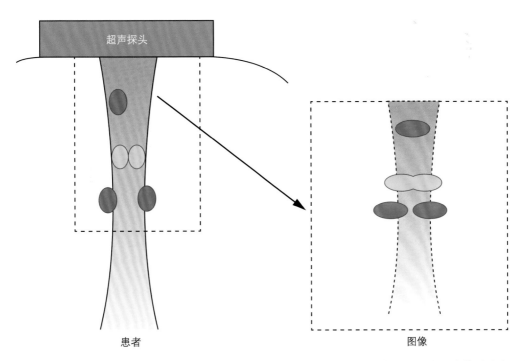

图 1.18　声束宽度伪像。高反射界面位于探头主瓣声束的边缘以外，超声系统会误认为回声信号来自于主瓣声束，导致错误回声的信号（From Dixon AM. Breast Ultrasound. How, Why and When. 1st ed. London: Churchill Livingstone; 2008: 28）

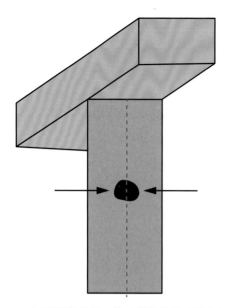

图 1.19 切面厚度伪像。位于囊性结构（黑点）前方或者后方的组织（黑色箭头）会同时呈现在图像中，造成干扰（From Dixon AM. Breast Ultrasound. How, Why and When. 1st ed. London: Churchill Livingstone; 2008: 29, Fig. 3.17）

所提升。性价比高的超声仪器需要权衡图像质量、探头配置、使用年限和厂家因素等。

即使是配置非常好的超声仪器，也只有"正确地操作机器"才能够进行高质量的超声检查[1, 15, 16]。

超声探头的选择是首先需要考虑的问题，肌骨超声检查推荐的探头主要包括：

- 高频线阵探头[1, 10, 12]，通常的操作频率范围是 6~15 MHz。这类探头分辨率较高，可以给操作者在确定和鉴别病灶时提供细节信息，但扫查深度受限。该探头能够提供长方形的扫查视野，并且探头和皮肤间的贴合性较好。
- 曲棍球线阵探头，频率范围是 15~18 MHz。这类探头有小的长方形的底座，在对手指、手腕、足踝等小关节进行扫查时，可以很好地与之贴合。该探头有非常好的空间分辨率，但是扫查深度和视野有限。
- 低频扇形探头，频率范围是 2~6 MHz。该探头穿透性较好，并且由于探头形状为弧

形，可以提供更大的视野，但其空间分辨率受限[17]。在操作者对大的、位置较深的肿瘤、脓肿和血肿进行扫查时非常有用（图1.20）。

超声系统的参数条件多在购买前由厂家进行预先标准化的设置[4, 17]，以备不同的扫查需求。通常操作者在选择好超声检查所用的探头后，可进行扫查模式的选择。例如，当操作者使用 18 MHz 的超声探头进行手部肌腱的超声扫查时，可选择浅表肌骨超声的扫查模式。但这些预先设置好的条件也需要由厂家的应用工程师在购买超声仪器后进行调节，以保证更好地满足临床需求。这些预设参数也可以关联与超声检查相对应的标注，从而在扫查过程中节省时间。例如，可以个人设置"肩关节"检查参数，包含肩关节超声扫查时所有涉及到的结构标注。

在选择正确的探头和扫查模式后，在超声检查过程中使用率最高的控制按键将在下文详述，要知道如何和什么时候调节这些按键是非常重要的。

深度

超声仪的"深度"是以厘米显示图像的最大深度，其正确设置是扫查区域应占据整个

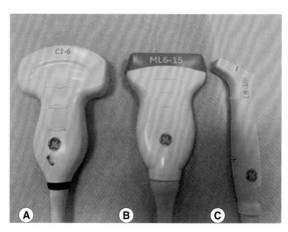

图 1.20 肌骨超声检查时常用的超声探头。（A）低频扇形探头，（B）高频线阵探头，（C）曲棍球线阵探头

视野的 2/3。这个是超声检查首先需要调整的按键，以保证超声扫查的结构能充分地显示在图像中，同时与扫查无关的区域被排除在图像之外。"深度"按键的正确使用可提升图像质量，因为减小图像的最大深度还可以同时增加每秒钟的帧频数，且超声波需要传输的距离也同时缩短。因此，可增加帧频，同时提高空间和时间分辨率 [4, 5]。

焦点

当图像的"深度"进行优化设置后，就需要根据扫查的区域调整"焦点"按键了。超声图像的焦点通常会在图像边缘用小箭头进行标注，它对应着声束最狭窄的部分（图 1.21）。如前文所述，图像的横向分辨率是由声束的宽度决定的，声束越窄且未发散，其横向分辨率越高 [4, 5, 17]。如果焦点在图像中的位置太表浅，远场的分辨率就会很差，这是由于远离焦点区的声束发散造成的。因此，焦点应设置在与超声检查感兴趣区域相同的位置或紧邻其后方 [17]。

设置多个焦点区域在肌骨超声扫查中是有利的，因为这可以在多个深度提升图像分辨率（图 1.22），但是这可能需要特定的系统才能实现。设置多个焦点区域的缺点是会导致图像的帧频减少、连续图像的刷新速率变慢、视频图像的卡顿以及时间分辨率下降；但是，在肌骨超声中这并不是一个大问题，因为与腹部超声检查和产科超声检查不同，肌骨超

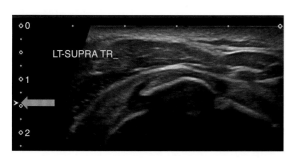

图 1.21　焦点。焦点应设置在与超声检查感兴趣区域相同的位置或紧邻其后方。焦点水平通常会在图像边缘用小箭头进行标注（蓝色箭头）。

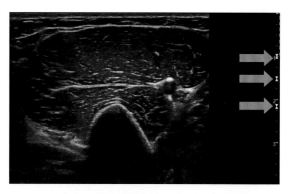

图 1.22　多个焦点区域可以在图像的多个深度提升分辨率，这在肌骨超声扫查时，尤其在对体积较大的区域扫查时非常有优势。图像中的三个焦点区域在图像右侧进行了标注（蓝色箭头）

声扫查结构的活动性没有那么大。

随着超声软件系统的进步和提升，目前超声图像在所有的深度上都可聚焦，而不再需要操作者额外的操作了。

频率

目前的探头多为宽频探头或多频探头。这意味着一个单独的探头可以有多个频率，因此操作者可通过调节屏幕上的按键或切换开关改变探头的频率，而无须更换探头。利用高频率进行成像，可减小波长（图 1.23）、提升图像的轴向分辨率和图像质量，但却影响了声波的穿透深度 [4, 5]。因此，任何频率上的变化都会引起分辨率和穿透力间此消彼长的变化 [4, 10]。当正确设置了深度和焦点，在必要的时候可以通过改变频率的方式优化图像分辨率以及保证声束能够穿透至深处的结构并成像。在进行肌骨超声扫查时，图像的穿透力并不是一个很大的问题，因此，可以使用高频率去最大限度地优化图像分辨率。其余的参数设置，包括总增益、时间增益补偿也应该在降低频率或换至低频探头之前就进行调节从而增加声信号的振幅（明亮程度）[17]。

总增益

总增益增加或减少了整幅超声图像的回

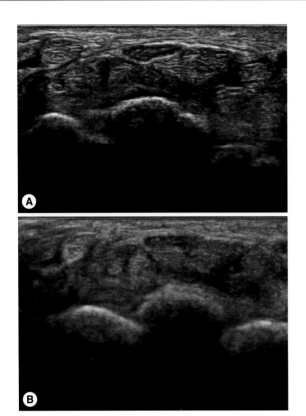

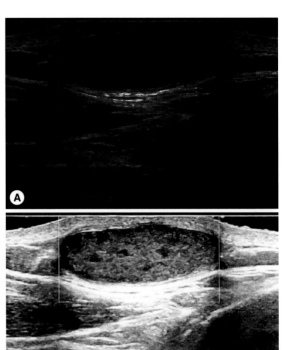

图 1.23　频率。（A）当使用高频探头（17 MHz）对腕关节的掌侧面进行超声扫查时，图像分辨率较好；（B）当使用低频探头（9 MHz）时，图像分辨率较差

图 1.24　总增益。（A）当增益减少得太多时，图像会变得非常暗；（B）当增益增加得太多时，图像会变得非常亮，成像效果欠佳

波振幅，因此改变这个参数可以在不增加输出功率或发射声波强度的情况下，调节整个超声扫查区域的明亮度。总增益只有在前面提到的参数已经进行优化设置后才可进行调节，并需谨慎调节，因为不正确的增益设置可能会影响图像的对比分辨率。当增益减少得太多时，图像会变得非常暗；而当增益增加得太多时，图像会变得非常亮。这会使得操作者更难辨别扫查结构中的细节或在杂乱的背景中发现病变（图 1.24）。

时间增益补偿（TGC）

　　声束的衰减通常不会均匀地影响整幅超声图像。时间增益补偿（time gain compensation，TGC）可以对此进行补偿，因为它允许操作者在图像不同的深度增加或减少回波信号的幅度，使得整幅超声图像的明亮度有一致性[4, 5]。由于肌骨超声的扫查对象主要是浅表结构，因此这个参数在临床实际中的使用并不多。但在超声扫查之前，把时间增益补偿的按钮都归位到中心（垂直状态）是很有必要的[5]（图 1.25）。这能够保证图像可真实呈现超声扫查的结构。在对体积大且位置深的肌肉结构进行超声扫查时或者是对充满液体的结构（如滑囊）后方进行扫查时，可调整时间增益补偿减少深处的回声增强或反过来增加图像深处出现声衰减结节的回声强度，从而更好地识别结节的回声特征[5]。

输出功率

　　调节超声仪的输出功率可以改变施加在压电晶体上的电压，从而改变发射的声束的

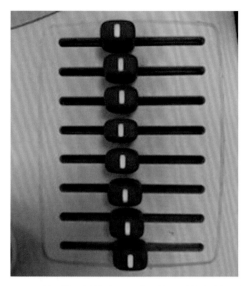

图 1.25　时间增益补偿（TGC）。其滑动控制按钮允许操作者在图像的不同深度增加或减少回波信号的幅度

振幅或强度[4, 5]。输出功率通常以百分比的形式表示，100% 代表安全值的最大限度。输出功率决定了超声波能量输出的比率[18]，因此增加输出功率可增加声波的波幅以及最终患者接收到的能量值[4, 5, 18, 19]。从理论上说，这也增加了潜在的热效应和非热效应所带来的生物学效应（详见超声安全内容）。超声检查应该在可能的最低的输出功率设置下进行[15]。通常在超声扫查过程中，若前面提到的相关参数已根据需求进行了相应调节，则不需要再调整输出功率。

动态范围

动态范围的调节允许操作者可以根据不同的灰阶数量来决定回波信号如何在图像上进行显示[4, 5, 15]。增大动态范围可以显示更多的灰阶数量，导致图像对比度减低但图像整体看起来更柔和。减小动态范围会使得显示的灰阶数量变少，图像的对比度增高。仪器预设的动态范围参数通常能满足临床使用需求[4]，很少需要在使用过程中再次调节；但为了达到满意的超声成像效果，操作者也可以对此参数进行调节。

梯形扩展成像

这个功能通过使探头边缘发射的声束倾斜，来增加线阵探头的声束覆盖范围，但仍有别于扇形探头的扫查范围。这个功能使得操作者可以对体积大于线阵探头声束覆盖范围的结构进行更清晰的超声评估（图 1.26）[5]。

这个功能的缺点是探头边缘声束倾斜的区域帧频下降且横向分辨率减低。

下文中要讲到的功能并不是所有的超声仪器都配备，但是在有条件的情况下也可以使用。

复合成像

这是超声仪器的高级功能，可以利用声束的转向来获取靶目标不同扫查角度的声学信息[5]。声束的角度可通过增加发射和接收信号的延迟而改变；这些重叠的扫查结果可以进行组合并生成一幅独立的画面。该技术可以通过提高图像边缘的视觉效果来提高分辨率并减少散斑噪声，还能够减少各向异性伪像的发生[20]。

全景（宽景）成像

该功能是指通过操作者在延伸的区域表面移动探头从而进行实时、动态的成像以获取多帧图像，并将多帧图像"缝合"在一起成为了一幅宽景图像[5, 13]。这在肌骨超声检查中是有优势的，因为它可以对体积大于探头扫查范围的结构或肿块进行成像和测

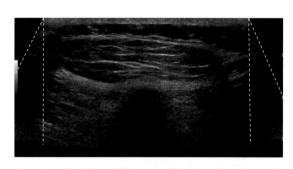

图 1.26　梯形扩展成像可通过使探头边缘发射的声束倾斜，来增加线阵探头的声束覆盖范围（黄色虚线）。

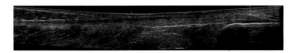

图 1.27　利用超声的全景成像技术显示了跟腱的全长

量 [13]，例如跟腱或大的脂肪瘤（图 1.27 ）。利用该功能评估隐匿病变也非常有用，例如在寻找软组织肿块时，可对双侧对称的软组织同时进行扫查对比。

虽然在完善改进这项技术方面已进行了很多工作，但是在利用该技术扫查曲面或不规则界面并进行测量时，仍可能存在一定的误差幅度。

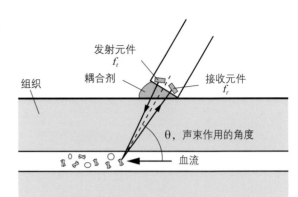

图 1.28　多普勒原理。发射频率（ f_t ）和接收频率（ f_r ）决定了多普勒频移。血流与声束的夹角（ θ ）是多普勒效应公式的决定性参数（ From https://www.slideshare.net/shaffar75/principles-of-dopplerultrasound [slide 7]. ）

彩色多普勒超声

彩色多普勒和能量多普勒超声成像在肌骨超声检查中是常规应用的 [1, 13, 16, 17]，它们可用于识别或确认结构或肿块内是否存在血流信号。而血流信号的识别可协助诊断炎性病变如感染性关节炎 [17]。此外，其在诊断软组织肿块方面也非常有价值，因为判断肿块内是否存在血流信号或血管结构对其鉴别诊断很有帮助 [13]。频谱多普勒有时也会用来对血管性病变内的血流进行取样测量。例如在诊断血管畸形时，可用其判断肿块内的血流信号是静脉血流还是动脉血流 [21]。

多普勒超声的原理描述了在反射物（血流）朝向声源（探头）或远离声源移动时，超声波的频率变化 [5, 6, 22]。当反射物朝向声源移动时，探头接收到的频率会高于发射频率（多普勒频移为正）；而当反射物远离声源移动时，探头接收到的频率会低于发射频率（多普勒频移为负）。而这一现象决定了超声扫查时血流呈现的颜色（蓝色或红色）[6, 7]（图 1.28 ）。

在应用多普勒技术时，为了提高诊断的准确性，正确地进行参数设置是非常重要的。

脉冲重复频率（ PRF ）

脉冲重复频率（ pulsed repetition frequency,

PRF ）是指探头的多普勒取样频率，单位是千赫（ kHz ）。它决定了能获取的多普勒频移的最大值 [4, 6, 7]。进行最佳的 PRF 设置是非常重要的，主要根据被检测血管内的血流信号的流速来设置。如果它设置得太低，就会出现频率的"错误识别"；若设置得太高，低速血流就无法被检测到。

- 高的脉冲重复频率应该用于高速血流的检测评估如动脉血流，以此可以过滤掉伪像；
- 低的脉冲重复频率应该用于低速血流的检测评估，在大多数肌骨超声检查中均应用此设置。

脉冲重复频率是由厂家预先设置好的，但也可以由操作者进一步调节，特别是在扫查关节明确有无炎性病变或确定软组织肿块有无充血性改变时，能否探查到低速血流对诊断至关重要。

壁滤波

血管壁和周围组织的运动会产生它们自己的低频多普勒频移 [23]，我们称之为运动伪像。壁滤波可以消除这些伪像；然而，超声系统无法确定哪些低频多普勒频移是源自流动的血液，哪些是源自运动伪像；当壁滤波设置得较高时，两者都会被消除。因此，为了检测低速血流，壁滤波需要设置得低一些。

这两个参数（脉冲重复频率和壁滤波）是相关联的，改变其中一个会自动改变另一个：增加或降低脉冲重复频率会引起壁滤波产生相应的效果[22]。它们通过过滤掉多余的信号从而决定了彩色多普勒和能量多普勒的灵敏度[22]。低的脉冲频率会应用低的壁滤波，可以检测低速血流例如滑膜炎时的血流情况。

多普勒增益

多普勒增益决定了系统检测血流的敏感度[22]。多普勒增益设置得偏低可以将噪声、彩色外溢、运动伪像最小化但是可能会造成细小的新生血管被遗漏；而多普勒增益设置得偏高会造成随机噪声、彩色混叠和彩色外溢，这会使操作者高估组织内的血流分布情况。

正如上文所述，在肌骨超声检查中，用于检测和评估血流情况的常用模式是彩色多普勒、能量多普勒和频谱多普勒，这些技术可以提供关于血流情况的不同信息。

彩色多普勒

彩色多普勒（colour doppler, CD）可以将有方向性的彩色血流信号叠加到二维超声图像上。血流会根据其方向有不同的彩色编码。朝向探头的血流是红色的（多普勒频移为正）；背离探头的血流是蓝色的（多普勒频移为负）[6, 7, 16, 22]。彩色多普勒的信息会在超声图像一侧以彩色标尺的形式展现，因此操作者在评估图像时需要理解彩色血流方向的意义。为了在肌骨超声检查中优化彩色多普勒的应用条件，在把彩色取样框置于感兴趣区时，

要确保它足够小，但同时要能够把所有相关的结构都囊括在内[4, 6, 22]。因为这提高了彩色多普勒的灵敏度，与此同时彩色标尺、脉冲重复频率和壁滤波的设置也要足够低从而能检测到低速血流[4]（图 1.29）。

能量多普勒

能量多普勒（power doppler, PD）可以用来判断是否存在血流信号；然而它不能提供血流方向的信息[16, 22]。它可以显示血流的能量 / 背向散射的能量，因此比彩色多普勒更敏感、更容易探及[16]（图 1.30）。与彩色多普勒超声相似，能量多普勒的取样框应该仅包含扫查相关区域，并且为了确保低速血流能够被观测到，脉冲重复频率和壁滤波的设置也要低一些。

在肌骨超声检查中无论使用哪一种多普勒技术，重要的是探头的压力要保持最小，以免造成小血管受压从而无法检测到其内的低速血流[16, 17]。

超声波的安全性

超声被认为是安全的影像学诊断技术，到目前为止没有明确的报道表明超声的应用会对人体造成有害的不良反应。然而，与超声的生产商相比，操作者在操作超声设备时，更应重视超声波的生物学效应和安全性相关问题，以保证操作符合规范。

按照超声输出指数显示标准（output display standards, ODS），超声诊断仪的安全指数主要分为两类：热指数（thermal index, TI）

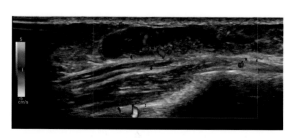

图 1.29　利用彩色多普勒明确上臂动静脉畸形中的血流情况

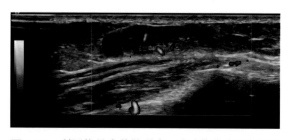

图 1.30　利用能量多普勒明确上臂动静脉畸形中的血流情况

和机械指数（mechanical index, MI）[4, 6, 15, 18]。
- 热指数指的是生物组织受声波作用产生温升的相关风险 [4, 5, 6, 18]；
- 机械指数指声波作用于生物组织产生的非热效应（如空化效应）的相关风险 [4, 5, 6, 18]。

英国医学超声学会（British Medical Ultrasound Society, BMUS）、英国放射学会（Royal College of Radiologists, RCR）、放射技师协会（Society of Radiographers, SoR）和美国食品药品管理局（FDA）等管理机构指导并规定了热指数和机械指数的参考值 [6, 15, 19]。影响热指数和机械指数的因素详见表1.1。

在临床实践中，推荐遵循"合理最低剂量"（as low as reasonably achievable, ALARA）原则，因此要注意以下几点：
- 监测超声检查时长并尽量将此控制在最小范围；
- 超声探头在非使用状态时保持"冻结"状态；
- 将输出功率尽量维持在最低，首先使用总增益旋钮进行调节。

表 1.1　在超声检查过程中影响热指数和机械指数的因素
• 检查的时长
• 是否使用了任何一种多普勒技术
• 输出功率
• 是否使用了超声仪的高级功能
• 不正确的参数设置

其他的安全性相关问题

临床转诊患者的审核制度

所有肌骨系统疾病的转诊患者都应仔细审核，保证其转诊的合理性，以及是由有专业资质的医生转诊而来 [15]。

质量控制

超声科应开展常规的质量控制检查，以保证仪器和图像不会出现问题。如果不能常规进行质量控制检查，可能会对患者和操作者带来身体上的损伤，并且还可能会给超声成像带来潜在影响，从而导致误诊的发生 [5, 6, 15]。

表 1.2　如何避免工作相关的肌肉骨骼系统损伤（WRMSD）
• 在检查过程中要确保维持正确的姿势
• 不要过多地将压力施加在行超声扫查的手臂
• 防止过度伸展
• 检查间隙要进行规律的休息
• 可将不同部位的超声扫查结合在一起
• 如果 WRMSD 相关的症状已经出现，要进行损伤风险评估并向上级汇报

工作相关的肌肉骨骼系统损伤

许多超声科医生在他们职业生涯的某一段时间内，都经历过或正在经历工作相关的肌骨损伤 [6, 14, 15, 24]。为此，有许多研究曾对从业者和其所在单位进行了调研，试图弄清这一现象的原因和影响 [15, 24, 25]，也提出了一些办法帮助操作者降低该损伤的发生风险（表1.2）。在肌骨超声检查中，操作者工作相关的肌肉骨骼系统损伤（work related musculoskeletal disorders, WRMSD）是难以避免的。这是因为许多关节处的超声扫查需要操作者将腕部绷紧放在被扫查的关节处，同时手部还要完成多个动作 [6, 14, 25]。在后面的章节中，本书会就检查过程中患者如何摆体位提出一些建议，以帮助操作者减轻腕部的受力。此外，也可以采取其他方法，如操作者可使用符合人体工程学设计的座椅；如果有条件，还可将不同部位的超声扫查结合在一起，避免操作者长时间保持同一个姿势（例如：可以在肩关节扫查后进行软组织肿块扫查，继而进行踝关节扫查，等等）。

图像的记录保存和法律安全因素

最后，出于安全性考虑，我们要强调图像保存和报告书写的重要性。

每一位超声专业的从业者在经过正规培训后都应具备良好的操作水平。但是，超声科医生在医疗过失索赔中为自己辩护的现象正变得越来越常见。在超声扫查中，应保存标注清晰、质量良好的图像[15, 26]。这在医疗事故鉴定过程中，也可以让鉴定专家对所进行的超声操作的质量进行合理评估。对已经保存的超声图像进行回放分析（现已通过数字和网络平台在各部门间广泛使用），不仅可以协助报告书写，还可以与患者的后续检查进行对比。

超声报告是与临床转诊医生之间的最主要的沟通方式，因此也可被认为是超声检查中最重要的一个环节[15, 26]。同样，它也是重要的有法律效力的医疗文书，因此应谨慎书写。在后续章节中有关于超声报告书写的示例，同时推荐了一些参考文献方便大家进一步阅读。

（Kirstie Godson, Lorelei Waring 著　李昶田 译）

练习题及参考文献

扫描书末二维码获取

肌骨系统超声的基本原则概述

学习目标

通过对本章的学习，读者应掌握：
- 肌肉骨骼医学中的解剖学术语
- 肌肉骨骼组织的超声表现及相关病理改变
- 肌腱病变的术语和病变模型
- 病史采集及其与肌肉骨骼疾病的相关性

引言

超声是许多肌肉骨骼疾病的首选检查方法[1]。肌肉骨骼超声应用于众多领域，其对患者护理和体验的价值已在床旁超声（point of care ultrasound, POCUS）中得到体现[3-5]。然而，肌肉骨骼超声在患者管理和教育方面必须得到重视，因为肌肉骨骼超声培训不足而导致的操作人员所犯的错误可能危及患者的生命健康[6]。众所周知，仅凭检查结果而不结合临床可能会产生误诊。再者，影像学上的变化不一定与临床症状及病因相符。因此，超声检查人员不仅需要了解超声仪器的原理，同样也需要了解人体骨骼和肌肉解剖结构，以便为临床提供有用的信息用于临床诊疗。

标准解剖学惯例和公认的超声命名法

在描述身体的位置和四肢相对于身体的运动时，理解解剖学术语是一个重要的方面。而这对于临床医生准确地理解超声结果非常重要。

"解剖位置"作为理论参考标准，描述了所有肢体的位置和相对运动，能够清晰、明确地对肢体进行描述（图 2.1）。事实上，患者很少采用"解剖位置"这种姿势进行检查，况且临床上的患者姿势和动作通常都很复杂。

运动的基本平面和运动轴

超声作为一种动态成像方式，当检查一个结构的动态完整性时，例如对踝关节韧带或肩关节撞击综合征进行超声检查，熟悉 3 个主要平面及其相关的运动轴是基本的要求。基本平面和运动轴之间的关系见图 2.2。

值得注意的是，还有一些额外的术语用于描述关节周围的运动：
1. 前臂：旋转发生在桡腕关节和桡尺远侧关节，使手掌面朝上或朝下，分别称为旋后和旋前。

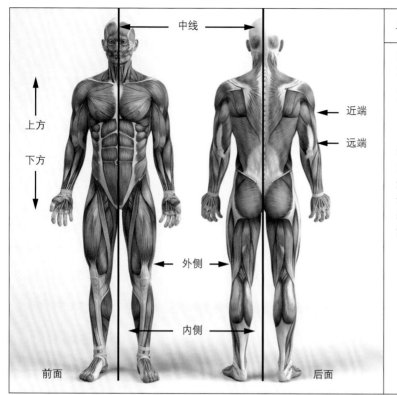

图 2.1　解剖位置（Image from https://3dmusclelab.com/anatomical-position and adapted to demonstrate midline position and related terminology.）

2. 踝关节：由踝关节运动产生的屈伸被称为跖屈和背伸。

3. 足：足的内翻和外翻是距下关节和中足关节的联合运动，是双平面运动。

常见肌肉骨骼组织的超声表现

关节

骨关节可被分类为纤维关节、软骨关节和滑膜关节。

纤维关节（下胫腓联合）利用坚固的纤维韧带将两块骨连接在一起，例如下尺桡关节和下胫腓关节。这些关节可能在外伤后受伤，例如跌倒时伸出手臂 / 手或踝关节扭伤（图 2.3）。

软骨关节允许少量活动，可分为初级关节（如肋骨和第 1 胸骨肋关节）和次级关节（如耻骨联合关节）。

滑膜关节由于其表面被关节软骨覆盖，具有几乎无摩擦的表面，因此具有高度的灵活性。

关节被一层致密的纤维囊所包裹，囊内衬有一层特殊的滑膜，这种滑膜能分泌一种黏弹性物质，既能缓冲力量又能滋养关节。在正常状态下，滑膜层与纤维关节囊难以区分，但在病理状态下滑膜层清晰可见。滑囊关节是肌肉骨骼超声实践中最常扫描的关节（图 2.4）。这些结构与病理状态下的相关性将在风湿病学部分进行阐述（见第 10 章）。

滑膜关节的大小和形状取决于其位置，这些因素有助于决定关节的活动范围和功能。滑膜关节常可被分为平面关节、鞍状关节、铰链关节、球窝关节、髁状关节和椭圆关节（图 2.5）。

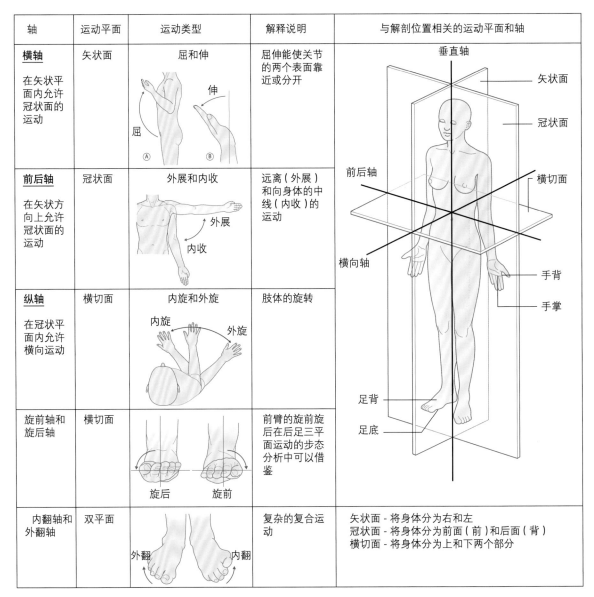

轴	运动平面	运动类型	解释说明	与解剖位置相关的运动平面和轴
横轴 在矢状平面内允许冠状面的运动	矢状面	屈和伸	屈伸能使关节的两个表面靠近或分开	
前后轴 在矢状方向上允许冠状面的运动	冠状面	外展和内收	远离（外展）和向身体的中线（内收）的运动	
纵轴 在冠状平面内允许横向运动	横切面	内旋和外旋	肢体的旋转	
旋前轴和旋后轴	横切面	旋后　旋前	前臂的旋前旋后在后足三平面运动的步态分析中可以借鉴	
内翻轴和外翻轴	双平面	外翻　内翻	复杂的复合运动	矢状面 - 将身体分为右和左 冠状面 - 将身体分为前面（前）和后面（背） 横切面 - 将身体分为上和下两个部分

图 2.2　运动平面和运动轴以及围绕这些轴发生的常见运动（Adapted from Soames R, Palastanga N. Anatomy and Human Movement: Structure and Function. 7th ed. Elsevier Ltd; Edinburgh; 2019.）

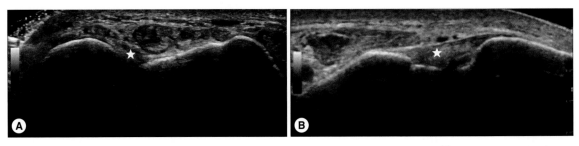

图 2.3　纤维关节。（A）下桡尺侧关节和（B）下胫腓关节。致密的纤维关节囊（白星标记处）将骨骼连接在一起可以使关节非常稳定而不容易受伤

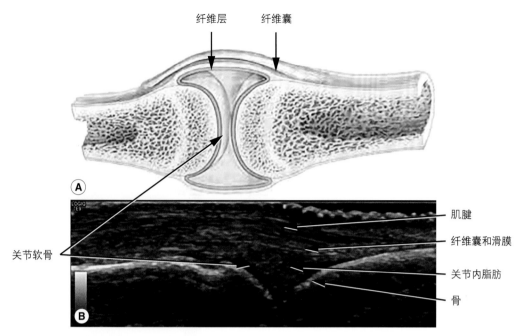

纤维层　　纤维囊

肌腱

纤维囊和滑膜

关节内脂肪

骨

关节软骨

图 2.4　（A）滑膜关节示意图。关节形状可能会根据其位置变化而改变。（B）掌指关节背侧相应的超声图像

骨

超声曾不被推荐作为骨骼系统的首选检查手段。但这一观点最近受到了质疑和挑战[7]。

骨由骨膜覆盖，骨皮质和骨膜在超声上通常难以区分，而表现为一条细而亮的线[8]（图 2.6）。

骨膜是一种纤维状、双层、高度血管化的膜，它与邻近肌肉有血管连接，调控骨稳态。当骨损伤时[9]，超声能在 X 线钙化反应出现很久之前就发现骨膜的改变[8]。

骨折具有典型的超声表现，即皮质缺损延伸至骨表面。皮质凹陷也可代表压缩性骨折，但在这些病例中也应考虑侵蚀性病因。通过观察骨膜抬升、血肿、血管增多和皮质增厚也可检测到应力性骨折[10]（图 2.7）。

当超声检查发现细微的缺损时必须注意，因为骨皮质局部的小裂口可能是滋养血管的管道。

骨外生骨疣和骨赘也可见于轮廓光滑、边界清晰的与皮质连续的病变（图 2.8）。

肌肉、肌肉肌腱连接和附着点

骨骼肌占身体总质量的 25% ~ 35%。肌腱的形状由纤维束的方向和附着情况决定：分为①扁平状、②平行（梭状）和③斜形（羽状）。

羽状肌的肌腱附着有 3 种形式：单羽状（附着在肌腱的一侧）、双羽状（附着在肌腱的两侧）和多羽状（几个中间的短肌腱样结构）（图 2.9）。

与肌腱一样，肌肉具有高度组织化的层次结构，由圆柱形肌肉纤维和肌内膜组成，并以束状组合在一起形成束。这些束依次聚集在一起形成一块肌肉，并被肌外膜覆盖。坚固、致密的纤维性胶原蛋白网络固定束的位置，称为肌束膜，最终形成肌腱，在肌腱连接处成为一个独立的实体。肌肉具有典型的超声表现，纵切面（LS）表现为低回声（肌纤维），伴倾斜方向的高回声平行线（肌束）。横切面（TS）肌肉呈"星空"样外观；明亮的纵隔呈圆点状，与暗的肌束形成对比（图 2.10）。

关节类型	描述	超声图像
平面关节	关节的末端允许扭转和滑动运动，例如：肩锁关节	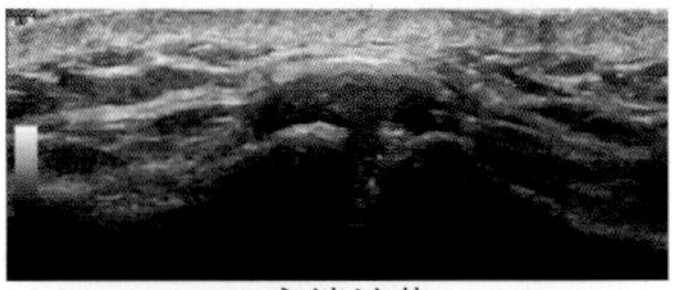 肩锁关节
鞍状关节	两个关节面是凹凸的，允许在两个垂直轴上运动，例如：拇指腕掌关节	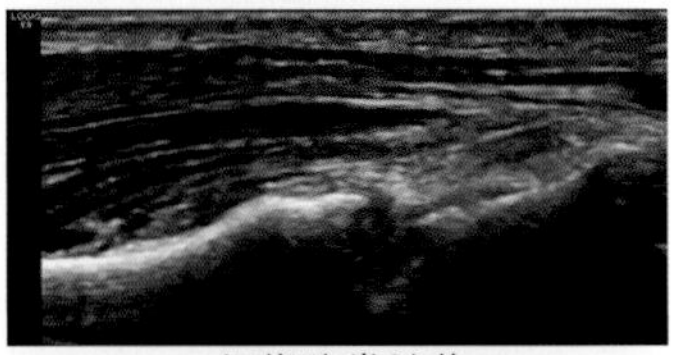 拇指腕掌关节
铰链关节	允许围绕一个轴运动，并由强大的韧带支撑（如肘关节）。膝关节是另一个例子，但被认为是一个改良的铰链关节，因为膝关节允许一些垂直轴的运动，这主要是由半月板参与	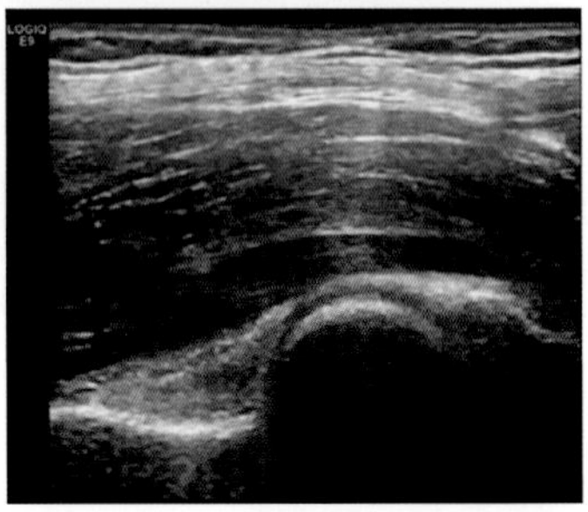 肘关节
球窝关节	最灵活的关节，例如：肩和髋允许在3个轴运动	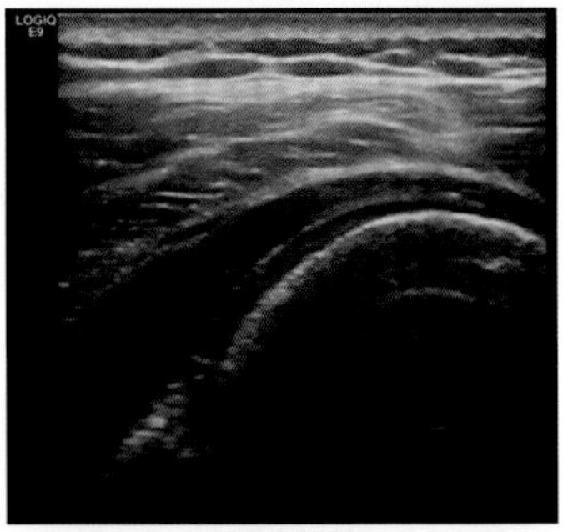 盂肱关节
髁状关节	这是一个改良的球窝关节，有3个运动轴，2个主动、1个被动，例如：掌指（MCP）关节	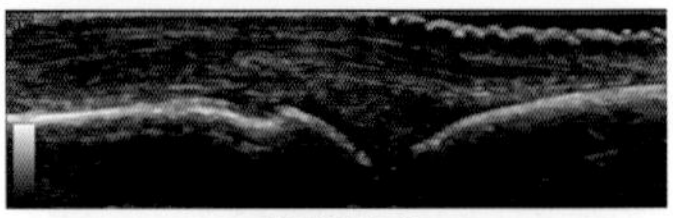 掌指关节
椭圆关节	改良的2轴运动的球窝关节，例如：桡腕关节	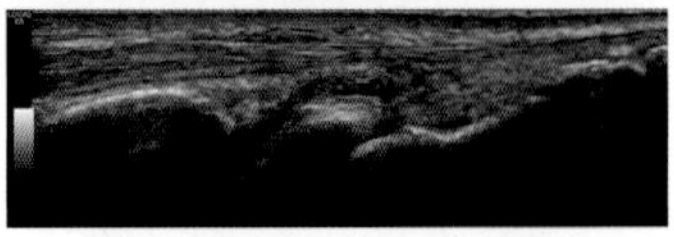 桡腕关节（桡-月-头状骨）

图 2.5　超声医师将遇到的不同类型关节，典型的超声表现在一个平面的视图和位置（Adapted from Soames R, Palastanga N. Anatomy and Human Movement: Structure and Function. 7th ed. Elsevier Ltd; Edinburgh; 2019.）

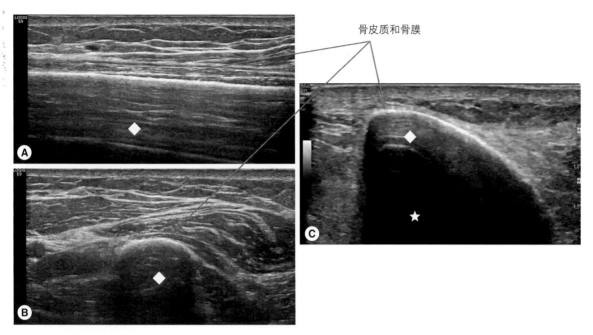

图 2.6　骨皮质的超声表现，（A）纵向和（B）横向。连续的亮线代表骨皮质和骨膜，在超声上难以区分。骨下的回声伪影（白菱形）和（C）中的后方声学阴影（白星状），都是骨组织的特征伪影

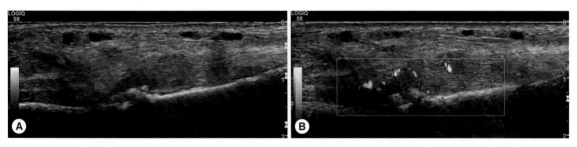

图 2.7　患者在足底筋膜炎治疗后 1 周伴有外侧足部疼痛，超声图像提示皮质不规则，能量多普勒图像显示跖骨应力性骨折。（A）显示皮质 / 骨膜反应——皮质 / 骨膜线的不规则。（B）能量多普勒图像显示皮质不规则且血管增多（From Leddy J, Maybury M. Ultrasound imaging. In: Watson T, Nussbaum E, eds. Electrophysical Agents. 13th ed. London: Elsevier; 2019: 383.）

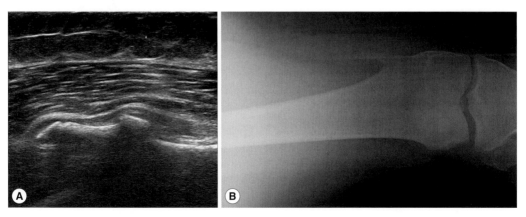

图 2.8　股骨干骺端骨外生骨疣超声图像（A）。（B）相应的 X 线图像。患者自诉在交通事故中发生碰撞后，其膝关节撞上了仪表板，从而出现了左膝疼痛

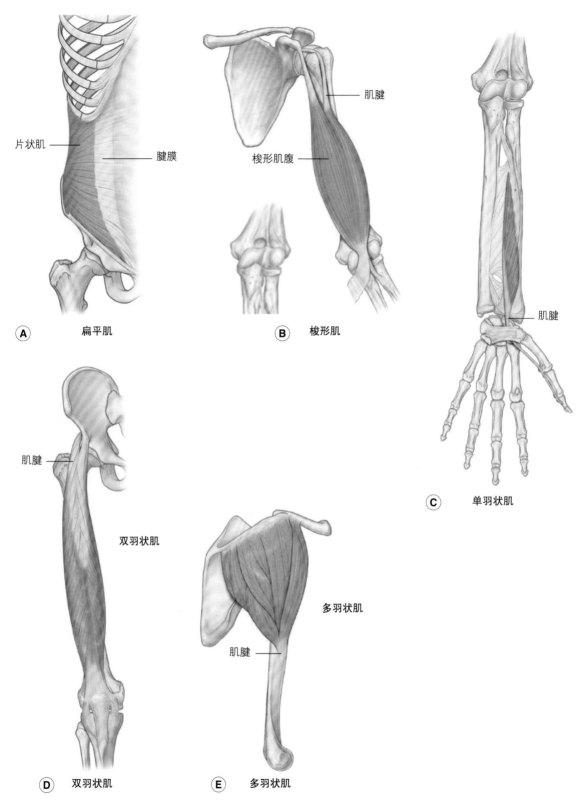

图 2.9　不同肌肉结构举例：扁平肌、梭形肌和羽状肌

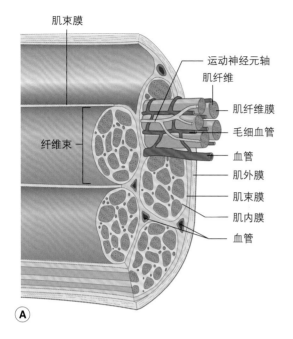

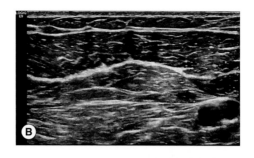

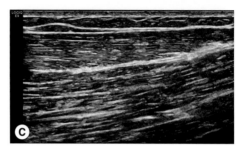

图 2.10 （A）肌肉结构示意图。（B）横切面（transverse section，TS）显示"星空"外观。（C）肌肉纵切面（longitudinal section, LS）。US，超声波（From Soames R, Palastanga N. Anatomy and Human Movement: Structure and Function. 7th ed. Elsevier Ltd; Edinburgh; 2019.）

肌肉损伤

肌肉损伤是根据病因 / 机械力、解剖位置以及是内部（牵拉）还是外部（直接创伤）损伤进行分类[11]。损伤分为 3 级：①轻度，②中度，③重度。

随着超声扫描变得越来越普及，人们基于超声特质和描述（高 / 低 / 无回声）提出了各种模拟临床分级的超声分级系统[12]。然而，所有分级系统的关键问题是难以对预后进行预测[11]，其中对回归运动（return to play，RTP）的预测较差[11]，进而推动了更精细的肌肉分级量表的发展。其中一个例子是英国田径运动肌肉损伤分级[13]。这是一个 5 分的量表，范围从 0 分（影像学检查无法发现的损伤，提示肌肉组织有微创伤）到 4 分（涉及肌肉和肌腱的最严重损伤）。这个量表上的每个点都进一步细分，以表示受影响的解剖区域（肌肉、肌腱连接处和肌腱）。

图 2.11A 及图 2.11B 中的图像显示低级别肌肉损伤及高级别撕脱性损伤的实例。

肌腱

肌腱的功能是将肌肉收缩的力量传递到邻近的骨。肌腱有许多形式，从坚固的圆形索状结构到扁平的薄 / 片带状结构（腱膜）。当肌腱受到摩擦时，它可能会形成籽骨（例如股四头肌肌腱 / 髌骨韧带复合体中的髌骨）。籽骨作为滑轮，为肌肉收缩产生机械优势，从而放大收缩的力。

肌腱的结构：肌腱的结构复杂，由 Ⅰ 型胶原和弹性蛋白组成。Ⅰ 型胶原的长链被细胞外基质（extracellular matrix, ECM）包裹形成肌腱原纤维，由稀疏的神经血管束和肌腱细胞滋养。纤维进一步组织成束，形成初级 - 次级 - 三级束，每个束内部都被内膜包绕，并聚集在一起形成肌腱。肌腱部分被腱周膜覆盖或被腱鞘包裹。

通常情况下，肌腱具有相似的超声表现，在 LS 中它们表现为由高回声和低回声相间的均匀条带组成的细线状结构。这反映了它们有组织的内部结构和纤维结构。在 TS 中，它

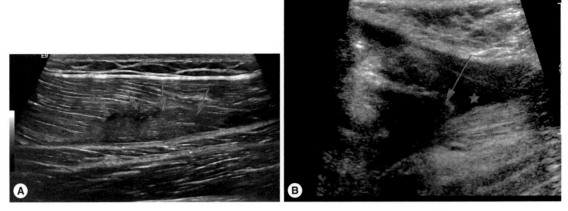

图 2.11 （A）股直肌纵切面。股直肌中央腱膜部分轻度撕裂，仅影响一小部分肌纤维，纤维回缩极少（箭头）。（B）右内收肌纵切面。长内收肌起点完全撕脱，示撕脱肌腱的回缩和成束（箭头）及血肿（＊）。超声图像提示短内收肌和大收肌的深层纤维是完整的

们表现为圆形、略椭圆形、点彩状的结构（图 2.12）。

肌腱功能障碍的描述性术语：评估"肌腱病变"已成为肌肉骨骼超声转诊最常见的要求之一。在文献和临床实践中，大多数肌腱病变被称为"肌腱炎"（肌腱的炎症）。后来的相关研究对炎性进展过程描述不是很清楚，这一名称继而被称为"肌腱病"（临床上无影像学表现的增厚）和"肌腱变性"（影像表现为血管增多、增厚）。

在最近的研究中，"肌腱病"一词被进一步质疑为用词不当[14]，因为影像学表现是非特异性的，并且可能与衰老、修复和再生的正常生理适应有关。有观点认为，仅根据影像学表现很难预测有症状和无症状的肌腱改变[15, 16]。近日，临床肌腱术语国际共识（International Consensus, ICON）2019[14]得以发布。其中部分专家认为与肌腱相关的疼痛的首选术语是"肌腱病"，并且在交流与肌腱相关的发现时应采用这个术语。ICON 2019 建议

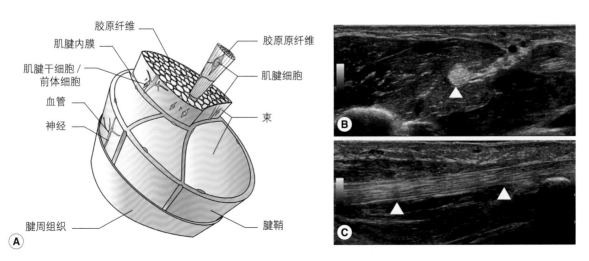

图 2.12　肌腱结构。（A）肌腱示意图。（B）横切面和（C）纵切面，显示肌腱的典型超声表现（箭头）（From Docheva et al. Biologics for tendon repair. Adv Drug Deliv Rev. 2015; 84: 222-239.）

在描述肌腱相关的病变时将之前的系列相关术语进行修改，并将肌腱相关的疼痛称为肌腱病，而影像学检查并不一定是诊断肌腱病的必要条件。同时建议临床医生在交流肌腱和相关结构的病理变化时使用标准化术语，建议避免使用临床医生经常使用的多个术语来描述一种病变，因为这可能会造成困惑。ICON 2019[14] 声明提出以下建议：

- 长期肘关节内、外侧疼痛 = 肘关节内、外侧肌腱病
- 长期髌腱疼痛 = 髌腱病
- 长期跟腱疼痛 = 跟腱病
- 腓骨（或与腓骨相关的）长期疼痛 = 腓骨肌腱病

这些疾病常由机械负荷 / 超负荷诱发和加重，导致患肢疼痛和功能丧失。这些情况也可能与结构内的撕裂有关。但 ICON 2019[14] 声明指出，如果进行影像检查，结构内的损伤应该是可显示的（大撕裂），而不需要进行放大（微小撕裂）。ICON 2019[14] 声明的起草团队预计术语的变更会逐渐被广泛采用并普及化。

肌腱损伤模型。肌腱可以在不同的负荷和频率下不受损伤地进行运动。当超过肌腱的容量，或过度地压缩或拉伸，它就会断裂。

目前提出的病理 - 病因模型包括（图 2.13）：

1. 炎症模型
2. 胶原蛋白断裂 / 撕裂模型
3. 肌腱细胞反应模型
4. 肌腱连续介质模型

肌腱连续介质模型 [17] 已成为广泛接受的肌腱病理学模型，该模型认为肌腱病变发生的关键因素是反复的能量储存 / 释放和过度的压力，主要发生在肌腱和骨的附着点。目前，导致肌腱病所需的负荷的容量、强度和频率尚不清楚。当前观点认为，肌腱病是一个多因素问题，年龄、性别、遗传学、生物力学、身体成分和循环中细胞因子水平在肌腱病的发生中发挥了作用。连续模型可用于指导治疗和预测结果，肌腱变化从反应性肌腱病变（可逆性肌腱变化）到退行性肌腱病变（不可逆性肌腱变化）。治疗的目标是通过负荷管理（增加或减少负荷）使患者的肌腱恢复至正常。退化严重的肌腱经过精心的处理可以达到较高的功能水平。然而，在这种情况下，肌腱在超声上看起来总是异常的，并且临床表现上会有增厚。需要强调的是，即使在慢性退变的肌腱中，退变结构内也会包含一些"正常"的肌腱纤维，这些纤维可能容易发生肌腱病，从而引起慢性急性表现。了解肌腱连续介质模

炎症假说	急性肌腱损伤的愈合伴随着细胞增殖、分化和瘢痕形成的标准炎症反应。在肌腱病中未观察到典型的超负荷炎症反应；虽然有报道称炎症细胞因子增加，但并不支持炎症是主要的驱动因素
胶原蛋白断裂 / 撕裂假说	用来解释肌腱损伤反应的最古老假说，但近年来受到了挑战，因为假设的胶原撕裂和重塑并不是由正常负荷（微小创伤）引起的
肌腱细胞反应假说	提出肌腱损伤是由于对肌腱负荷的异常适应性反应引起的，而不是正常的胶原合成，异常反应导致胶原纤维分离并伴随毛细血管增生。这导致肌腱内的机械"沉默"区域对负荷无反应。这被认为在退行性肌腱病中起作用。肌腱细胞反应的缺乏可能解释退行性肌腱病的有限可逆性
肌腱病阶段假说	提出了肌腱病变的三个连续阶段：即反应性肌腱病、肌腱修复不良和退行性肌腱病。肌腱负荷的增加或减少与肌腱病的进展有关。在反应性肌腱病阶段，细胞外基质出现非炎性增生，导致肌腱增厚。在肌腱修复不良阶段，组织修复导致细胞和蛋白多糖（胶原）的生成增加。在退行性肌腱病阶段，细胞外基质持续变化，细胞死亡区有新血管浸润，导致退行性肌腱组织与正常肌腱之间存在相当大的异质性

图 2.13　肌腱退变模型总结

型有助于超声医师提供关于肌腱的详细检查，以指导临床决策过程（图 2.14）。

　　肌腱的病理表现。肌腱疾病无论发生在什么位置都有一些相似的超声特征性表现：

1. 增厚（肿）
2. 后回声（水肿）
3. 纤维结构的缺失导致内部结构紊乱
4. 彩色或能量多普勒超声显示不同程度的血供（取决于位置）
5. 如果断裂，内部结构的连续性完全丧失，纤维在回缩部位聚集（图 2.15）

肌腱附着点

　　肌腱附着点是肌肉-腱-骨单元的特殊区域，这个区域允许肌腱、韧带和关节囊附着到骨上。肌腱附着点可分为纤维附着点或纤维软骨附着点。纤维附着点是肌腱直接插入骨膜骨的位置，纤维软骨附着点位于骨骺或隆起等无骨膜的区域[19]。

　　肌腱的解剖结构很复杂，这在一定程度上解释了可能影响它们的不同病理因素的数量[20, 21]。跟腱的关节外附着点如图 2.16 所示，

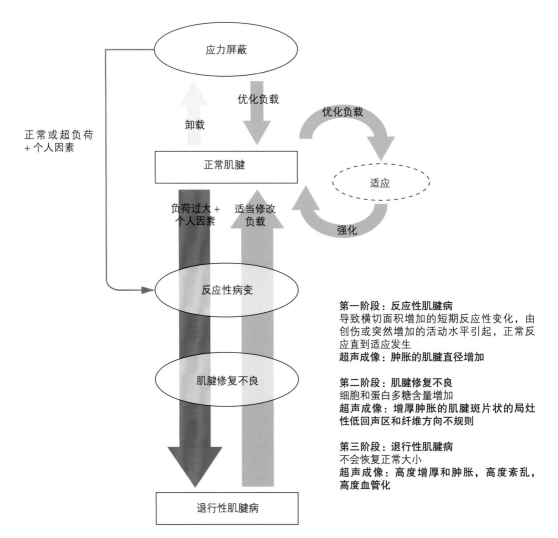

第一阶段：反应性肌腱病
导致横切面积增加的短期反应性变化，由创伤或突然增加的活动水平引起，正常反应直到适应发生
超声成像：肿胀的肌腱直径增加

第二阶段：肌腱修复不良
细胞和蛋白多糖含量增加
超声成像：增厚肿胀的肌腱斑片状的局灶性低回声区和纤维方向不规则

第三阶段：退行性肌腱病
不会恢复正常大小
超声成像：高度增厚和肿胀，高度紊乱，高度血管化

图 2.14　肌腱病阶段假说的解释。其与跟腱的变化有关，但也可适用于其他肌腱。US，超声波［From Cook JL, Purdam CR. Is tendon pathology a continuum? A pathology model to explain the clinical presentation of load-induced tendinopathy. Br J Sports Med. 2009; 43(6): 409-416.］

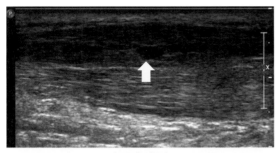

Longitudinal

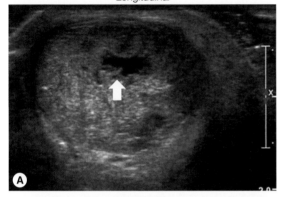

Ⓐ

Transverse

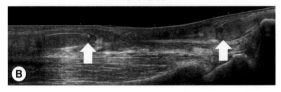

Ⓑ

图 2.15　Examples of Degenerative Changes That Can Occur in Tendons (Achilles Tendon Shown). (A) Longitudinal and transverse grey scale changes highlighting the swollen, disorganised loss of internal architecture and fibrillar pattern and a macroscopic intrasubstance tear (white arrow). (B) Extended field of view of a complete rupture of the Achilles tendon. Note the bulging of the retracted ends (white arrows) on the tendon, both proximal and distal. （因版权限制保留英文）

显示了腱骨单元的复杂性，并在其中存在滑囊。这种肌腱 - 滑囊 - 骨的排列在其他附着点也普遍存在，例如肱二头肌远端至桡骨结节的附着点。

通常情况下，附着点的正常超声表现为光滑、无附着，肌腱内部形态规则。

肌腱附着点的病理表现。附着点的超声病理表现包括皮质不规则，同时伴肌腱的改变，如微钙化、肌腱的纤维排列紊乱；如果存在滑囊，则伴有滑囊炎。影响附着点的任何病理状况（如创伤、退行性、炎症性、内分泌或代谢）被称为"肌腱端病"，但鉴于 ICON 2019 建议的变化，可能需要使用"附着点肌腱病"一词来反映当前的临床意见[14]。

神经

对神经的识别是肌肉骨骼超声的一种高级应用场景，在技术上虽具有挑战性，但在尝试解决复杂的肌肉骨骼问题时常常有帮助。

在解剖学上，由于神经靠近血管，所以从实际角度来看，如果很难看到神经，可以通过找到血管帮助进行神经的检测。当我们运用超声检测神经以及寻找小的神经分支时，这一点很重要。

在横切面上，神经最容易被看到，其呈现为由亮色囊袋包裹的一组微小、低回波的

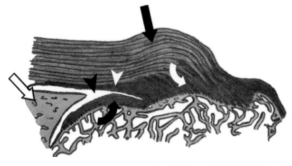

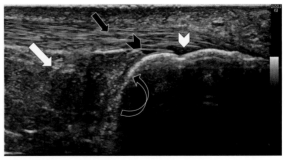

跟腱附着点（关节外附着点）示意图和跟腱附着点的超声图像

图 2.16　典型的跟腱附着点的示例。黑色长箭头，跟腱；黑色短箭头，衬有滑膜的跟骨后囊分离跟骨和肌腱的纤维软骨表面；黑色弧形箭头，跟骨上结节；白色长箭头，Kager 脂肪垫；白色短箭头，肌腱深层内籽骨纤维软骨；白色弧形箭头，纤维软骨端 [Adapted from Tadros AS, Huang BK, Pathria MN. Muscle-tendon-enthesis unit. Semin Musculoskelet Radiol. 2018; 22(3): 263-274.]

球形集合，类似于"一串葡萄""胡椒罐顶"或"蜂巢"的外观（图 2.17）。

神经的病理表现

周围神经容易因为以下原因受到压迫：

- 创伤
- 肿瘤
- 系统性疾病，如糖尿病和炎性关节炎
- 内部卡压，例如纤维带
- 外部负荷

通常情况下，由于水肿的形成，异常神经在受压部位或近端表现为增粗和内部结构退化（图 2.18）。当用能量多普勒超声检查时，还可以显示出丰富的血管。

低级别钝性神经损伤可产生与压迫相似的表现。高级别钝性损伤和（或）穿通伤可导致神经分离或神经束不连续。

肌腱和神经的区分

肌腱和神经有着相似的内部结构——两者都具有相似的模式，对新手来说，区分两者可能比较困难。从本质上讲，肌腱由"实心"纤维组成，而神经由"球状管"组成，两者"捆绑"在一起。神经束更大，间距更宽，而肌腱胶原纤维呈现出较细的纤维结构（图 2.19）。肌腱和神经均受各向异性的影响，但由于神经束较大，神经的各向异性受影响程度较肌腱轻。在实际操作中，当横向检查时，

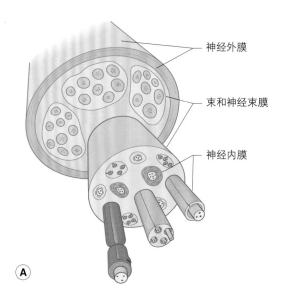

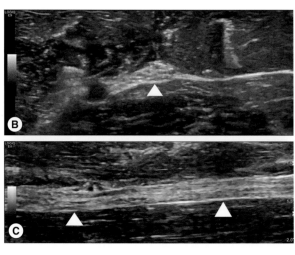

图 2.17　（A）周围神经结构示意图。前臂中段尺神经横切面（B）和纵切面（C）的超声图像，具有典型的超声表现。白色三角的尖端指向神经。注意神经内暗的区域表示束，亮的部分是神经束膜和神经外膜（A, from Soames R, Palastanga N. Anatomy and Human Movement: Structure and Function. 7th ed. Edinburgh; Elsevier; 2019.）

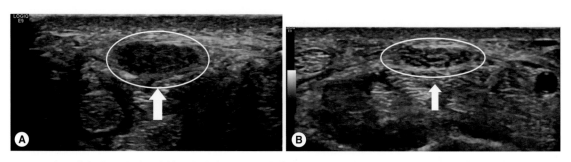

图 2.18　由于内部卡压导致正中神经的改变。（A）腕管水平的正中神经，与（B）的正常束型相比，表现为水肿和神经束型的表失

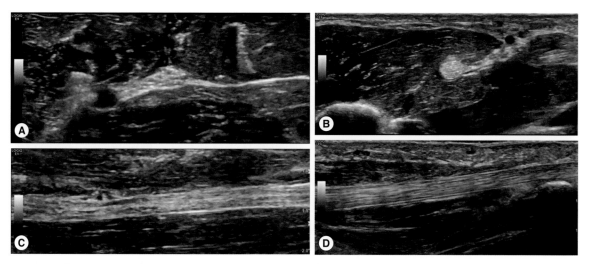

图 2.19　神经和肌腱的超声表现在横切面和纵切面上的差异。神经：（A）横切面和（B）纵切面。肌腱：（C）横切面和（D）纵切面

随着探头向前和向后摆动，肌腱会"变暗"，而神经则保持相对不变。这使得区分两者稍微容易一些。

脂肪

脂肪具有多种功能，且经常被忽视，其功能包括绝缘、储存能量和减震。在吸收冲击力的区域，脂肪形成特殊的脂肪垫，其超声表现与皮下脂肪不同（图 2.20）。

这些脂肪垫主要在以下区域：

- 足跟和跖骨头
- 手掌侧
- 臀部
- 跟腱深部和髌腱

识别这些结构很重要，因为它们可能是疼痛的来源，特别是在髌骨和距骨附近。它们也容易因激素注射位置不良而发生医源性损伤（类固醇性萎缩）。

韧带

韧带这一类大小不等的、致密的、离散的、坚固的胶原组织带横跨关节，将骨与骨连接在一起。韧带由表面的薄层提供的充足的血液供应，以维持内环境的稳定。韧带内的组织难以区分，并与骨膜融合。每个韧带复合体都是为它们所保护的关节量身定制[22, 23]，并发挥稳定和限制关节活动的功能。在生物力学方面，韧带具有在负荷循环中拉伸和回缩的固有能力，并有助于防止运动中韧带的损伤[23]。

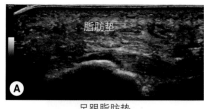

足跟脂肪垫

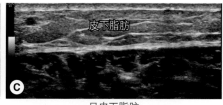

足皮下脂肪

图 2.20　脂肪组织的不同外观。（A）足跟。请注意纤维组织密度增加，呈现出比图 C 更有结构的外观。（B）髌骨肌腱和 Hoffa 脂肪垫的纤维外观较疏松。（C）皮下脂肪。请注意脂肪小叶是如何被包绕在图 A 或图 B 回声更弱的纤维结缔组织中的表现

在超声检查中，韧带由于其胶原蛋白含量而呈现出明亮的结构，或由于其较多的深部和斜向纤维而呈现出暗的结构。当进行韧带扫描时，曲棍球杆探头特别有用，特别是在踝关节周围，因为骨性轮廓通常限制了换能器的操作程度，同时限制了韧带的观察视野（图2.21）。

滑囊

滑囊是疏松的囊状关节外结构，在不同类型的骨骼组织（如软组织和骨性区域）之间提供了潜在的空间[19]。它们的主要功能是保护、减少摩擦和改善相邻结构之间的运动。

滑囊可以分为两大类：天然的和非天然的。天然的滑囊（图2.22）通常在解剖学上与滑膜关节相关，并衬有滑膜组织（图2.23）。

非天然的滑囊是由于摩擦而形成的适应性结构。它们缺乏滑膜层，由间隙发展而来，通过增加组织通透性，允许体液、血清蛋白和透明质酸外渗[24]，外生滑囊常见于足跟或跖骨的足底和跟腱远端浅表处。

在正常的非病理状态下，滑囊在超声上很难看到，除了肩部的肩峰下滑囊。肩峰下滑囊最大，最容易看到。然而，一些正常的滑囊可能含有非常少量的无回声的液体，这使得它们更容易识别，例如足踝处的跟骨后滑囊和膝关节处的髌下滑囊。必须注意的是，不要将这些滑囊误诊为病理表征。有症状的滑囊会表现得松软，超声表现为低回声或无回声。它们富有血供，管壁增厚，并可能由于滑膜增殖而表现为混合回声。

单纯的滑囊扩张是一种非特异性表现，因此不足以鉴别疾病的病因。它可能与多种病因有关，包括创伤、炎症性或增殖性疾病[24]。综合超声检查结果、患者病史、体格检查和实验室检查对于做出鉴别诊断至关重要[24]。

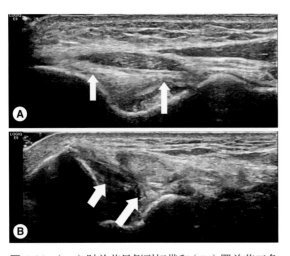

图2.21　（A）肘关节尺侧副韧带和（B）踝关节三角韧带

肩关节	肩峰 - 三角肌下，喙突下滑囊
肘关节	鹰嘴，肱二头肌 - 桡骨滑囊
髋关节	髂腰肌、转子、坐骨结节滑囊
膝关节	髌上、髌前和髌下（浅层和深层）滑囊，腓肠肌 - 半膜肌、鹅足、半膜肌滑囊
踝关节 / 足	跟骨后、跖骨间滑囊

图2.23　天然滑囊（内含滑膜）的位置 [From Ruangchaijatuporn T, Gaetke-Udager K, Jacobson JA, Yablon CM, Morag Y. Ultrasound evaluation of bursae: anatomy and pathological appearances. Skeletal Radiol. 2017; 46(4): 445-462.]

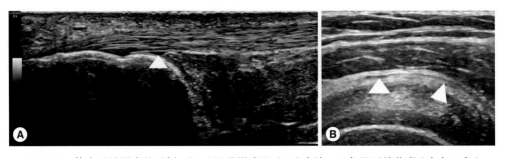

图2.22　体内天然滑囊的示例。（A）跟骨滑囊和（B）肩峰 - 三角肌下关节囊（白色三角）

病史采集

采集病史是一种艺术形式，也是一门科学，更是一种需要时间培养的技能。对于那些不熟悉病史采集的人，掌握本技能会更好地理解肌肉骨骼疾病和疼痛行为。

在超声检查中询问病史有以下几点作用：

1. 补充所需的临床信息
2. 确认扫描的正确结构和截面
3. 迅速与患者建立融洽的关系
4. 获得关于疾病如何影响患者生活的额外信息
5. 改善患者的就诊体验

以下是超声检查中可能会问的问题[25]

1. 症状是如何开始的？
   a. 症状是一个突然还是缓慢的发病过程？有没有受过外伤（分钟/秒），还是由于重复的活动（天/周/月）（诱发损伤的机制）？
   b. 症状是由于职业（工作）或娱乐（爱好）所致？它影响其中之一还是两者？
2. 这个症状出现多久了？
   a. 是急性的、亚急性的还是慢性的？这有助于确定愈合时间。这是一个肌肉骨骼疾病重要的考虑因素，例如肱二头肌远端断裂且需要在 6 周内手术。
3. 疼痛从哪里开始，现在是哪里疼？
   a. 如果怀疑有腰椎或颈椎神经根病变，那么提出这种疑问是有必要的。疼痛可能从中枢开始，即颈部或背部，并辐射到肢体。门诊医生可能会要求进行肩部或膝关节扫描，但这些部位不是问题的根源。而且症状可能与滑囊炎相似。
4. 疼痛会影响你的睡眠吗？
   a. 一般来说，炎症会引起睡眠障碍并产生持续的疼痛。机械损伤引起运动时疼痛，但不一定引起睡眠障碍。
5. 现在是好转还是加重了？
6. 以前有没有这种情况？
   a. 这是一个很有意义的问题，因为它可以解释慢性病变的急性表现，如慢性跟腱增厚伴急性肌腱病。
7. 哪些动作会引起疼痛？
   a. 机械条件会在运动周期的某些部分产生间歇性疼痛，如果患者在休息时无疼痛，但在某一特定的运动中有疼痛，如果可能的话，在动态扫描可疑的结构可能会有所帮助。
8. 疼痛的具体描述是什么？
   a. 不同的组织产生不同的痛觉：①神经：烧灼感，针刺感；②骨：局部有酸沉感；③血管性：弥漫性、疼痛性、定位不佳；④肌肉、韧带和关节囊：一种钝痛、难以定位的感觉。

总结

在与其他专业人员沟通扫描结果时，使用正确的解剖学术语来定位和描述肌肉骨骼病变的位置是很重要的。了解运动平面有助于动态扫描。

滑膜关节是肌肉骨骼超声最常扫描的关节。

骨性损伤后超声能发现骨膜的改变，而 X 线片未发现钙化反应。

肌腱和神经有相似的特征，即纤维结构，但神经纤维较大，且外观粗糙。

肌腱病是与机械负荷相关的持续性肌腱疼痛和功能丧失的首选术语——请避免使用"肌腱炎"这一用词进行描述。

附着点有着复杂的结构，许多不同的病理状况都可以影响之。

滑囊可以是天然的或非天然的，与滑囊相关的少量积液是正常的。

采集病史是一项技能，对于超声检查和确定部位很关键。

（ Mark Maybury, Michael A. Bryant 著
王一鸣 译）

参考文献

扫描书末二维码获取

肩部超声

学习目标

通过对本章的学习，读者应掌握：

- 肩部解剖
- 成像技术及正常超声影像
- 异常影像及临床表现
- 处理方式及其他成像技术

引言

　　肩部疼痛在一般人群中很常见，同时也是肌骨专科转诊的常见原因。这主要是因为肩关节是全身最灵活的关节，因此也最不稳定，易受到损伤[1-4]。

　　现在许多中心使用超声作为肩关节疼痛的首选检查方法[5-7]，超声尽管有许多优势，但对操作者水平的依赖性过高，这仍是其被提及最多的局限性方面[7-8]。操作者必须对肩部解剖和生理有充分的了解，且熟悉怎样操作标准超声仪器、理解正常和异常超声表现，同时也要了解患者可选择的处理方式。

肩关节解剖

　　肩关节由 4 个关节组成：盂肱关节（gleno-humeral joint, GHJ）、肩锁关节（acromioclavi-cular joint, ACJ）、胸锁关节（sternoclavicular joint, SCJ）和肩胛胸壁单元。肩部常规进行超声检查的关节是盂肱关节和肩锁关节。

　　盂肱关节是位于肱骨头和肩胛骨关节窝之间的滑膜球窝关节。尽管有纤维软骨构成的盂唇环绕加深关节盂，肱骨头仍远大于较浅的关节窝。因此，肩关节有很大的运动范围，同时也相对不稳定[4]。

　　肩锁关节（位于锁骨和肩胛骨肩峰之间）是一个水平的滑膜关节，允许水平滑动。由于它将肩胛骨连接在胸廓上，该关节使肩胛骨可以进行额外的运动，同时也辅助肩的外展和前屈（图 3.1）。

　　静态和动态稳定结构控制着肩部的运动和稳定性，同时这些结构也易受到重复性损伤和冲击[9]。

　　静态稳定结构包括盂唇、GHJ、ACJ 和 SCJ（图 3.2）以及盂肱韧带、喙肱韧带、喙锁韧带和肩锁韧带（图 3.3）[4]。

　　动态稳定结构包括肩袖 4 块肌肉、肱二头肌、喙肱肌、三角肌和肩胛胸壁单元（前锯肌、斜方肌、背阔肌、菱形肌、胸大肌、胸小肌和肩胛提肌）（图 3.4）。

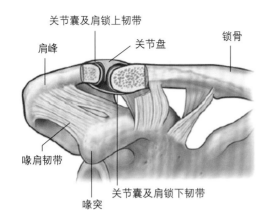

图 3.1 通过右侧肩锁关节的冠状面切面，显示关节盘和关节囊附着区（From Soames R, Palastange N. Anatomy and Human Movement Structure and Function. 7th ed. London: Elsevier; 2019.）

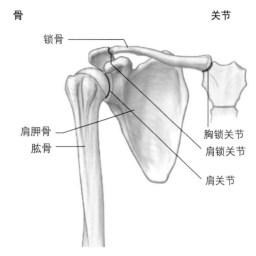

图 3.2 静态稳定结构。肩锁关节、肩关节（盂肱关节）和胸锁关节（From Soames R, Palastange N. Anatomy and Human Movement Structure and Function. 7th ed. London: Elsevier; 2019.）

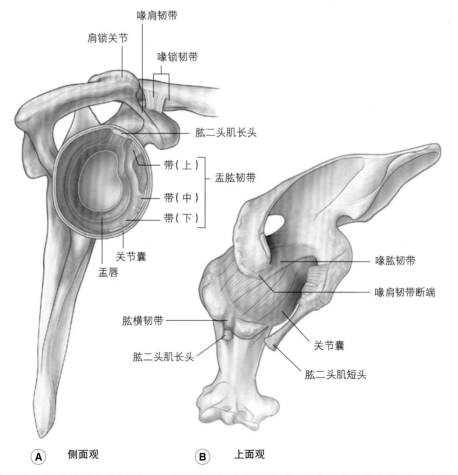

图 3.3 （A）移除肱骨头的关节窝侧面，显示关节囊和盂肱韧带；（B）肩关节的前外侧面，显示肱横韧带、喙肱韧带、喙肩韧带和喙锁韧带（From Soames R, Palastange N. Anatomy and Human Movement Structure and Function. 7th ed. London: Elsevier; 2019.）

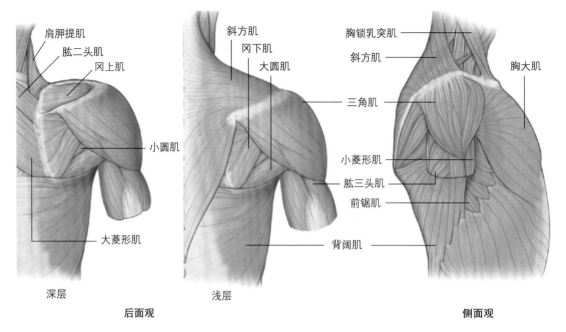

肩胛提肌
肱二头肌
冈上肌
小圆肌
大菱形肌

斜方肌
冈下肌
大圆肌

胸锁乳突肌
斜方肌
胸大肌
三角肌
小菱形肌
肱三头肌
前锯肌
背阔肌

深层

浅层

后面观

侧面观

图 3.4　肩部肌肉（From Soames R, Palastange N. Anatomy and Human Movement Structure and Function. 7th ed. London: Elsevier; 2019.）

肩胛骨有重要的骨性标志，在查体和超声检查时可以帮助定位其他肌肉骨骼结构。肩峰是肩胛冈向外侧延伸的末端，它以直角突向前方，前缘易于触及（图 3.5）。

喙突是位于肩胛骨前方的钩状突起，具有宽阔的基底部（图 3.5）。

在肩胛骨的后方，可触及肩胛冈，并分出冈上窝和冈下窝，两者经位于肩胛冈外侧末端和肩胛骨颈间的冈盂切迹相通（见图 3.5）。

> **◎ 提示**
>
> 要亲自实践。
>
> 触诊骨性标志如肩峰、喙突、肩胛冈将帮助你建立肩部清晰的解剖图像，也将帮助你了解与这些骨性结构相关的肌腱肌肉的位置。对解剖有清晰的理解可以在进行超声扫描时提升自信。

肩关节囊

盂肱关节（GHJ）有厚的纤维关节囊，在

肱骨头和肩胛骨之间形成了一个松散的袖套结构。它的前方有三部分盂肱韧带的加固，后上方有喙肩韧带的加固（见图 3.3）。

肩关节囊有两处天然的开口。第一处开口在肱骨侧大小结节之间的肱二头肌沟（结节间沟）的上方，肱二头肌长头腱通过此处。第二处开口在关节囊前方，盂肱上韧带和盂肱中韧带之间，与肩胛下肌腱深方的肩胛下囊相通。这些开口保证了关节腔与周围解剖结构的通连[4]。

肩峰 - 三角肌下滑囊

肩峰下滑囊是一个滑膜腔，在大多数人中与三角肌下滑囊相通构成肩峰 - 三角肌下（subacromial-subdeltoid，SASD）滑囊。该滑囊将喙肩弓和三角肌与位于下方的肩袖肌腱分隔开。SASD 滑囊使上述结构在运动中保持平滑，将摩擦最小化（图 3.6）[4]。

肩袖

肩胛下肌（subscapularis，SSC）、冈上肌

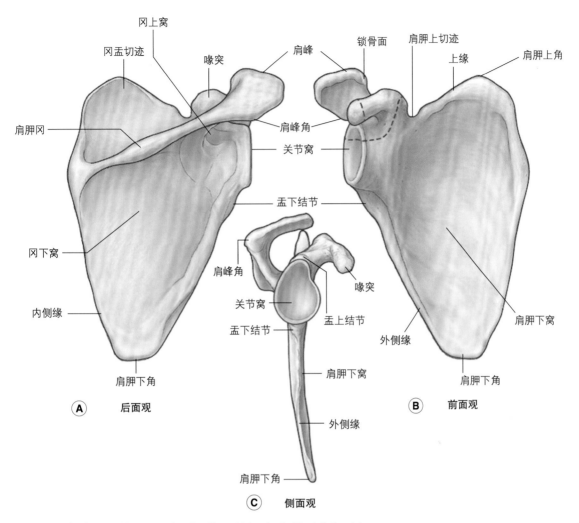

图 3.5　右侧肩胛骨的后面观（A）、前面观（B）和侧面观（C）（From Soames R, Palastange N. Anatomy and Human Movement Structure and Function. 7th ed. London: Elsevier; 2019.）

（supraspinatus, SST）、冈下肌（infraspinatus, IST）和小圆肌（teres minor, TM）的肌腱覆盖在关节囊上并在肱骨侧的止点处与之融合，因此是与肩关节最密切相关的稳定结构。同样，它们同可延展的韧带一样在保持关节完整性上也很重要（图 3.7）。这些肌腱被统一称为肩袖，也是肩关节超声检查的主要结构。

最近的研究进展显示肩袖的解剖结构远比传统认知复杂，尽管下面的内容会分别描述各个肌腱，但它们是相互融合的结构。最近的一项研究发现肩袖索（rotator cable, RCa）是一个由粗壮纤维构成的悬吊结构，起自喙肱韧带深层，沿着 SST 与 IST 肌腱纤维的垂直方向延伸（图 3.8）。它被认为具有保护内侧 SST/IST 肌腱止点处新月形无血管区（肩袖新月体）的功能，该区易受损伤且在老年人中变得更薄。RCa 在超声下可视及，尤其在年轻人中，但磁共振成像（magnetic resonance imaging，MRI）能更好地显示[10-11]。

肩胛下肌

SSC 起自肩胛骨肋面肩胛下窝的内 2/3，属于多羽状肌，其纤维向中间延伸形成宽而厚的肌腱止于肱骨小结节（图 3.9）。该肌肉的主要作用是肩关节处上臂的内旋[4]。

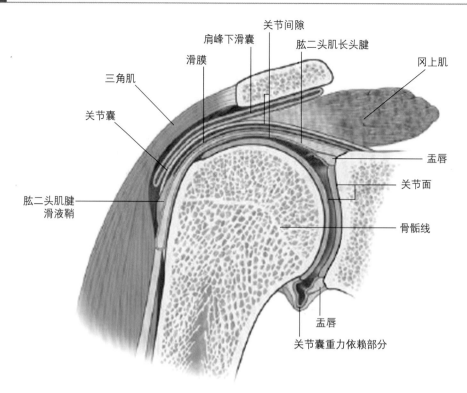

图 3.6 肩关节冠状切面，显示环绕肱二头肌长头的滑膜（From Soames R, Palastange N. Anatomy and Human Movement Structure and Function. 7th ed. London: Elsevier; 2019. ）

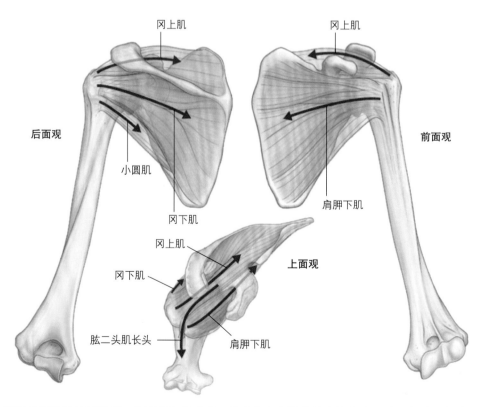

图 3.7 肩胛骨和肱骨的后面观、前面观和上面观，显示稳定肩关节的肩袖肌肉。总的来说，肩袖肌腱之间的相互作用减少了肱骨头在关节盂上运动时的滑动和剪切运动（From Soames R, Palastange N. Anatomy and Human Movement Structure and Function. 7th ed. London: Elsevier; 2019. ）

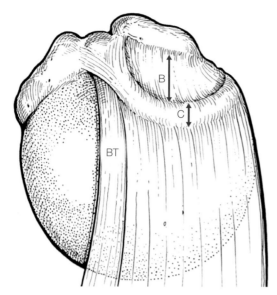

图 3.8　肩袖索（C）是一条厚的纤维性加固物，保护肩袖新月体（B）不受机械应力影响。BT，肱二头肌腱（Biceps tendon）（From Burkhart et al. The rotator crescent and rotator cable: an anatomic description of the shoulder's "suspension bridge." Arthroscopy. 1993; 9(6): 611-616. Copyright © 1993, Elsevier. ）

冈上肌

　　SST 起自肩胛骨背侧面冈上窝的内 2/3，向外走行于斜方肌、肩峰和喙肩韧带下方，位于肩关节的上方。其肌腱止于肱骨大结节上部（图 3.10）。SST 负责上臂外展的起始，仅负责外展起始的 0°~20°，之后的外展由三角肌负责[4]。

冈下肌

　　IST 起自冈下窝内侧 2/3 处，汇合形成狭窄的肌腱止于肱骨大结节的中间部（图 3.11）。该肌负责肩关节处上臂的外旋[4]。

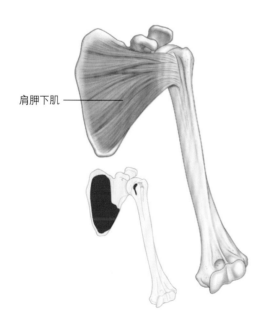

图 3.9　左侧肩胛骨、肱骨前面观，显示肩胛下肌的位置和附着点（From Soames R, Palastange N. Anatomy and Human Movement Structure and Function. 7th ed. London: Elsevier; 2019. ）

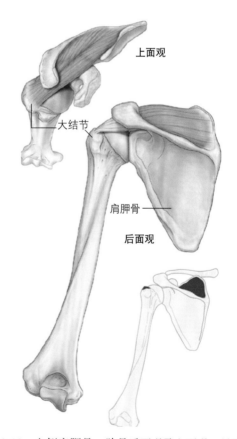

图 3.10　左侧肩胛骨、肱骨后面观及上面观，显示冈上肌的位置和附着点（From Soames R, Palastange N. Anatomy and Human Movement Structure and Function. 7th ed. London: Elsevier; 2019. ）

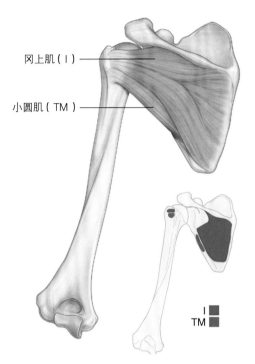

冈上肌（I）

小圆肌（TM）

I
TM

图 3.11　左侧肩胛骨、肱骨后面观，显示冈下肌（I）和小圆肌（TM）的位置和附着点（From Soames R, Palastange N. Anatomy and Human Movement Structure and Function. 7th ed. London: Elsevier; 2019.）

小圆肌

TM 起自肩胛骨外侧缘的上 2/3，走行向外侧形成狭窄的肌腱止于肱骨大结节的下部（见图 3.11）。该肌负责肩关节处上臂的外旋，但也负责外展[4]。

肱二头肌长头（LHB）

尽管肱二头肌长头（long head of biceps brachii, LHB）不是肩袖的一部分，但也是肩关节超声检查的重要结构，它的重要作用是在屈肘和前臂旋后时稳定肩关节。其肌腱起自肩胛骨盂上结节，被一层滑液鞘包裹。它通过"肱横韧带"（transverse humeral ligament, THL）的深方进入肱骨肱二头肌沟。现在认为这里是一个联合韧带结构，有时被称为"肱二头肌滑车"，由喙肩韧带和盂肱上韧带的纤维构成，同时有 SSC 和 SST 腱纤维的加固（图

3.12 ）。肱二头肌的另一短头起自喙突顶点[4]（图 3.12 ）。

胸大肌肌腱

由于胸大肌肌腱前束插入肱骨的位置与 LHB 肌腱的腱腹交界处于同一水平，胸大肌肌腱对超声下评估 LHB 肌腱完整范围有重要意义[4]（图 3.13 ）。

三角肌

三角肌位于肩袖肌肉的表层，通过 SASD 滑囊与之分隔。三角肌使肩部呈现圆形。它起点广泛，止于肱骨干外侧的三角肌粗隆[4]（图 3.14 ）。

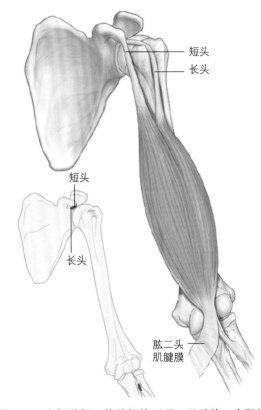

短头
长头

短头

长头

肱二头肌腱膜

图 3.12　左侧臂部、前臂部前面观，显示肱二头肌的位置和附着点（From Soames R, Palastange N. Anatomy and Human Movement Structure and Function. 7th ed. London: Elsevier; 2019. ）

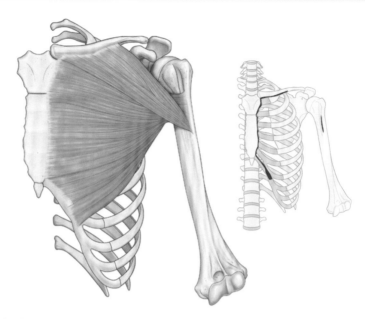

图 3.13　胸部、左侧臂部前面观，显示胸大肌的位置和附着点（From Soames R, Palastange N. Anatomy and Human Movement Structure and Function. 7th ed. London: Elsevier; 2019.）

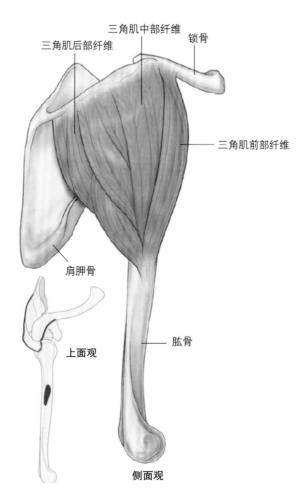

图 3.14　右侧锁骨、肩胛骨侧面观，显示三角肌的位置和附着点（From Soames R, Palastange N. Anatomy and Human Movement Structure and Function. 7th ed. London: Elsevier; 2019.）

⊚ 提示

要熟悉解剖!
熟悉肩袖肌腱和其他相关结构的起止和功能，并了解它们在肩关节内的解剖位置能够帮助你更自信地进行检查。

超声技术及正常影像

肩关节超声检查，有许多推荐的体位，包括自前方或后方扫描。体位选择常取决于哪种方式对操作者更舒服。推荐患者坐在没有椅背或仅有腰靠的升降椅上接受检查，这样便于上臂运动[4]，但出于安全考虑，建议避免使用带轮的椅子。

临床上很难找到肩部症状的病因，因此不管临床鉴别诊断如何，对肩部进行全范围超声评估已成为标准做法。欧洲肌肉骨骼放射学会（European Society of Skeletal Radiologists, ESSR）和英国医学超声学会（British Medical Ultrasound Society, BMUS）的指南均建议至少对以下结构进行成像检查[12-13]：

- 肱二头肌长头腱
- 肩袖间隙
- 肩胛下肌肌腱
- 冈上肌肌腱
- 冈下肌肌腱
- 肩关节周围任何可见的滑囊
- 盂肱关节后方
- 肩锁关节

上述结构的检查顺序因不同中心和检查者而异，ESSR肩关节指南中强调的方法因行之有效而被广泛采纳[12]。

影像注释中，记住少有结构在身体中处于正确的解剖层面是十分重要的，通常认为超声注释中提及的"纵向""横向""轴位""冠状位"都是相对于所观察的结构而言，并非探头的解剖位置。在本章的超声影像中，肌腱长轴被称为纵向（longitudinal, LS），肌腱短轴被称为横向（transverse, TS）。

肱二头肌长头（LHB）腱

患者手臂放松，肩关节稍内旋，肘关节90° 屈曲贴于身体一侧，掌心朝上（图3.15）。

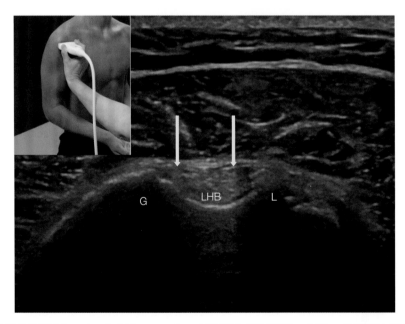

图3.15　肱二头肌长头腱（long head of biceps tendon，LHBT）横向影像。小图：成LHBT的TS像时的患者体位。G，大结节（greater tuberosity）；L，小结节（lesser tuberosity）；LHB，肱二头肌长头腱（long head of biceps tendon）；黄色箭头指示肱二头肌滑车（肱横韧带）

探头横向置于肱二头肌沟水平可得到 LHB 的 TS 像（图 3.15）。

　　LHB 肌腱为肱二头肌沟内的强回声椭圆形结构，内侧为小结节，外侧为大结节（见图 3.15）。可视及肱二头肌滑车或 THL 横跨大、小结节（见图 3.15）。向上移动探头有助于检查 LHB 肌腱近端。向下移动探头，当看到肌腱伸入胸大肌深方时，即到达了腱腹交界处，胸大肌肌腱沿其纵向在超声下为线性纤维结构[14]（图 3.16）。

　　将探头旋转 90° 显示 LHB 肌腱的 LS 像（图 3.17），表现为厚度均匀的条形强回声纤维结构（见图 3.17），可看到其在腱腹交界（myo-tendinous junction, MTJ）处变宽（图 3.18）。

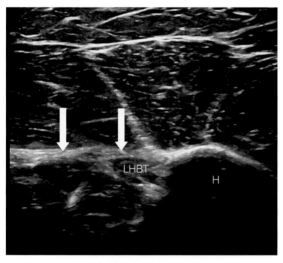

图 3.16　远端 LHBT 在 MTJ 水平的横向影像。H，肱骨（Humerus）；白色箭头指示胸大肌肌腱

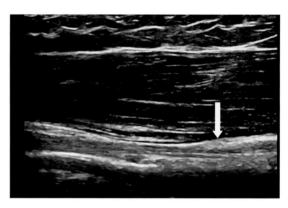

图 3.18　LHBT 在腱腹交界处（MTJ）的纵向影像。可见肱二头肌腹部的远端增宽（白色箭头）和回声的细微变化

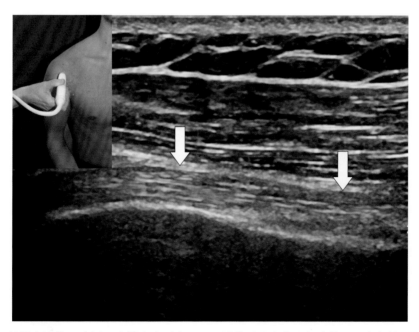

图 3.17　LHBT 的纵向影像。小图：在横向水平成 LHBT 影像时的患者和探头位置。白色箭头指示肱二头肌长头腱

探头在 TS 方向上倾斜和 LS 方向上做一端加压一端翘起的操作时，需确保声波始终垂直于肌腱纤维方向，避免方向异性导致的肌腱病或撕裂的假象（见第 1 章）。

肱二头肌短头的肌腱很短，其在 LS 方向上的影像可通过将探头向内侧倾斜指向喙突看到，该肌腱不在常规肩关节检查方案中，但怀疑有病变时可进行成像。

肩胛下肌（SSC）腱

肘关节仍屈曲 90°，掌心朝上，臂部外旋使肘部贴于身体一侧（图 3.19）。该处可视及从喙突下出现的 SSC 肌腱。探头水平放置可得到该肌腱的 LS 图像（见图 3.19）。

由于肩胛下肌腱较宽大，需向四周移动探头以确保从腱腹交界到小结节止点的全部肌腱都被成像。在 LS 图像上，该肌腱上表面突起，为带有条纹的纤维结构，以均一回声逐渐变窄至止点[15]（见图 3.19）。

患者上臂姿势保持不变，将探头旋转 90°，可得到 SSC 肌腱的 TS 图像（图 3.20）。

SSC 为多羽状肌，由 4～8 个肌/腱束组成。在 MTJ 处的 TS 平面上，单个"肌腱束"的回声在内侧最清楚，此处可见"肌腱束"间低回声的肌纤维，不能将这些表现误认为撕裂或肌腱病变[15-16]（见图 3.20）。再次将探头从 MTJ 处向外移至小结节使肌腱完整成像。

肩袖间隙（RI）

肩袖间隙（rotator cuff interval, RI）描述了位于 SSC 和 SST 肌腱之间的近端 LHB 肌腱的外形。盂肱上韧带和喙肩韧带也可以在此处视及。

患者肘关节仍屈曲贴于身体一侧，上臂回到正中位，肘部放松向后直至手的内侧缘停于身体一侧（图 3.21）。在此处，远端 SST

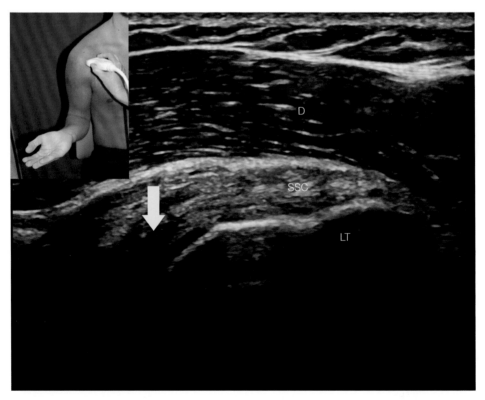

图 3.19　肩胛下肌腱的纵向影像。小图：在纵向水平成肩胛下肌腱影像时的患者和探头位置。D，覆盖在上方的三角肌；LT，肱骨头小结节；SSC，肩胛下肌腱；黄箭头指示腱腹交界处（可见此处的低回声变化）

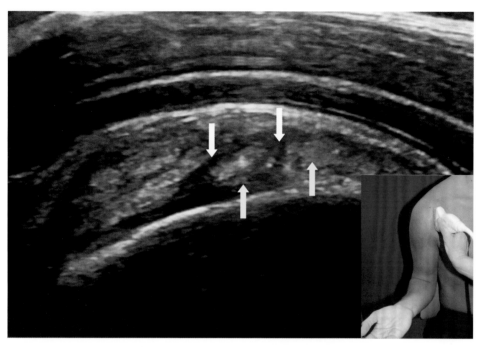

图 3.20　肩胛下肌腱的横向影像。可见多羽状结构的低回声 "裂隙"（白色箭头）夹在肌腱束（黄色箭头）之间。
小图：在横向水平成肩胛下肌腱影像时的患者和探头位置

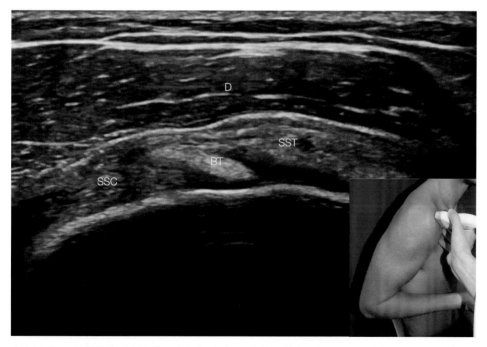

图 3.21　肩袖间隙。呈椭圆形回声的肱二头肌长头（BT）位于外侧圆形冈上肌腱（SST）最前缘和内侧肩胛下肌腱（SSC）上表面之间。三角肌（D）覆盖在肩袖肌腱上。小图：在横向水平成肩袖间隙肌腱影像时的患者和探头位置

肌腱从肩峰下出现。由于肱骨仅最小程度内旋，LHB 位于更内侧的位置但仍清晰可辨。重点应理解 SST 肌腱呈斜向行至止点，它实际的长轴位置几乎与从耳朵到肩顶端的连线在同一平面上[6]（图 3.22）。因此，应将探头置于斜水平位以得到肩袖间隙的 TS 图像（见图 3.21 和图 3.22 黄线）。

由此得到的超声图像显示出椭圆形回声的 LHB，外侧为 SST 肌腱呈圆形的最前缘，内侧为 SSC 肌腱的上表面[15]（见图 3.21）。肩袖撕裂常起自 SST 肌腱的最前缘，因此有必要对该区域进行详尽的检查[6]，同时也可以帮助检查 SSC 上部纤维的小型撕裂，这些纤维在此处与"肱二头肌滑车"融合。

冈上肌（SST）腱

为了得到 SST 肌腱的最佳图像，上臂需继续向后移动，肘部仍保持在体侧，手掌置于同侧髋部或者腰部，将该肌腱近端从肩峰下移出，通常被称为改良 Crass 体位或手插后口袋体位（图 3.23）。探头置于斜矢状位以得到肌腱的 LS 图像（见图 3.23 和图 3.22 白线）。

在 LS 图像上以高回声的 LHB 作为起点，保持探头朝向并向外侧移动，可视及 SST 肌腱的内侧，为均一高回声结构，上表面突起，逐渐变细，止于大结节，止点处也称为肌腱足印区[15]（见图 3.23）。肩袖索（RCa）为一

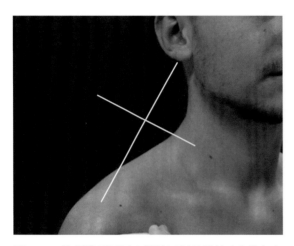

图 3.22　该图演示了冈上肌腱近似的长轴（白线）和短轴（黄线）的位置，可以在 SST 肌腱成像时指示真正的 TS（黄线）轴和 LS（白线）轴

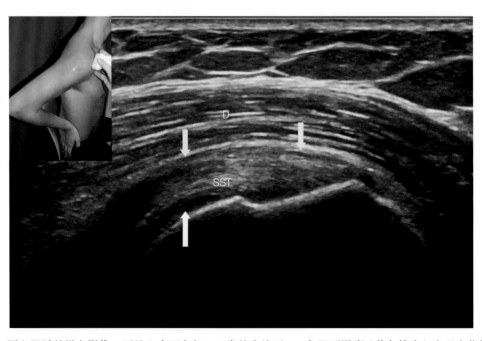

图 3.23　冈上肌腱的纵向影像。可见上表面突起。正常的肩峰下 - 三角肌下滑囊（黄色箭头）表现为薄的低回声条带，位于冈上肌腱（SST）和三角肌（D）之间。可见关节软骨（白色箭头）。小图：在纵向水平成冈上肌腱影像时的患者和探头位置

高回声的纤维结构，沿 SST 肌腱纤维垂直轴方向上位于肌腱新月体远端 1 ~ 1.5 cm[10]（图 3.24）。当探头经过肌腱足印区时，可显露覆盖在肱骨头上的软骨（见图 3.23）。正常的 SASD 滑囊显示为一位于 SST 肌腱和三角肌之间薄的低回声条带（图 3.23）。如要肌腱完整成像，可沿肩关节的曲面向上外侧移动探头。

　　为得到 SST 的 TS 图像，上臂位置需保持不变，并将探头旋转 90°（图 3.25）。

　　LHB 是有效的起始标志，在 TS 图像上可在 RI 内看到，毗邻 SST 肌腱最前缘（见图 3.25）。当探头向后移动（大约 2 cm）时，可用于评估 SST 肌腱的其余部分。对整个肌腱的详细评估需要探头沿肩关节的自然弯曲轮廓，在前后稍偏头尾方向上进行大范围检查。

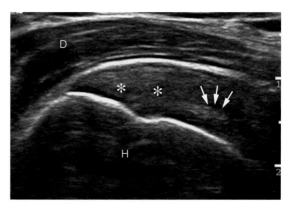

图 3.24　肩袖索（白色箭头）及新月体（星号）的超声下表现。D，三角肌（Deltoid）；H，肱骨（humerus）[From Sconfienza LM, Orlandi D, Fabbro E, et al. Ultrasound assessment of the rotator cuff cable: comparison between young and elderly asymptomatic volunteers and interobserver reproducibility. Ultrasound Med Biol. 2012; 38(1): 35-41.]

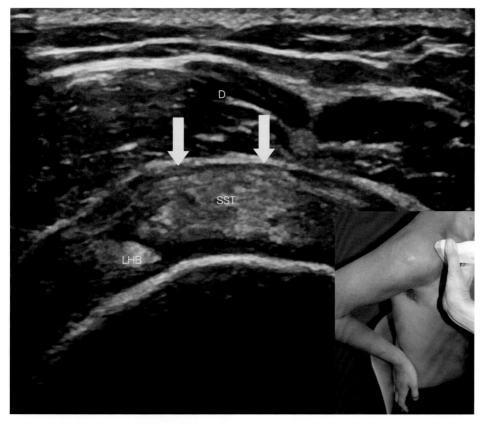

图 3.25　从二头肌腱标记处冈上肌横切面显示均一厚度。和图 3.21 对比可见二头肌长头腱（LHB）由肱骨内旋角度增加引起的位置改变，再次见到 SASD 滑囊（黄色箭头）分隔了冈上肌腱（SSST）和三角肌（D）。小图：在 TS 水平成冈上肌腱影像时的患者和探头位置

肌腱回声信号应均匀，需要注意的是正常肌腱前部逐渐变薄（不要误认为肌腱撕裂），而后部与 IST 肌腱融合[15]（图 3.26）。RCa 为一高回声纤维结构，沿腱纤维的垂直方向深入 SST 肌腱中[10]（图 3.26）。

> **◎ 重要提示**
>
> 利用 LHB 肌腱作为标志是很有用的定向办法，它易于识别，也有助于确保探头位置的准确性。

另一可选择的 SST 肌腱成像体位是 Crass 体位，即患者上臂置于背后，手背贴在对侧髋部或腰部，肘关节保持贴近身体与侧胸壁间无空隙[16]（图 3.27）。该体位增加了内旋，使大结节和 SST 肌腱更靠前，能暴露更多肩峰下的肌腱。此时肌腱保持几乎垂直（矢状位）的解剖位置，当需要准确的矢状面及横切面路径时，探头的位置也应相应地调整。

Crass 体位有一些局限，包括：

- 患者可能很难达到并保持体位。
- 肩关节内旋的增加将 LHB 肌腱和 SST 肌腱

最前缘移至更内侧的位置，在一些患者中这些结构可能会从图像上消失。

- SST 肌腱将承受额外的压力和张力，有人认为这可能导致对肌腱撕裂程度的过度估计[6, 13, 17]。

然而，由于该体位将撕裂的肌腱残端分离，可以协助诊断非常小的撕裂[18]。

> **◎ 提示**
>
> 当检查运动范围明显缩小的患者时，上臂任何角度的移动可能都很困难。此时，让患者手臂下垂置于体侧并掌心朝后可以诱导一定角度的肩关节内旋，可以观察部分冈上肌腱。

冈下肌和小圆肌肌腱及盂肱关节后部

患者手臂置于胸前，手搭在对侧肩膀上（图 3.28），探头置于肩胛冈下的斜水平面上（图 3.29）。IST 肌腹位于长轴上，探头向外移动，沿肌肉至肌腱附着区。在超声下，IST 肌腱在 LS 图像上表现为均一高回声，平滑变窄至大结节止点[15]（见图 3.29）。将探头向下移

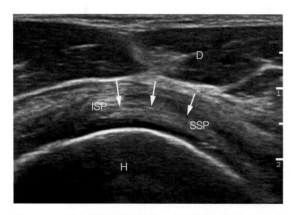

图 3.26 冈上肌腱短轴图像，显示冈上肌腱（SSP）和冈下肌腱（ISP）交汇处的肩袖索（箭头）。D，三角肌（Deltoid）；H，肱骨（Humerus）[From Sconfienza LM, Orlandi D, Fabbro E, et al. Ultrasound assessment of the rotator cuff cable: comparison between young and elderly asymptomatic volunteers and interobserver reproducibility. Ultrasound Med Biol. 2012; 38(1): 35-41.]

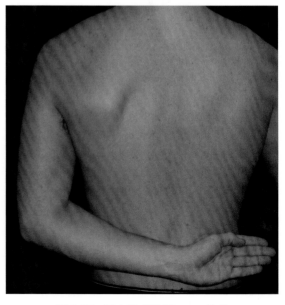

图 3.27 冈上肌成像的 Crass 体位

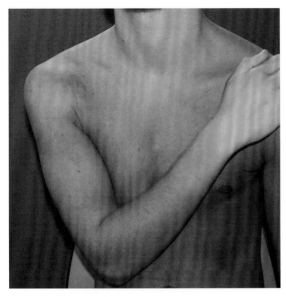

图 3.28　冈下肌肌腱、小圆肌肌腱和盂肱关节后部成像时患者手臂位置

动，就可以得到更薄的 TM 肌腱的 LS 图像。该肌腱有着 IST 肌腱类似的超声表现，但由于其腱腹交界稍偏外侧，故可与 IST 肌腱区

分（图 3.30）。可通过将探头旋转 90° 获得上述肌腱和肌腹的 TS 图像（图 3.31）。

回到 IST 肌腱的长轴图像，将探头向内侧移动（图 3.32）直至看到 GHJ 后部出现在 IST 或其肌腱深方。取决于患者体质，超声深度、频率及焦点位置可能需要调整。盂唇的回声可在后关节囊内紧邻关节盂处看到。关节后隐窝是骨关节炎（OA）和滑膜炎中除骨赘症外还可识别积液的部位之一（见图 3.32）。继续向内侧，冈盂切迹表现为一凹陷容纳肩胛上神经血管束（见图 3.32）。

在该位置，IST 可与上覆的三角肌对比，通过将探头向上移动越过肩胛冈可对比 IST 和上覆的斜方肌，进而判断脂肪浸润 / 萎缩。

肩锁关节

探头呈冠状位置于肩关节上方跨过肩锁关节（acromioclavicular joint, ACJ）（图 3.33）。此处在大多数患者中很容易触及，帮助探头正确定位。关节边界和肩锁韧带

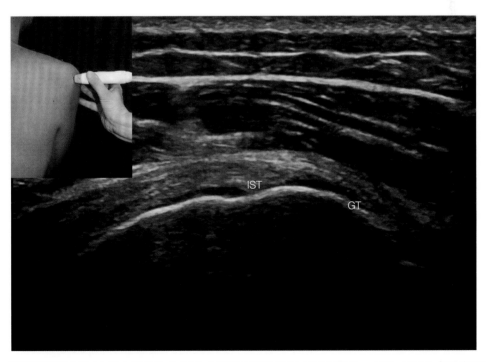

图 3.29　冈下肌肌腱（IST）插入肱骨头（GT）大结节中部的纵向（LS）部分。小图：在 LS 水平成冈下肌肌腱影像时的患者和探头位置。注意探头应相对小圆肌肌腱成像位置稍向下移动

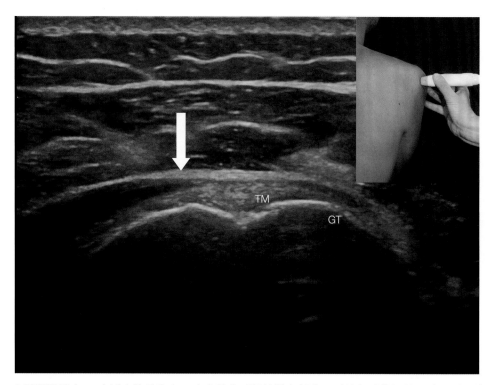

图 3.30　小圆肌肌腱（TM）插入肱骨头（GT）大结节下部的纵向部分。可见相对较短的肌腱和更近端的腱腹交界（白色箭头）

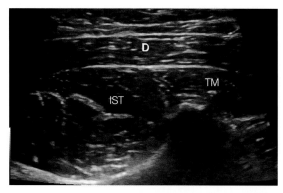

图 3.31　冈下肌肌腱（IST）和小圆肌（TM）的横向影像。D，三角肌（Deltoid）

（acromioclavicular ligament, ACL）可清晰成像（见图 3.33），探头应前后扫描以进行关节全面评估。

> **！误区**
>
> 　　由于肩袖肌腱依附于肱骨头弯曲处，肩关节成像时的各向异性尤其普遍。对探头的操作如跟 - 趾动作（heel-toeing）和倾斜是该技术检查肩关节的重要部分。

　　肩关节超声成像时也会用到动态评估，包括[12, 19]：

- 外旋半脱位时在横向水平评估 LHB 肌腱。当看到肌腱暂时性地从肱二头肌沟中"弹出"时可诊断半脱位。
- "撞击征"是一个临床诊断，但动态成像时可证明，在外展时束状的 SASD 滑囊和（或）SST 肌腱挤压肩峰或喙肩韧带。探头置于

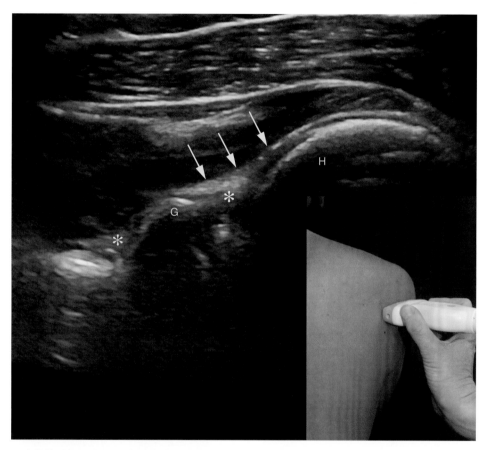

图 3.32 盂肱关节后部。小图：在纵向水平成盂肱关节后部影像时的患者和探头位置。G，关节盂（Glenoid）；H，肱骨头（humeral head）；白星号，后方盂唇；黄星号，冈盂切迹（spinoglenoid notch, SGN）；黄色箭头，关节囊

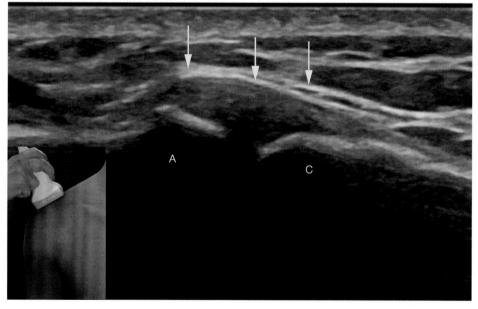

图 3.33 肩锁关节。可见肩峰（A）、锁骨（C）和关节囊/上方肩锁韧带（黄色箭头）围成了清晰的关节边界。小图：成肩锁关节影像时的患者和探头位置

冠状位，内侧缘位于肩峰的外侧边界（图3.34）。患者内旋同时外展手臂（图3.34）。可以看到 SST 和滑囊一直深入到肩峰（图3.35）。喙肩韧带可通过保持探头外侧缘在肩峰位置同时内缘向下旋转至喙突（图3.36）。韧带长轴为薄的线性纤维结构，横跨2个骨性标志（图3.37）。探头旋转90°，可看到韧带短轴图像。

- PGHJ 隐窝：评估盂肱关节渗出。探头位置与 PGHJ 成像时一样（图3.32），患者手臂内外旋，渗出在外旋时最明显。

◎ 提示

　　对侧扫描十分重要，因为将有助于确定与患者年龄和所从事活动有关的某些变化的临床意义。对侧肩关节的影像也应被存档，报告中也应记录以进行对比。当然，如果双侧都有症状，双侧对比的意义就不大了。

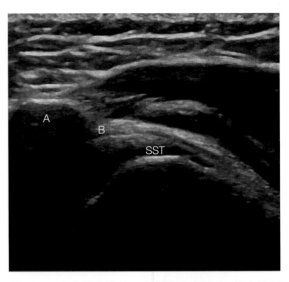

图3.35　动态评估显示：患者外展手臂时，冈上肌肌腱（SST）和肩峰下 - 三角肌下滑囊（B）在肩峰（A）下滑动

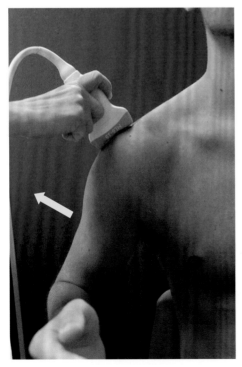

图3.34　进行动态"撞击"检查时的患者和探头位置。黄色箭头指示手臂动态外展的方向

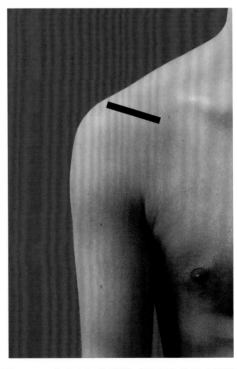

图3.36　成喙肩韧带影像时的探头位置（黑线）

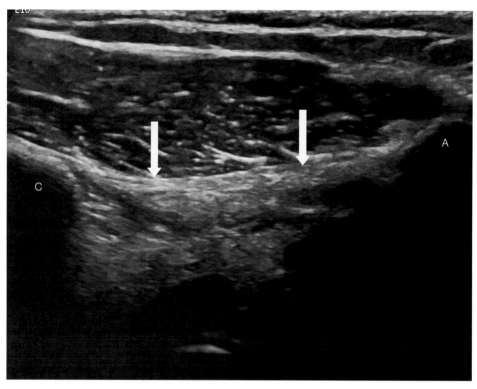

图 3.37　可见喙肩韧带（白色箭头）横跨在肩峰（A）和喙突（C）之间

病理性肩关节

　　肩关节疼痛显著影响患者的生活，但是除部分肩部问题来自外伤，其余则有更隐蔽的原因。在接受超声检查前，所有患者均应接受某种形式的临床评估。然而，肩关节有 120 多种临床检查，反映出临床医师在评估肩部症状病因时面临的困难。从实用性角度，临床检查目的是鉴别肩部损伤来自于收缩性结构（肩袖肌腱）还是被动结构（ACJ、SCJ、GHJ）[20, 21]。已经公认的是，肌腱损伤来自缺乏血供和累积损伤；然而，其机制是复杂的，多种内源或外源因素共同导致了肩袖肌腱病变的发生，并非单一的撞击。目前很多研究者建议应考虑对患者表现出的非创伤性肩周疼痛使用更合适的术语，而"肩峰下疼痛综合征"被认为是更准确的表达 [3, 19, 20]。

　　无论是称为"肩峰下撞击综合征"还是

"肩峰下疼痛综合征"，都被广泛认为是非创伤性肩部疼痛的主要病因，这种疼痛常在上抬手臂过程中或之后被引出。此概念涉及到由于肩袖和喙肩弓（肩峰前部、喙肩韧带和 ACJ）相互作用而发生的进展性肩袖损伤。SST 肌腱前缘远端因缺乏血供而易发生损伤。从滑囊炎到肌腱病、肩袖肌腱纤维化及最终肩袖撕裂是连续的病理变化。钙化性肌腱病和 LHB 肌腱病变也被认为是这种病理表现之一 [3, 15, 19]。

　　外展 45°～120° 的任何位置都可能出现症状（图 3.38），产生的断续的疼痛范围临床上称为疼痛弧。Neer 试验、Hawkins Kennedy 试验和 Jobe 试验（图 3.39）常被用于评估"撞击征"，因为它们都在于减小肩峰下间隙，当产生疼痛时认为试验阳性 [22]。

　　另一撞击部位也会出现在接近运动范围末端处，因为此时 ACJ 靠近并被挤压，所以常与该关节退行性变有关（图 3.38）。

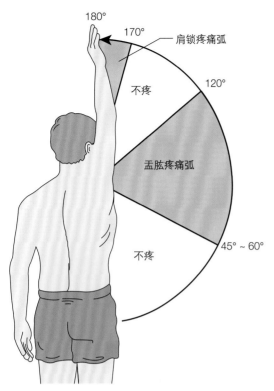

图 3.38　疼痛弧发生在 60°～120° 之间提示有肩峰下撞击综合征。撞击发生在外展范围末端的"高位弧"更提示肩锁关节病变 [From Magee DJ. Orthopedic Physical Assessment. 6th ed. London: Elsevier; 2014:273, which has been modified from Hawkins RJ, Hobeika PE. Impingement syndrome in the athletic shoulder. Clin Sports Med. 1983; 2(20): 391.]

常见病变的表现

正确和恰当地使用超声可以在为患者确定最恰当的诊疗方案上发挥重要作用。评估肩袖疾病的病变阶段是超声的主要作用，可以帮助指导处理措施[6, 22]。

进行检查时，患者运动受限可反映多种肩部状况并帮助医生进行鉴别诊断，理解这一点很重要。例如，患者表现为疼痛性运动受限，尤其是外旋受限，可能是患有粘连性关节囊炎（adhesive capsulitis, AC），通常被称为"冻结肩"。AC 可能由肿瘤造成或是特发性起源，尽管对其病理解剖了解很少，但目前被描述为肩关节囊的炎症性挛缩。早期的"冻结"和急性剧烈疼痛可能源于炎症，而晚期时炎症消退，运动受限成为主要表现，疼痛没

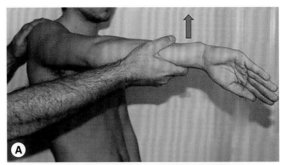

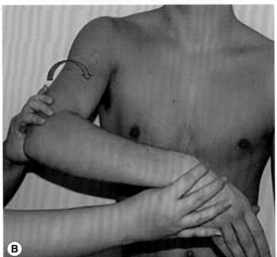

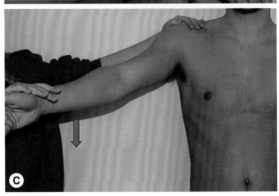

图 3.39　（A）Neer 撞击征。患者手臂内旋，检查者被动地移动患者手臂直至达到垂直面头顶上方的位置。（B）Hawkins Kennedy 试验。患者肩肘关节屈曲，检查者使肩关节内旋以减小肩峰下间隙。（C）Jobe 试验。患者手臂外展，检查者尝试用力下压手臂与患者进行对抗

有那么明显[24]。AC 由于缺乏特异的超声诊断标准，被认为是临床诊断；然而，近期研究表明喙肱韧带增厚及肩袖间隙富血管软组织增多是 AC 起始阶段的特征，但这些特征需在临床背景下加以考虑[25]。

滑囊炎

　　滑囊炎指肩关节周围任何滑囊的炎症，常指 SASD 滑囊。通常由过度使用 / 功能紊乱导致，且会随着时间进展，但跌倒后直接的肩关节外伤也会突然导致滑囊炎[26,27]。

　　患者表现为持续且多为剧烈的肩关节疼痛，所有主动和被动肩关节运动都可能因为疼痛而受限，休息时也可能有显著疼痛。患者常为夜间疼痛，难以侧卧于患侧睡觉。可能存在疼痛弧，对抗性测试会产生不适。由于肩袖邻近 SASD 滑囊，慢性滑囊炎和肩袖肌腱病很难鉴别。

　　在超声上，SASD 滑囊炎表现为局限或弥漫增厚的滑囊内膜（图 3.40），在多普勒像上为充血表现。由于滑囊内膜可分泌黏液，在一些病例中可看到滑囊的液性扩张[7,28]（图3.41）。

　　SASD 滑囊厚度超过 2 mm 视为异常；然而，正常的滑囊厚度因人而异，可能取决于职业或运动，所以这并不总是评估滑囊的合适方法。在诊断"滑囊炎"前与对侧肩关节（如果无症状）进行对比是必要的，两侧滑囊厚度

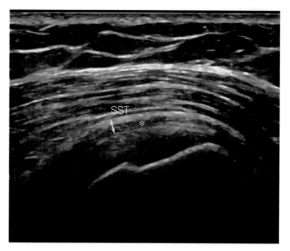

图 3.41　肩胛下肌腱（SST）上方轻度肩峰下 - 三角肌下滑囊炎伴内膜增厚（箭头）和明显液性扩张（＊）

相差超过 2 mm 及以上被认为是异常的。滑囊炎最常见于 SST 肌腱上方和 LHB 肌腱前方。滑囊内的液体可以通过 2 种方法与 LHB 腱鞘内液体区别：

- 滑囊积液可在肌腱近端前方视及，而腱鞘积液常延伸至更远。
- 滑囊积液仅出现在肌腱前方，而腱鞘积液环绕肌腱[27,29]（图 3.42）。

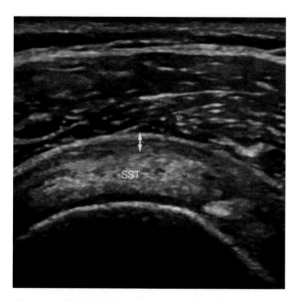

图 3.40　肩胛下肌腱（SST）上方轻度肩峰下 - 三角肌下滑囊炎伴内膜增厚（箭头）但无积液

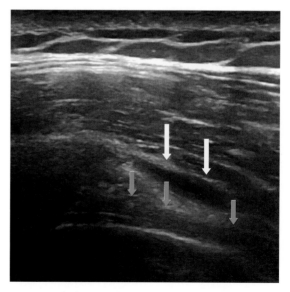

图 3.42　肩峰下 - 三角肌下（SASD）滑囊积液（白色箭头）位于二头肌长头腱（LHB）（蓝色箭头）近端前方

　　滑囊内显示过量积液而无明显内膜增厚可能是肩袖撕裂的表现。然而，如果滑囊内出现了大量积液伴内膜增生（多普勒评估伴或不伴明显的充血）（图 3.44 ），应考虑其他病因[28]：

- 炎症，如类风湿关节炎
- 感染
- 大出血（通常有创伤史）
- 羟磷灰石沉积（通常伴有突发剧烈疼痛）

　　动态外展时滑囊聚集在肩峰外侧边缘，可以辅助支持撞击征的诊断，但应该在临床表现患者是否能轻松地完成这项操作的前提下进行报告。

肩袖病变

　　肩袖（ rotator cuff, RC ）病变包括肌腱病、部分撕裂和完全撕裂，年龄越大越普遍，并不总是出现症状。有症状的患者表现为由运动、工作或直接创伤造成的逐渐出现的疼痛和手臂功能丧失病史。主诉常为三角肌区域的局限性疼痛，活动时加重。查体时，可有或无疼痛弧，1 ~ 2 个肌肉对抗试验可出现疼痛和无力[21, 30]。

　　其他评估肩袖病变的试验包括外旋减弱征试验——评估后外侧肩袖（ SST 和 IST ）完整度（图 3.45），抬离试验、压腹试验和熊抱试验——检查肩袖前方（ SSC ）[29, 31]（图 3.46）。

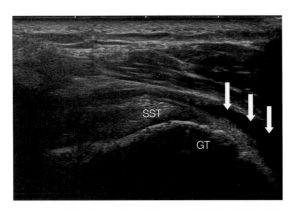

图 3.43　肩峰下 - 三角肌下（ SASD ）滑囊下隐窝积液（箭头）。GT，大结节（ Greater tuberosity ）；SST，远端冈上肌腱止点（ distal supraspinatus tendon insertion ）

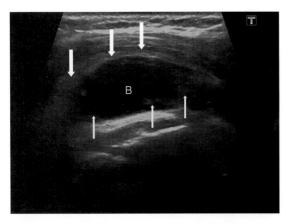

图 3.44　肩峰下 - 三角肌下（ SASD ）滑囊内过量积液（ B ）伴滑囊壁增厚（白色箭头）和内膜增生（黄色箭头）

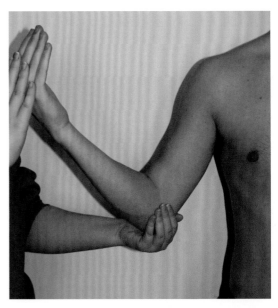

图 3.45　外旋减弱征用于检查冈上肌腱和冈下肌腱的完整性。检查者被动地移动患者患侧手臂至外旋位，然后放手。患者应能保持手臂在该位置（试验阴性），若不能，手臂移动回正中位置为试验阳性，表明后外侧肩袖存在病变

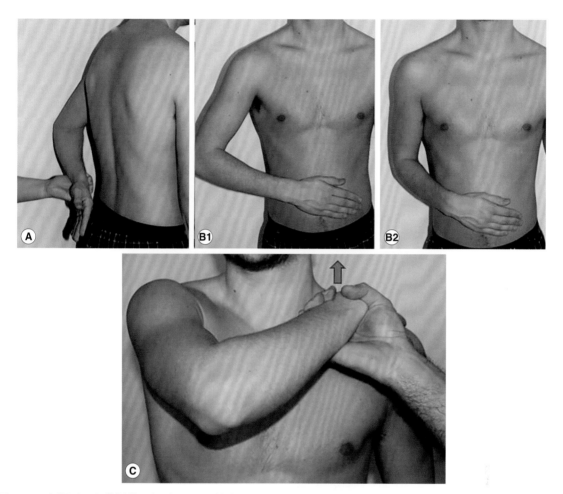

图 3.46　肩胛下肌查体操作。(A) Gerber 抬离试验用于检查孤立性肩胛下肌撕裂。患者手臂背后，手背放在腰上，使手抬离，若患者不能保持该姿势为试验阳性。(B) 压腹试验或"拿破仑"试验。手放在腹部保持在内旋位 (B1)。当患者压腹时，若肘关节向后移动且腕关节屈曲，则认为肩胛下肌无力 (B2)。(C) 熊抱试验。患侧手放在对侧肩上，肘关节指向前方。检查者尝试上抬患者手掌远离肩部而患者对抗外旋动作[6]，当患者努力保持内旋而检查者能使手臂外旋时视为试验阳性

肌腱病

　　在超声上，肌腱病可以表现为肌腱内局部或整体的改变，探头倾斜或成角时也不消失。这些改变显示为肌腱增厚或变薄伴正常纤维结构消失、普遍回声减弱或局限性低回声区（图 3.47）。上述改变可以很隐蔽，和对侧肩关节进行对比同样有助于支持诊断。多普勒图像已被证实有助于诊断其他解剖区域的肌腱病；然而，在肩袖肌腱上多普勒超声的诊断价值很小[8, 17]。

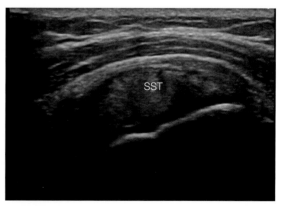

图 3.47　冈上肌腱（SST）病，显示肌腱增厚、失去正常纤维结构、普遍回声减弱

钙化性肌腱病

　　钙化性肌腱病是肌腱内羟磷灰石钙结晶的病理性沉积。确切的病理改变并不清楚，已有多种理论提出，但多数认为是肌腱变形/坏死和撕裂的后遗症[9]。

　　在超声上，钙化性肌腱病表现为肌腱实质内的高回声灶伴或不伴声影。病变肌腱内常可找到微小钙化点，因太小而不能产生声影，而大的钙化灶可以是"硬"的（有声影）或"软"的（小或无声影）。钙化性肌腱病有4个不同阶段，超声上观察到的不同表现对应着贯穿该过程的钙沉积的变化[17,32]：

- 1期——沉积期/形成期。由于未知原因，肌腱的某一部分发生纤维软骨性变化，导致软的粉笔样钙质沉积。
- 2期——钙化期或潜伏静息期。该期钙质变硬，超声上表现为肌腱内界限清楚的高回声

区伴声影（图3.48）。此时可能无症状，但较大时可能会由于重力影响出现撞击导致疼痛。

- 3期——吸收期。钙质开始被吸收变软，成为黏土样。在超声上仍表现为高回声，但更加无定形和隐匿伴很小声影或不伴声影（图3.49）。该期可有剧烈疼痛，来自结晶进入滑囊导致的急性滑囊炎，可持续数周。
- 4期——修复期/钙化后期。钙质吸收后，正常肌腱结构恢复。

肩袖肌腱撕裂

　　肩袖肌腱为带状结构，有3个维度：长度、宽度、厚度。当观察肌腱一端时，即从肌腱短轴观察，可以评估其宽度和厚度；当从一侧观察肌腱时（长轴），可以评估其长度和厚度（图3.50）。

　　将上述类比用于肩袖肌腱，操作者可以

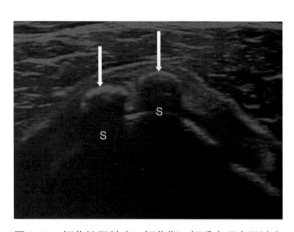

图3.48　钙化性肌腱病。钙化期：钙质表现为肌腱实质内界限清楚的高回声区，凸向上方（箭头）且产生清晰的声影（S）。可见后方声影遮蔽深方组织

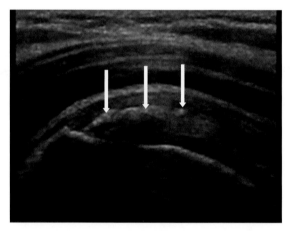

图3.49　"软"的钙化性肌腱病（白色箭头）表现为高回声，但更加无定形和隐匿伴很小声影或不伴声影

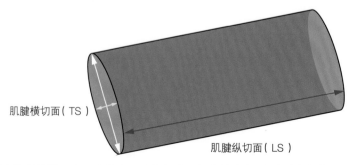

肌腱横切面（TS）

肌腱纵切面（LS）

图3.50　肩袖肌腱为带状结构，有3个维度，包括长度（红色箭头）、宽度（白色箭头）、厚度（黄色箭头）

通过 3 个维度来准确评估并报告肩袖撕裂——宽度、厚度、长度（近端挛缩）。这一点很重要，因为撕裂大小对术后功能康复和肌腱的成功愈合都有影响，患者年龄、活动度和肩袖肌腱脂肪浸润 / 萎缩的程度也有影响[33]。

肩袖撕裂最常见的类型是 SST 肌腱远端前缘毗邻肩袖间隙处撕裂。肌腱的该区域也被称为前游离缘或最前缘。单纯的 SSC 或 IST 肌腱撕裂相对少见，通常是 SST 撕裂的延伸：向前延伸至 SSC，向后延伸至 IST。复发性或创伤性肩关节前脱位导致的单纯 SSC 撕裂是个例外。单纯 TM 肌腱撕裂非常罕见，但可在巨大肩袖撕裂伴关节退行性变时偶然遇到[6,9,34,35]。

肩袖撕裂可分为 2 种类型：部分厚度撕裂和全层撕裂。

部分厚度（partial thickness, PT）撕裂。在超声上，PT 撕裂表现为肌腱内低回声或无回声缺损，并未贯穿肌腱全层，即纤维结构只有部分中断[6,7,34]。该类型撕裂可分为：

• 关节面 / 下表面撕裂——撕裂局限于肌腱深部纤维，而肌腱更表面的部分保持完整（图 3.51）。
• 滑囊面撕裂——肌腱深层纤维保持完整，撕裂表现在与 SASD 滑囊关系最密切的表面纤

维上（图 3.52）。
• 实质内撕裂——肌腱深层和表面都保持正常结构和纤维形态，撕裂发生在肌腱实质内[34,35]（图 3.53）。

肌腱缺损应在长轴（LS）和短轴（TS）上明确界限以确认撕裂存在，这样避免了由各向异性导致的不准确的可能性。撕裂宽度的测量应在 TS 像上进行，而撕裂长度或近端萎缩应选 LS 像。撕裂厚度或深度在长轴和短轴上共同评估，尽管测量 PT 撕裂的厚度并不总是常规操作，但仍推荐提供占据肌腱全层厚度

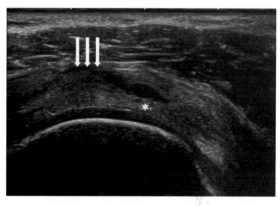

图 3.52　滑囊面部分厚度撕裂。撕裂显示起自与肩峰下 - 三角肌下（SASD）滑囊（白色箭头）关系最密切的肌腱表面纤维。深部纤维（黄星号）保持完整

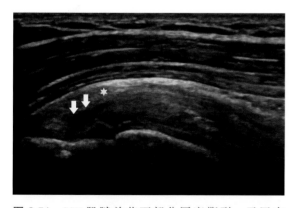

图 3.51　SST 肌腱关节面部分厚度撕裂。无回声撕裂区局限在肌腱深部纤维（白色箭头），但更表面的肌腱纤维保持完整（黄星号）[From Fawcett R, et al. Ultrasound-guided subacromial–subdeltoid bursa corticosteroid injections: a study of short- and long-term outcomes. Clin Radiol. 2018; 73(8): e7-12.]

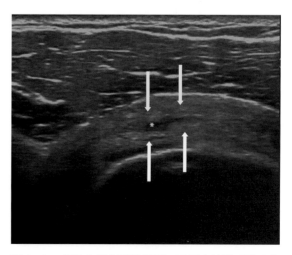

图 3.53　实质内部分厚度撕裂。无回声缺损区明显在撕裂的实质（＊）内，但深部（白色箭头）和表面（黄色箭头）纤维保持正常的纤维形态

的百分比信息，因为可能影响手术治疗。例如，PT 撕裂影响超过 50% 的正常肌腱厚度时可能会按照全层撕裂处理。

其他超声上可见的 PT 撕裂更隐匿的征象包括局限性增厚伴凸起消失或肌腱上表面扁平（若撕裂较大）、SASD 滑囊积液、撕裂深方大结节皮质不规则。可能存在撕裂深方明亮的软骨信号，由声波传输增加引起，只有存在大型 PT 撕裂时才会明显 [8,9]。

全层（full thickness, FT）撕裂。FT 撕裂是从滑囊面到关节面贯穿肌腱全层的撕裂。超声上表现多样，取决于撕裂的慢性程度，但常显示出肌腱内无回声或低回声缺损从关节面延伸至滑囊面伴纤维形态不连续。常存在肌腱上表面凸起消失伴撕裂处明显扁平和伴发的肱骨头皮质不规则。在急性撕裂时，在肌腱间隙中常可见积液 [8,9,34,35]（图 3.54）。

若出现单纯积液或含低回声的积液，诊断急性全层撕裂会更容易，因为撕裂边缘在短轴和长轴图像上都很清晰（图 3.55A、B）；然而，若缺损处充满了碎屑或内膜的回声，或慢性撕裂时上覆的三角肌疝入肌腱间隙，诊断和准确评估就变得更加困难。另外，FT 撕裂可以是从累及肌腱全宽伴明显近端萎缩的大型撕裂，也可以是不伴明显萎缩的细小的"针尖"撕裂。对于这些充满挑战的撕裂类型，常

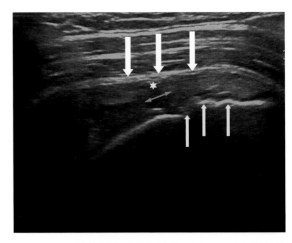

图 3.54　近端全层撕裂的长轴截面图，显示在撕裂处（黄星号）肌腱扁平（白色箭头）及相伴的肱骨头皮质不规则（黄色箭头）。在急性撕裂时，肌腱间隙内常有积液，可以用来测量分离的程度（蓝色箭头）

见的次要征象如肌腱扁平、LHB 腱鞘和（或）SASD 滑囊积液、肱骨头皮质变化、明显软骨信号可以引导检查者，细致的检查常可以协助诊断 [2]。

> ◎ **重要提示**
>
> 　　将患者手臂置于最大内旋如 Crass 位（见图3.31），使 SST 肌腱张力增加，能增加小型全层撕裂的缺损大小，可以更准确地看到并评估。

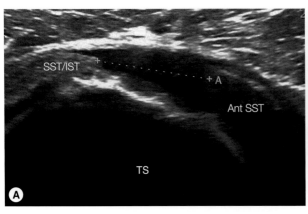
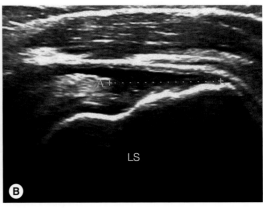

图 3.55　中心全层撕裂且充满积液的（A）横向（TS）图像和（B）纵向（LS）图像。由于存在积液，在 TS 图像上撕裂宽度可准确测量，在 LS 图像上可准确测量近端萎缩（蓝色卡尺）。IST，冈下肌（infraspinatus）；SST，冈上肌（supraspinatus）

确定撕裂为全层并在横向（TS）和纵向（LS）图像上确认后，应获得并报告如下的信息：

- 撕裂的位置，哪个（些）肌腱和肌腱的哪个部分受到影响
- 撕裂的大小
- 相关肌肉脂肪浸润 / 萎缩的证据

多数撕裂开始于 SST 肌腱，可以有如下表现：

- 前缘撕裂（也称为最前缘或游离缘撕裂），显示为紧邻肩袖间隙的纤维缺损，而肌腱后部纤维保持完整（图 3.56）。
- 中心撕裂（实质中心或新月体），发生于肌腱内更后方的部分，前方纤维和 IST 肌腱纤维保持完整。在 TS 图像上最好观察（见图 3.55A）。
- 完全撕裂或肌腱断裂，影响到肌腱全宽和全层，看不到完整纤维。肌腱间隙内常可见积液（图 3.57），这种撕裂可能会、也可能不会延伸至 IST 肌腱。慢性或陈旧性完全撕裂可造成"裸结节征"或"三角肌 - 结节征"，即 SST 肌腱空缺，SASD 滑囊内无积液或

内膜，因此三角肌和肱骨头直接接触而无任何结构分隔（图 3.58）。

和 PT 撕裂相同，撕裂宽度的测量在 TS 图像进行，卡尺置于撕裂前方并穿过缺损区到达后方肌腱的完整边缘（见图 3.55A）。若撕

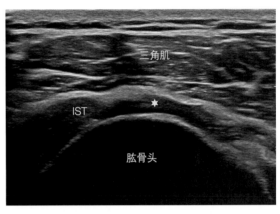

图 3.57　SST 肌腱完全、全层、全宽撕裂。可见滑囊积液（黄星号）分隔三角肌和肱骨头而无明显的 SST 肌腱纤维，IST 肌腱仍完整。IST，冈下肌（infraspinatus）；SST，冈上肌（supraspinatus）[From McCreesh KM, Riley SJ, Crotty JM. Acromio-clavicular joint cyst associated with a complete rotator cuff tear-a case report. Man Ther. 2014; 19(5): 490-493.]

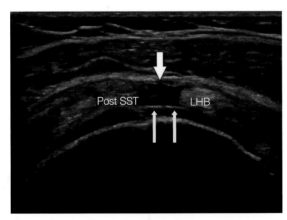

图 3.56　冈上肌（SST）腱最前缘撕裂（白色箭头），局限于紧邻肩袖间隙（LHB）的纤维，而后方纤维（Post SST）保持完整。可见肌腱扁平和明显软骨信号（黄色箭头）[From Fawcett R, et al. Ultrasound-guided subacromial–subdeltoid bursa corticosteroid injections: a study of short- and long-term outcomes. Clin Radiol. 2018; 73(8): e7-12.]

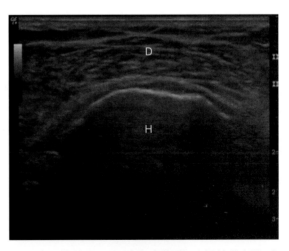

图 3.58　慢性 SST 肌腱完全撕裂。"裸结节征"或"三角肌 - 结节征"，即 SST 肌腱空缺。SASD 滑囊内仅少量或无积液或内膜，所以三角肌（D）和肱骨头（H）直接接触而无任何结构分隔。SASD，肩峰下 - 三角肌下（subacromial-subdeltoid）；SST，冈上肌（supraspinatus）

裂延伸贯穿肌腱全宽则诊断为完全撕裂。对于 SST，应从肩袖间隙向后延伸超过 2 cm，也即 SST 肌腱的正常宽度。SST 撕裂超过 2 cm 宽提示累及了 IST 肌腱。近端萎缩可在 LS 图像上观察，测量时卡尺置于止点，穿过缺损到达完整的肌腱边缘（见图 3.55B）。如果近端残端因萎缩至肩峰外侧而无法视及，萎缩程度就无法准确评估。对于发生在肌腱近端的撕裂，可在长轴图像上评估肌腱分离的程度（见图 3.54）。

评估肩袖肌肉脂肪浸润 / 萎缩并不是所有中心的常规操作，但医生常要求术前进行磁共振检查（magnetic resonance imaging, MRI），即使之前已经进行过超声检查。因为 MRI 能更准确地评估肌肉结构。然而，通过 SST 和斜方肌、IST 和三角肌回声强度的对比，使医生可以为患者提供脂肪浸润程度和肌肉体积减小的主观评估[33]。

肱二头肌长头（LHB）腱

临床上，患者表现为肩关节前三角肌前叶深方的局部疼痛，可呈弥漫性和境界不清。检查 LHB 病变的临床试验为 Speed 试验（图 3.59）和 Yergason 试验（图 3.60），但每种试验都缺乏特异性。准确的病史可以确定损伤来自退行性变还是创伤。

LHB 病变鲜有单独发生，常和肩袖病变有关。SST 肌腱和 SSC 肌腱撕裂可损坏维持 LHB 在二头肌沟内的支持悬吊结构，导致机

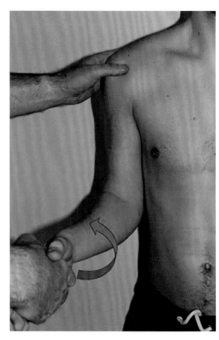

图 3.60　Yergason 试验。肘关节屈曲 90°，前臂内旋，嘱咐患者用力抵抗外旋。肩关节前方（二头肌沟）疼痛说明二头肌肌腱病或腱鞘炎

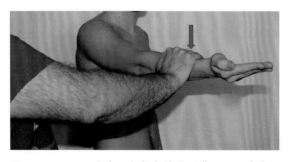

图 3.59　Speed 试验。患者肩关节屈曲 90°，肘关节伸展，掌心朝上。嘱咐患者抵抗检查者向下的压力。若疼痛被引出，则肱二头肌长头试验阳性

械性不稳定[2]。LHB 病变包括：

- 肌腱病——在超声上，肌腱表现为低回声并增厚伴或不伴新生血管形成。
- 腱鞘炎——表现为肌腱病但除此之外腱鞘因积液而扩张 / 增厚，常伴充血和触诊或扫描时的疼痛（图 3.61）。
- 撕裂——部分厚度实质内撕裂或分裂在超声上很难诊断，但可见肌腱实质内的低回声或无回声线性裂隙（图 3.62）。肌腱完全断裂表现为空二头肌沟且无肌腱内侧脱位证据，或者在急性近端断裂时，在二头肌沟可能可见肌腱，但在肩袖间隙内看不见。有时空腱鞘内可见积液。"大力水手"征或称肌腹隆起征在 LHB 肌腱断裂病例中很常见，在临床中可能被诊断为上臂肿块。
- 脱位——若二头肌悬吊装置失效，LHB 肌腱可能会向内脱位，在超声 TS 图像上可见肌腱覆盖在 SSC 肌腱止点上。若 SSC 前方有撕裂，脱位的 LHB 可能会进入 SSC 止点深侧[8, 14]（图 3.63）。

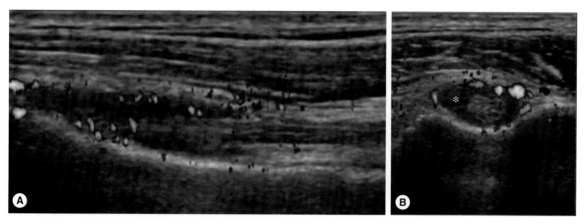

图 3.61 肱二头肌长头腱鞘炎。（A）纵切面和（B）横切面

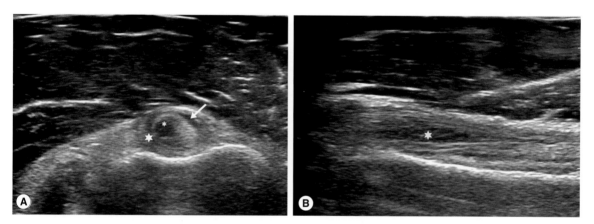

图 3.62 肱二头肌长头部分撕裂。（A）可见横切面图像上低回声缺损（黄星号），（B）在纵切面图像上为肌腱实质内的低回声线性裂隙（黄星号）。在图像（A）中，腱鞘有明显的液性扩张（白色箭头）和增厚（白星号），与腱鞘炎一致

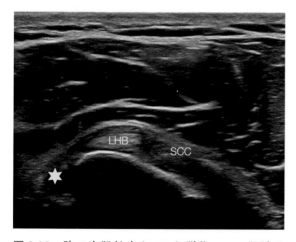

图 3.63 肱二头肌长头（LHB）脱位。LHB 肌腱已从肱二头肌沟（黄星号）内脱出到内侧。肩胛下肌（SSC）腱前方存在撕裂，所以脱位的 LHB 进入了 SSC 肌腱止点深部

LHB 腱鞘积液可能是肩袖撕裂的表现，应确保对肩袖进行仔细检查；重点是应记住腱鞘和 GHJ 相交通，所以腱鞘积液可能也代表了关节积液[2]。

盂肱关节后部（PGHJ）

盂肱关节只有后部边界处可在超声上清晰评估，且由于该结构位置较深，只有体型较大的患者才可以成像。常见的盂肱关节后部（posterior glenohumeral joint, PGHJ）病变包括关节内渗出、滑膜炎、盂唇囊肿。在超声上，可见渗出来自关节后部，超声扫描的主要目的是确定是单纯性渗出还是复杂性渗出：

• 单纯性渗出表现为来自 PGHJ 的单纯性积液

聚积，用多普勒评估没有新生血管生成的证据（图 3.64）。

- 复杂性渗出表现为积液聚积，含有内部碎屑或内膜增厚／增生，多普勒像可有充血表现。其本质上可能是炎症或由感染或出血导致，患者表现和超声发现一样能指导诊断。

来自后盂唇的腱鞘囊肿可延伸至冈盂切迹（spinoglenoid notch, SGN）而压迫肩胛上神经，导致 IST 萎缩和无力，在投掷运动员中更常见。超声上，在 SGN 中视及无回声的囊肿可证实诊断。

肩锁关节（ACJ）

肩锁关节（acromioclavicular joint, ACJ）并不是所有中心都常规检查，但可用于排除或确证疼痛性关节病变。

通常，触诊关节可感到疼痛，在进行一系列专业性或娱乐性体育运动、俯卧撑、卧推或患侧肩关节承重时加重。主要临床检查为 Scarf 试验（图 3.65）。

该关节的退行性病变相对常见，在超声

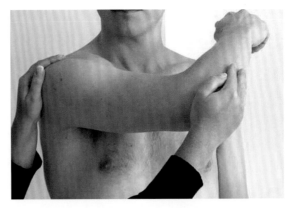

图 3.65　Scarf 试验，也称为交叉臂内收试验或肩锁关节挤压试验。检查者在 90° 前屈位水平内收手臂。若产生疼痛则为试验阳性

上骨赘表现为关节面不规则伴或不伴关节囊扩张或关节内渗出（图 3.66）。在渗出或关节扩张病例中，应进行多普勒评估，在炎症性关节炎和症状性骨关节炎时可能显示为活动性滑膜炎[7]。为 ACJ 成像时，应对关节施加稳固的探头压力以观察是否引出疼痛，并在报告中记录。触诊时的疼痛相比于单独的退行性改变更有意义。

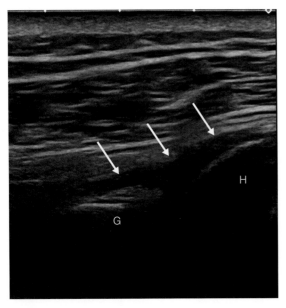

图 3.64　盂肱关节（GHJ）渗出，可见来自 PGHJ 的单纯性积液聚积（白色箭头）。G，关节盂（Glenoid）；H，肱骨头（Humeral head）

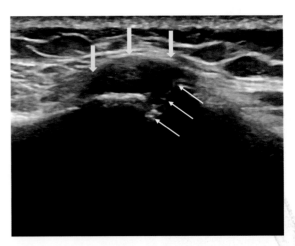

图 3.66　肩锁关节病变。关节面不规则（白色箭头）伴关节囊扩张（黄色箭头）

骨折

尽管超声检查并不是创伤后肩关节的首选检查方法，但有损伤史或怀疑肩袖撕裂的患者通常会接受检查。对于有经验的超声检查医师，发现骨性改变并不罕见，尤其是肱骨大结节周围骨折，可能提示骨性撕脱（图3.67）；可以发生于相对年轻且有严重创伤的患者，肌腱牢固并保持完整，但大结节被撕脱；也可发生在摔倒时肩部触地的老年患者，导致大结节撕脱甚至肱骨颈或肱骨干骨折。在怀疑骨折时，重要的是应随访额外的影像学检查，以确认损伤和损伤的全范围。

处理方式及其他成像技术

对于肩袖病变、滑囊病变、LHB 肌腱病变、关节病变导致的肩关节疼痛，目前的治疗是非甾体类抗炎药、康复理疗、止痛介入技术和手术[3, 21]。

康复

理疗的目的是减轻疼痛，恢复手臂的功能，理疗可以单独使用，或在难治性病例中联合其他更保守的干预措施提供疼痛和不稳的长期解决方法。

介入技术

若康复和其他药物未起作用，也可以用介入技术来缓解疼痛，对于非手术患者作为缓解疼痛的措施，对于等待手术的患者可暂时性缓解疼痛，最后也可以充当诊断工具[36]。

对于肩关节疼痛常规进行的几个疼痛缓解介入技术如下：

• 注射局麻药（local anaesthetic, LA）：作为判断疼痛来源的诊断性措施。在疼痛部位不明显的患者中，可在某处注射 LA，几分钟后评估疼痛缓解的程度。

• 注射 LA 和糖皮质激素：如肩峰下滑囊注射（图3.68）用于应对撞击征或滑囊炎，LHB 注射用于腱鞘炎，ACJ 注射用于 OA，GHJ 注射用于 AC（冻结肩）和 OA。在顽固性 AC 病例中，推荐大剂量注水扩张关节囊，即注射大剂量生理盐水扩张关节，随后注射糖皮质激素。

• 大量积液聚积时进行抽吸（图3.69）：置好穿刺针后进行抽液而不是给药，使用超声确认肿胀疼痛关节内积液的诊断，并识别并发症如积液内形成小腔或内膜增生。

• 钙化性肌腱病采用碎石疗法：碎石疗法即向钙化处反复注射和抽吸小剂量局麻药，以从内部将其碎裂。该操作的成功率取决于钙化

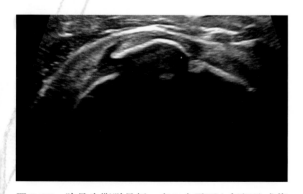

图 3.67 肱骨头撕脱骨折。在 2 个平面上仔细地成像加相关的临床表现和对侧扫描可帮助和钙化性肌腱病相鉴别

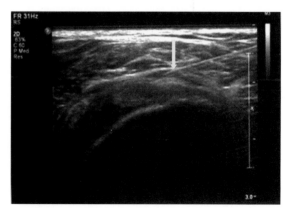

图 3.68 显示肩峰下滑囊内的针（黄色箭头），局麻药缓慢扩张滑囊，在注射类固醇前确保针的位置正确

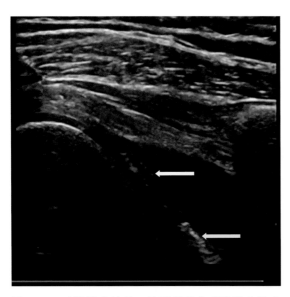

图 3.69   盂肱关节抽吸。从受累关节或滑囊内抽出最多的积液在临床上是有益的。如果进行治疗性操作，所有积液被抽出后即注射糖皮质激素。白色箭头，针；黄色箭头，抽吸后进行注射

的软硬程度。如果中央为糊状，抽吸并冲刷是可能的；如果是绝对实性的，沉积物开窗（干针疗法）是唯一的选择。由于游离钙质可导致急性滑囊炎，上述操作后常规进行滑囊内糖皮质激素注射。

其他成像

X 线平片在肩关节成像中很有价值，其重要性不可忽视。X 线应为创伤时的首选成像方式，以确认或排除骨折和脱位，在年长患者（＞50 岁）可除外 OA 作为运动受限和疼痛的病因。X 线可在钙化性肌腱病中显示成熟的钙化灶 [32]（图 3.70），存在巨大肩袖撕裂时肱骨头上移，存在关节内出血时肱骨头下移。X 线还可以用来检查骨肿瘤，其在超声上几乎可以肯定会被遗漏。

肩袖撕裂的患者术前常要求进行 MRI 检查，即使之前已进行过超声检查。MRI 可以提供关于撕裂肌腱的挛缩程度、相关肌肉的脂肪浸润或萎缩的程度等额外信息（图 3.71）。这些因素和肌腱撕裂的大小都可辅助医生进行术前计划。确定肌腱的情况在有严重 OA 和需要肩关节置换的患者中也很重要，因为可预测长期术后效果。

当患者有严重运动受限时超声扫描可能无法进行，对于这些病例，MRI 更合适，因为它不依赖于患者体位来取得诊断信息。

MR 关 节 造 影（MR arthrography, MRA）是盂肱关节不稳时的成像选择，因为它可以提供非常详细的韧带、软骨和盂唇的结构信息。

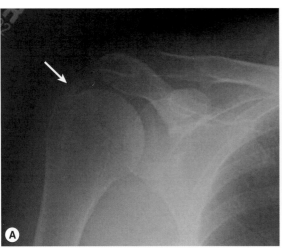

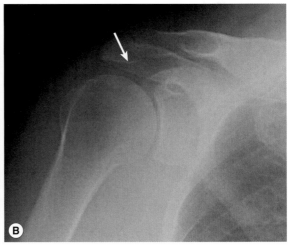

图 3.70   X 线片显示吸收期钙化性肌腱炎。右肩的（A）内旋和（B）外旋图像，显示冈上肌腱区域内球形的模糊且境界不清的钙化灶（箭头）[32][Image taken from Siegal D, Wu JS, Newman JS, del Cura JL, Hochman MG. Calcific tendinitis: a pictorial review. Can Assoc Radiol J. 2009; 60(5): 263-272.]

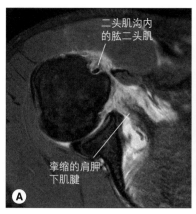
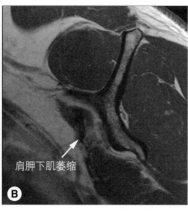
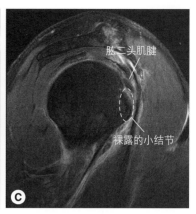

图 3.71　肩关节 MRI。（A）轴位片显示二头肌腱在二头肌沟中，肩胛下肌腱有明显挛缩撕裂。（B）矢状位片显示肩胛下肌 2 级脂肪浸润。（C）矢状位片显示裸露的小结节 [Images from Lee J, Shukla DR, Sánchez-Sotelo J. Subscapularis tears: hidden and forgotten no more. J Shoulder Elbow Surg. 2018; 2(1); 74-83. https://www.sciencedirect.com/science/journal/24686026]

　　计算机断层扫描（CT）在评估肩关节时的主要用处是帮助医生对有 OA 或骨折的患者制订手术计划。

手术治疗

　　对于较保守的理疗和（或）介入类固醇注射都不起效的患者，应考虑手术，但并不能保证手术治疗有效。

　　肩关节周围常规进行的手术包括关节囊用于粘连性关节囊炎松解，肩峰下减压用于增大肩袖肌腱周围的空隙、肩袖撕裂的修复或清创，以及各种类型的关节置换[23]。

（Lorelei Waring, Clare Drury, Mark Maybury 著

王航乐 译）

练习题及参考文献

　　扫描书末二维码获取

肘和前臂超声

学习目标

通过对本章的学习，读者应掌握：
- 肘关节的大体解剖学和相关超声表现
- 如何将超声检查结果导向临床指征
- 可能与病理表现混淆的正常变异
- 超声不适合作为独立诊断标准的情况
- 损伤/慢性疾病的常见病理和康复基础知识

引言

　　肘和前臂的检查应根据临床指征有选择性地进行，而非评估整个区域。因此，本章将讨论 4 个区域的解剖、超声技术和正常影像学表现。在临床实践中，根据临床指征可能需要检查更多的骨筋膜室。

　　本章也将讨论常见病变示例。

　　肘部和前臂周围的神经易于识别，可以评估是否存在病变/压迫，以及引起上肢神经症状的原因。相关内容将在本章中详细介绍。

　　从人体工程学的角度来看，肘部很难扫描，具体检查时需要考虑到患者体位的变化。

肘关节

解剖

　　在肱骨、尺骨和桡骨之间有三个关节面。

　　由肱骨滑车与尺骨内侧滑车切迹构成的铰链关节实现了肘关节的屈伸活动。

　　位于外侧的肱骨小头与桡骨头构成的枢轴关节，与位于中间尺骨乙状切迹处的尺桡关节构成的枢轴关节，允许肘关节的屈伸，以及前臂的旋前和旋后（图 4.1）。

　　肘关节的运动受骨骼、韧带结构和肌肉活动的限制，因此肘关节是最稳定的关节之一。除桡骨头的前外侧外，关节表面覆盖着约 2 mm 厚的透明软骨[1]。肘关节受正中神经、肌皮神经、桡神经和尺神经支配。

　　整个关节由一个关节囊组成，它从肱骨干向前延伸，位于桡骨和冠状窝的上方，其后侧位于鹰嘴窝的后方，远端包住关节和桡骨头，在环状韧带和鹰嘴处插入尺骨冠突（图 4.2）。

　　关节囊由位于伸肌总腱和屈肌总腱深部的外侧（桡侧）和内侧（尺侧）副韧带加固，前部由肱肌加固，后部由肱三头肌加固。关

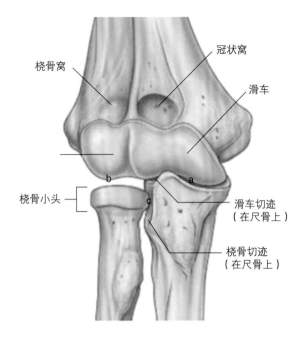

图 4.1　肘关节前侧视图。a，尺骨滑车关节；b，桡骨肱骨小头关节；c，桡尺关节（From Drake RL. Gray's Anatomy for Students. 3rd Ed. London: Churchill Livingstone, Elsevier; 2015.）

节囊的内表面被滑膜和滑膜延伸折返的隐窝所包裹，增加了关节的滑膜内衬。用于评估病变的需要定量和定性评估的重要检查结构，包括积液、滑膜炎和游离体[2]。在这些隐窝中有脂肪垫（超声显示高回声），尽管位于关节内和关节囊下，但脂肪垫属于滑膜外，可因关节积液而移离关节[2, 3]。前隐窝最大，它延伸到桡骨窝和冠状窝。鹰嘴后隐窝位于鹰嘴窝内，环状隐窝包住桡骨颈（图 4.3）。

超声技术与正常超声表现

肘关节超声检查有几种不同的体位。如果是在位置固定的机器和沙发上检查，患者取仰卧位，手臂放在体侧使得患者舒适的位置，同时便于检查者进行操作。完全伸直肘关节，前臂旋后，适用于右肘。检查左肘时，患者可取卧姿，脚放在沙发的头端，也可以侧坐在沙发上（图 4.4），手臂架在沙发枕头 / 扶手上。

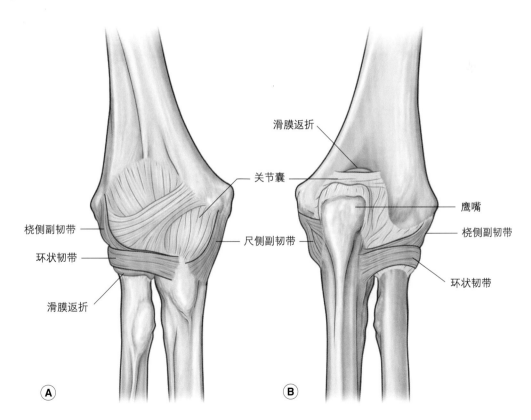

图 4.2　肘关节囊。右肘关节囊和桡 / 尺侧副韧带的前（A）和后（B）面（From Soames R, Palastanga N. Anatomy of Human Movement, Structure and Function. 7th ed. London: Elsevier; 2019: 106.）

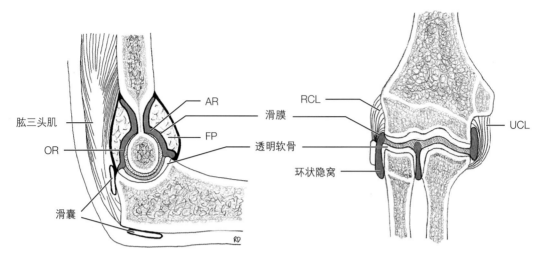

图 4.3　右肘横切面。阴影，滑膜隐窝。AR，前隐窝；FP，脂肪垫；OR，鹰嘴隐窝；RCL，桡侧副韧带；UCL，尺侧副韧带（Drawing courtesy Rhiannon Delves.）

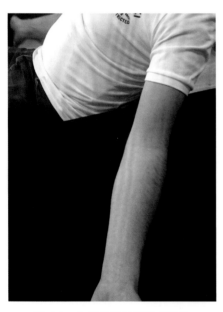

图 4.4　左肘前侧扫描患者体位

> ◎ 提示
>
> 　　使用垫枕可以方便检查肘部的许多部位，避免手持探头卡在沙发上。

　　常规检查应包括尺骨滑车关节近端和远端至少 5 cm 的横、纵、斜三个平面[4]。起始位置应将传感器置于肱骨远端平面的横切面（TS）上。超声可见低回声透明软骨，肱骨远端关节面呈起伏的"蛤壳"状（图 4.5）。此成像对于评估骨关节炎中的骨赘和软骨磨损十分有效。

> ◎ 提示
>
> 　　上下左右活动调节探头，保持探头垂直于起伏的关节线，以充分评估透明软骨。

　　在寻找积液和滑膜炎时，在纵切面（LS）观察桡骨头和尺滑车关节更有效（图 4.6 和图 4.7）。肘关节可能需要稍屈曲，因为完全伸直会导致关节结构对肱肌的压迫，妨碍了关节积液的成像以及新生血管（如果存在的话）的压迫。配合前臂被动旋后和旋前的动态评估，彻底评估桡骨头/隐窝[1,3,4]。

> ◎ 提示
>
> 　　超声检查关节囊以外的部位，尤其是桡骨头处时，因为滑膜凹陷折叠远超出关节线，只有在远端折返处才可以明显看到积液。

　　鹰嘴窝内的关节后隐窝是检查显示少量关节积液的最敏感的部位。检查时应使患者肘关节轻微屈曲，最好使肘关节尖指向地面，从而更好地显示在关节隐窝内积聚的积液。舒

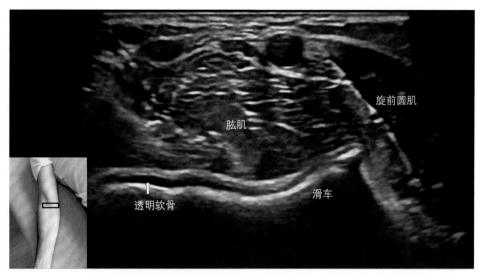

图 4.5　前侧关节线的横切面。注意肱骨远端关节面呈蛤壳状。插入图片：患者仰卧位 / 探头位置

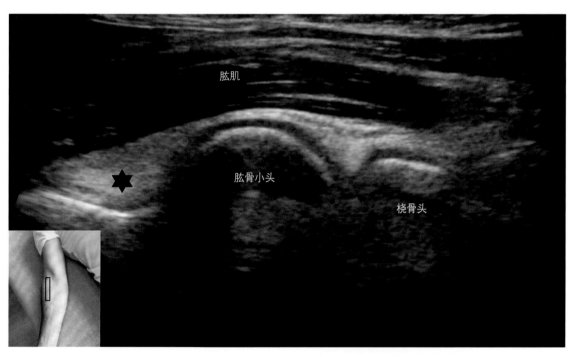

图 4.6　在纵切面（LS）检查桡骨肱骨小头关节。前侧脂肪垫（星形）。插入图片：患者体位 / 探头位置

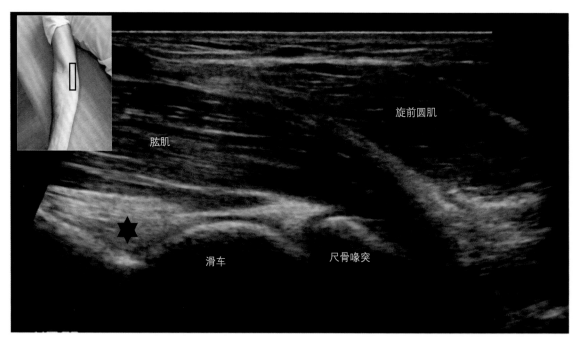

图 4.7   在纵切面（LS）检查尺骨滑车关节。前侧脂肪垫（星形）。插入图片：患者体位 / 探头位置

适的体位包括患者背对着检查者坐在沙发上。探头放置在手臂的背侧，在纵切面方向，刚好在鹰嘴窝的上方（图 4.8）。

位于滑车骨性结构轮廓上方的易于辨认

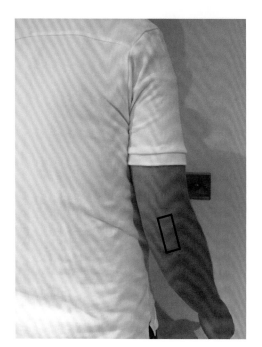

图 4.8   检查关节后隐窝时患者体位。肘关节尖可作为备选扫描位置

的凹处是鹰嘴窝（图 4.9）。注意不要把液体从关节挤压走。

前侧结构

前侧肌群包括肱二头肌和肱肌，位于外侧肱桡肌和内侧旋前圆肌之间的肘前窝（图 4.10）。最常损伤的是肱二头肌；然而，肱肌撕裂临床表现与肱二头肌损伤类似，肱肌应该包括在检查中，特别是在肱二头肌正常的情况下。

肱二头肌和肱二头肌桡骨滑囊
解剖

肱二头肌有两个头：短头和长头，分别负责屈肘和前臂旋后[5]。它起始于肩胛骨喙突和肩胛盂上结节，远端肌腱止于前臂桡骨结节的后内侧，由长头和短头共同组成。短头（SH）和长头（LH）肌腱远端以紧密旋转的位置并列融合，形成长度为 6~7 cm 的肌腱［肱二头肌腱（biceps tendon, BT）］，位于肱动脉外侧，然后向深部斜行止于桡骨[6]（图 4.11）。

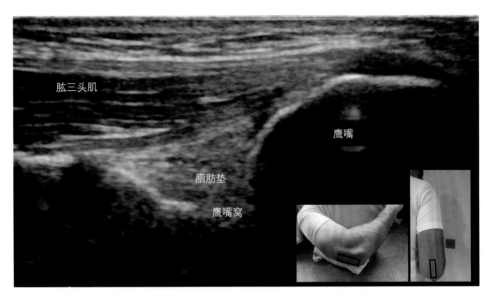

图 4.9　正常鹰嘴窝纵切面成像。插入图片：平卧位和坐位患者 / 探头位置

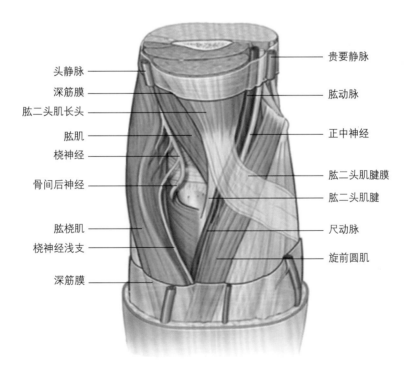

图 4.10　右臂前侧观（From Soames R, Palastanga N. Anatomy of Human Movement, Structure and Function. 7th ed. London: Elsevier; 2019: 108.）

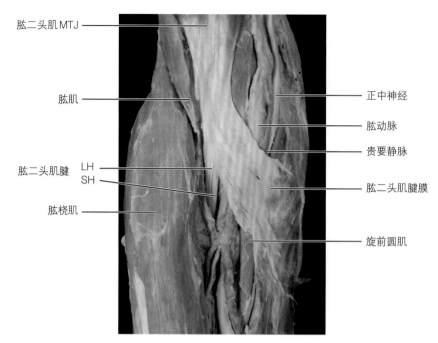

图 4.11　右肘大体标本前侧观，显示肱二头肌腱的两部分。LH，长头；MTJ，肌腹 - 肌腱连接处；SH，短头（Courtesy Dept of Anatomy, Brighton and Sussex Medical School, credit A. ）

　　SH 肌腱位置更浅表，止于 LH 肌腱止点远端的桡骨粗隆（图 4.12 ），产生比 LH 更有利的杠杆，特别是从完全伸直的位置开始屈曲时 [7]。LH 肌腱在损伤中更常见，部分撕裂经常只涉及 LH，而 SH 纤维完好无损。

　　2 cm 长的肌腱中部 "关键区"（图 4.13 ）在内旋时易受桡骨 / 尺骨撞击，如存在骨赘则更为严重。此部位血运相对较差，因而容易破裂。较少见的短头部分损伤可为面对离心负荷时强制屈曲发力所致 [8, 9]。

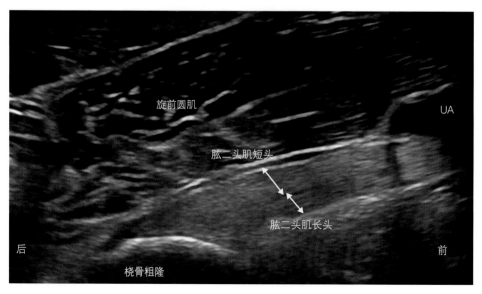

图 4.12　肱二头肌远端止点。纵向扫描肱二头肌远端止点，显示两部分：短头（SH）和止点在更近端的长头（LH）。UA，尺动脉

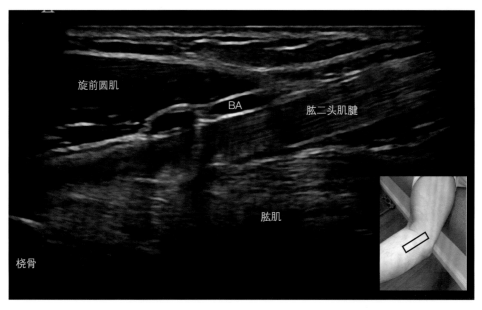

图 4.13　肱二头肌的"关键区"。纵切面放置探头内侧至外侧倾斜。BA，肱动脉。插入图片：患者 / 探针的位置

肱二头肌有一个另外的止点，纤维束膜，或称为肱二头肌腱膜，它是一个扁平的纤维筋膜，起始于肱二头肌肌腹 - 肌腱连接处的浅表面，跨过旋前圆肌、正中神经和肱动脉，止于前臂内侧深筋膜（见图 4.11）。它作为远端肌腱的稳定部分，在损伤中较少累及[1]。

肱二头肌桡骨滑囊（bicipitoradial bursa，BRB）位于 BT 的桡骨面，通常不可见。当有炎症发生时，例如桡骨骨赘磨损，BRB 可能被积液填充沿着 BT 远端周围膨胀。这一点在内旋时尤其明显，此时 BT 将滑囊向桡骨挤压（图 4.14），表现类似 BT 远端"腱鞘炎"；然而，由于 BT 被额外的滑膜旁腱膜所覆盖，而不是滑膜鞘，这不应被认为是腱鞘积液（见后面的病变部分）[1]。

超声技术与正常超声表现

患者仰卧位或坐位，手臂外展旋后，肘部轻微屈曲。

肱二头肌腱（BT）远端很难扫描，因为它的走行是从浅到深，但完整的 BT 远端可以通过 Hook 试验触诊到——检查者用示指勾住肌腱的肘关节折痕侧，可能有助于定位。

由于骨关节炎或炎症性关节炎、后侧撞击或肌肉体积过大引起的固定屈曲畸形，会使肱二头肌远端的观察变得特别困难。因此，可以使用一些其他的技术来评估整个肌腱。

从上臂中部开始，TS 位放置探头。评估肱二头肌短头和长头的肌腹，两者大小应该相似。如果其中一个回声信号更强且体积明显小于另一个，表明肌肉萎缩，这可能是相应肌腱撕裂的第一个线索。向尾端移动探头，注意肌肉肌腱连接处和肱动脉前外侧可能以卵圆形或哑铃形回声信号出现的 BT，薄筋膜状的肱二头肌腱膜覆盖在肱动脉上（图 4.15）。

> ◎ **提示**
>
> 在无外伤史的情况下，肌肉萎缩可能是失神经支配所致损伤的表现。

由于各向异性，BT 在 TS 位扫描很快因其向深处走行而难以追踪。此时探头应转变为 LS 位放置，以检查至其桡骨粗隆处的止点。这也可能比较困难，以下讨论了几种方法，结合起来，可以帮助探查清楚肌腱的整体：

- **前侧**：手臂保持伸直、旋后的位置，探头置

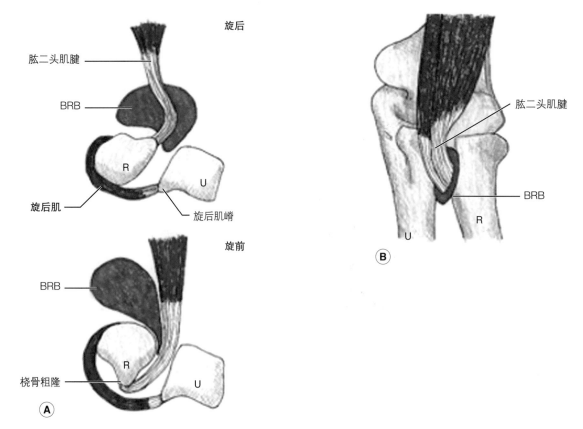

图 4.14 肱二头肌桡骨滑囊。（A）旋后和旋前时桡骨粗隆水平的横切面示意图。此图显示了包裹肱二头肌远端的肱二头肌桡骨滑囊（BRB）与旋前肌起始部滑囊膨隆。（B）纵切面前侧观。R，桡骨；U，尺骨（Drawings courtesy Rhiannon Delves.）

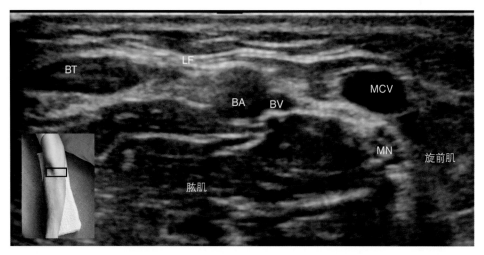

图 4.15 横向放置探头扫描肘关节前侧，肌肉肌腱连接处远端。BA，肱动脉；BT，肱二头肌腱；BV，肱静脉；LF，肱二头肌腱膜；MCV，肘正中静脉；MN，正中神经。插入图片：患者/探头位置

于 LS 位，在肱动脉外侧，便于 BT 近端的成像。通过在探头的近端下使用大量凝胶与探头的远端形成斜坡，使 BT 变得更垂直于探头。在抗阻屈曲时进行动态评估，可以帮助观察肌肉和肌腱的收缩，特别是在难以探查的情况下。

- **内侧**：将探头置于略微屈曲的肘关节的远端。从内侧到外侧入路穿过旋前圆肌和肱 / 尺动脉的角度，使用这些结构作为声波窗口

（图 4.13 和图 4.16）。使用抗阻屈曲来评估肌腱是否完好。也可以通过从外侧到内侧的入路，以肱桡肌作为窗口扫描，实现这种成像 [7, 10, 11]。

- **后侧**（Cobra 视图）：探头 TS 位放置于前臂近端后侧桡骨头上方。向远端移动越过旋后肌，看到桡骨和尺骨。这是外侧上髁远端 4～5 cm 处。进行被动旋后 / 旋前。完全旋前时可看到远端 BT 的止点（图 4.17）。

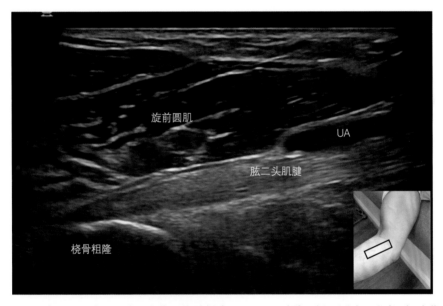

图 4.16　肱二头肌腱的远端止点位于桡骨粗隆。UA，尺动脉。插入图片：患者 / 探头位置

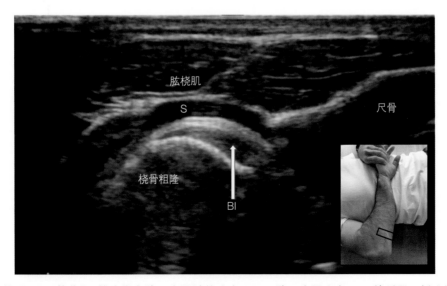

图 4.17　旋前 "Cobra 体位"。箭头指向肱二头肌腱的止点。BI，肱二头肌止点；S，旋后肌。插入图片：患者 / 探头位置

这一视图用于证实或反驳结节的完全撕脱，以及评估肱二头肌止点周围的骨赘病，这可能是近端桡 - 尺撞击的原因[1, 11]。在这种体位下，扩张的 BRB 也很明显。

肱肌
解剖

肱肌是肘关节前侧最深层的肌肉；肘关节屈曲，受肌肉皮神经支配。肱肌起始于肱骨干中远端前侧（图 4.18）。肱肌由两部分组成：浅部至于尺骨结节，即冠状突远端增粗处；深

部止点略靠近端，带有短扁平肌腱和位于关节囊前侧的止点。因此，这部分更容易在发生关节损伤时受累，如肘关节后脱位[12]。

超声技术与正常超声表现

为了检查关节前侧结构，患者体位应为肘关节伸直，前臂旋后。LS 位检查时，肱肌在关节结构的前方可见（图 4.19）。应注意避免远端止点的各向异性。通过抗阻屈曲和旋前旋后进行动态评估有助于观察肌肉损伤[7, 12]。

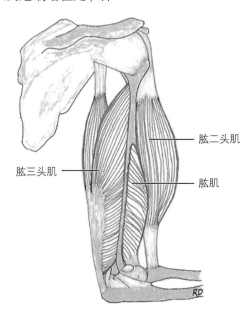

图 4.18　示意图显示手臂主要肌肉的关系（Drawing courtesy Rhiannon Delves.）

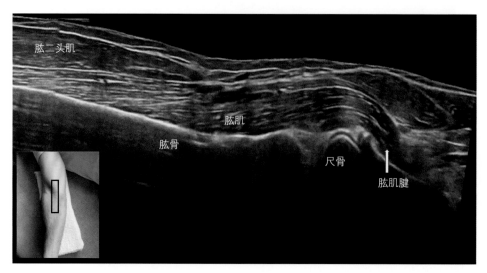

图 4.19　肘关节前侧肱肌的延伸纵向视图。插入图片：患者 / 探头位置

◎ 提示

神经超声检查的总体操作建议：

- 检查所有浅表结构时，探头都应该轻轻地接触体表，但是对于神经来说就不是那么重要了。虽然神经也会因各向异性而扭曲，但它们不会因探头压力而扭曲。相对坚实而稳定的压力有助于识别神经。
- 扫描神经时很容易迷失方向。如果发生该情况，回到可以识别神经的解剖点。比如尺神经可以回到内上髁处，桡神经可以回到肱骨桡神经切迹处，找到之后再上下追踪。
- 许多神经有伴行血管；可使用多普勒作为向导。
- 大多数神经在 TS 位更容易追踪，但神经因病变引起的直径变化应在 TS 和 LS 位分别进行评估。
- 在针对一个特定的区域检查之前，应先对该区域进行整体扫描。

正中神经和骨间前神经

解剖

正中神经（MN）是臂丛内侧束和外侧束的一个分支。它支配旋前圆肌、掌长肌、桡侧腕屈肌、指浅屈肌以及远端手的结构。MN与肱动脉一起沿着上臂前内侧的神经血管束向下走行。正中神经继续在肱动脉内侧走行，穿过肱二头肌腱膜下方，走行在旋前圆肌和肱肌之间（图 4.20）。在肘窝远端，它通常穿过较大的浅表的肱骨头和较小的旋前圆肌尺骨处的深头之间，向深方走行到指浅屈肌（flexor digitorum superficialis, FDS）的近端筋膜桥。然后在腕管处的浅屈肌和深屈肌之间进入腕部。

骨间前神经（anterior interosseous nerve, AIN）是纯运动神经，支配拇长屈肌、旋前圆肌和指深屈肌外侧部。它是由正中神经在肘关节折痕下方约 5 cm 筋膜桥（旋前圆肌的远端缘）水平分支发出的（图 4.21）。

AIN 神经压迫性病变，可能由受神经支配的肌肉体积减少征象来判断[7]，拇指和示指协调形成"O"形的能力受到抑制（图 4.22）。

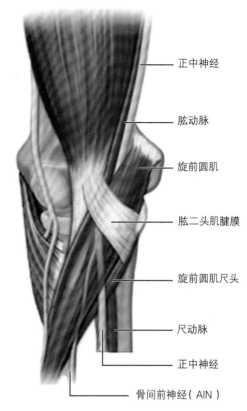

图 4.20　右臂前侧解剖。正中神经及其骨间前神经支（From https://radiologykey.com）

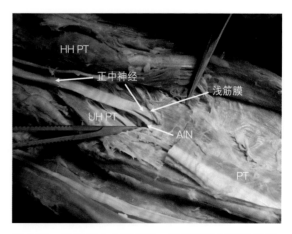

图 4.21　尸体标本右肘前侧。旋前圆肌切断并掀起。AIN，骨间前神经；HHPT，旋前圆肌肱头；PT，旋前圆肌；UHPT，旋前圆肌尺头（Courtesy Dept. of Anatomy, Brighton and Sussex Medical School, credit A.）

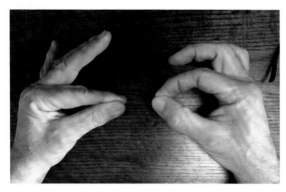

图 4.22 骨间前神经卡压综合征。左，异常；右，正常

二头肌、肱动脉和正中神经的外侧到内侧的"BAM"关系[13]（图 4.24）。

分别在 TS 和 LS 位放置探头时追踪 MN 远端前内侧穿过肱肌，走行在旋前圆肌的两个头之间（图 4.25 和图 4.26）。仔细观察旋前圆肌远端边缘 FDS（及其筋膜）出现的地方。这是 FDS 筋膜桥的位置（图 4.27）。

它作为一个结构是不可见的，但它出现的位置应该予以重视，因为它可能是 MN 或 AIN 的压迫点。在远端，从前臂到腕管在指浅屈肌和指深屈肌之间可以找到 MN。

前臂前侧肌肉组织

腕部浅屈肌和深屈肌，FDS（前面提到过）和指深屈肌（FDP）位于前臂的前间室。它们的远端肌腱是超声评估的重要结构，这部分将在第 5 章进行讨论。这些肌腱的起始点将在下一节中进一步讨论。

探头以 TS 位放置，通过使患者单独屈曲手指末节，可在前臂前段超声上区分 FDP 肌肉与 FDS 肌肉[1]。

超声技术与正常超声表现

患者前臂旋后，肘部伸直。

在上臂上 1/3 上方的 TS 位放置探头，在肱二头肌腹内侧，识别 MN 和邻近的肱动脉（图 4.23）。

分级压迫有助于将动脉与伴行静脉和位于内侧浅表的贵要静脉区分开。TS 位放置探头追踪 MN 到肘窝。在肘关节折痕处，注意肱

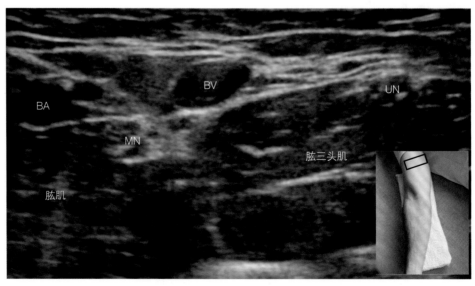

图 4.23 前臂中段横切面。BA，肱动脉；BV，贵要静脉；MN，正中神经；UN，尺神经。插入图片：患者 / 探头位置

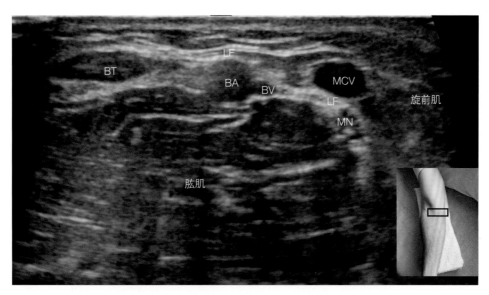

图 4.24　肘关节横向扫描。"BAM"关系，从外侧到内侧。BA，肱动脉；BAM，肱二头肌、肱动脉和正中神经。BT，肱二头肌；BV，肱静脉；LF，肱二头肌腱膜；MN，正中神经；MCV，肘正中静脉。插入图片：患者/探头位置

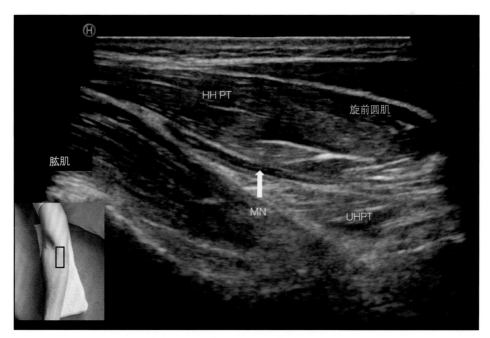

图 4.25　远端肘关节纵切面。HH PT，旋前圆肌肱头；MN，正中神经；UHPT，旋前圆肌尺头。插入图片：患者/探头位置

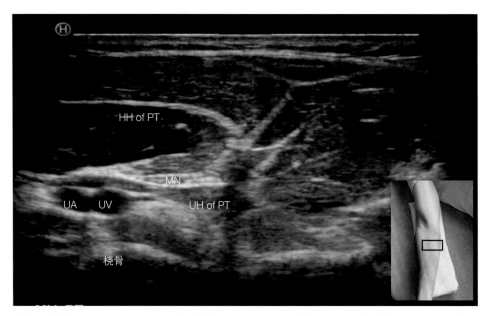

图 4.26 前臂近端横切面。HH of PT，旋前圆肌肱头；MN，正中神经；UA，尺动脉；UV，尺静脉；UH of PT，旋前圆肌尺头。插入图片：患者 / 探头位置

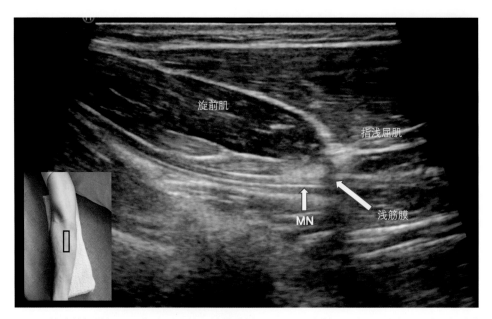

图 4.27 前臂前侧纵切面，指浅屈肌的近端筋膜桥。MN，正中神经。插入图片：患者 / 探头位置

内侧结构

解剖

尺侧副韧带

内侧（尺侧）副韧带（medial/ulnar collateral ligament, UCL）是由三部分韧带组成的三角形韧带（图 4.28）。最突出、也是限制外翻应力最重要的是前束。它起源于内上髁，止于尺骨内侧冠突。

屈肌总腱

手和手腕有 4 个浅屈肌起源于内上髁，它们共同的起始点为屈肌总腱（common flexor origin, CFO）。

这条总肌腱覆盖在 UCL 上。看起来是一个融合的共同起点，但单个肌腱的顺序从前内侧到后外侧依次为桡侧腕屈肌、掌长屈肌、指浅屈肌（FDS）、尺侧腕屈肌（FCU）（图 4.29）。较深的屈肌，指深屈肌，有一个附着于冠突和前骨间膜的共同的起点。

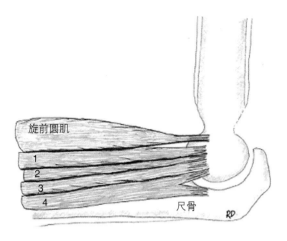

图 4.29　内侧肘关节示意图，屈肌总腱。1，桡侧腕屈肌；2，掌长肌腱；3，指浅屈肌；4，尺侧腕屈肌（Drawings courtesy Rhiannon Delves.）

尺神经

尺神经（UN）是臂丛内侧束的一个分支。它支配前臂、手腕和手部的 FCU 和 FDP 肌肉。它在上臂前内侧的神经血管束中与 MN、肱动脉和贵要静脉一起下行，位于肱动脉的后方。在上臂远端 1/3 处，UN 向内侧分支，进入后侧间室，与三头肌内侧头相邻，进入肘管，到达稳定肘管的筋膜层（Osbourne 支持带）。在远端约 1 cm 处，UN 进入真正的肘管，位于肱骨和 FCU 尺侧头之间的弓状韧带下方，并继续靠近 FCU 走行至手腕（图 4.30 和图 4.31）。

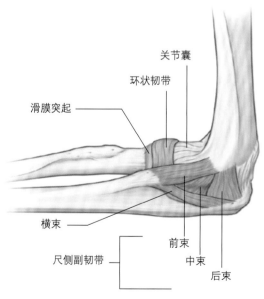

图 4.28　右肘关节内侧关节囊和尺侧副韧带（From Soames R, Palastanga N. Anatomy of Human Movement, Structure and Function. 7th ed. London: Elsevier; 2019: 107.）

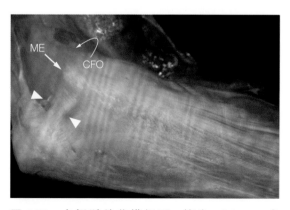

图 4.30　内侧肘关节横切面，箭头，Osbourne 支持带；CFO，屈肌总腱；ME，内上髁（From De Maeseneer M, et al. Ultrasound of the elbow with emphasis on detailed assessment of ligaments, tendons and nerves. Eur J Radiol. 2015; 84(4): 671-681.）

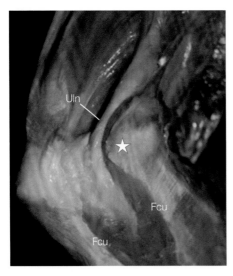

图 4.31 内侧肘关节横切面。Osbourne 支持带已去除。Fcu，尺侧腕屈肌头；★，内上髁；Uln，尺神经（From De Maeseneer M, et al. Ultrasound of the elbow with emphasis on detailed assessment of ligaments, tendons and nerves. Eur J Radiol. 2015; 84(4): 671-681. ）

屈肘时，UN 对内上髁有牵引和压缩作用。如果 Osbourne 支持带松弛或撕裂，神经就可能会出现半脱位，甚至脱位，并可能引起神经症状。无症状的半脱位或脱位被认为是一种正常的变异，也可发生在神经偶尔脱位到 CFO 表面的情况[14]。在一些患者当中，特别是当神经增粗时可能出现半脱位。肱三头肌弹响综合征，三头肌内侧头半脱位或肱骨内上髁肘肌的解剖变异取代了 Osbourne 支持带可能是症状原因[7, 15, 16]、尽管在肘关节完全屈曲时可以看到一些正常的卵圆形扭曲，但整个肘管中的 UN 截面应大致呈均匀的圆形。总体直径应小于 8 mm；极少数情况下，神经可能呈二分支的或三分支的形态[17]。

超声技术与正常超声表现

关节内侧、UCL 和 CFO 的检查方法相似。患者有多种可靠的检查体位，用以评估关节内侧（图 4.32）。对患者和检查者来说一个舒适的体位是患者仰卧，手臂外旋，肘部屈曲，手臂下方垫一个小垫，将手臂从沙发上抬起，以便探头检查（图 4.32C）。在这个体位，该区域方便检查，还可以被动屈曲进行动态评估。屈曲可以允许进一步的外旋，并且比肘关节伸直时更好放置探头。右臂这样做是很方便的。对于左臂，患者可以将头朝向床脚或远离检查者的沙发另一侧，面朝外（见图4.32A），尽管在没有手臂支撑的情况下，会使检查者不便操作探头。

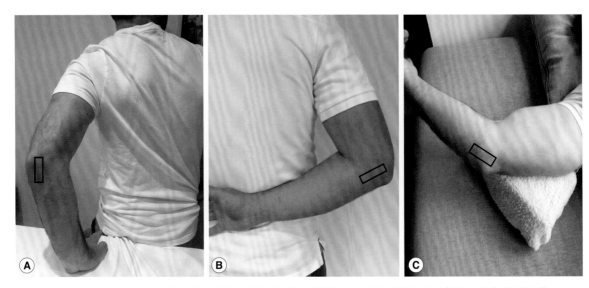

图 4.32 （A~C）检查肘关节内侧和尺神经的可选择体位。C 图所示体位可以使检查者保持肘屈曲

UCL 和 CFO

先触诊内上髁。沿长轴放置探头于前臂的上髁上方。识别特征为骨性上髁和关节间隙。UCL 前束几乎垂直于超声声波，并直接在深面与 CFO 相邻。两者在外观上都是纤维状的，但 UCL 回声稍高一些。应知道两者的附着物略有不同。肘关节至少屈曲 70°，利于观察紧绷的 UCL[7]（图 4.33）。

CFO 最好在 LS 位放置探头扫描。它看起来比肘关节外侧的伸肌总腱起点短。

尺神经（UN）

应在 TS 位检查 UN，从肘管近端开始，直到 FCU 头的远端，完全伸直和不同角度地屈曲肘关节，以评估其稳定性（图 4.34 和图

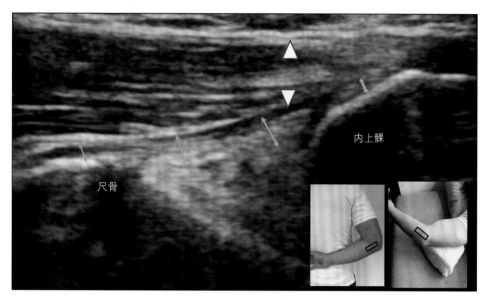

图 4.33　屈肌总腱，肘关节内侧。肘关节内侧纵向超声图像。箭头，屈肌总腱；蓝箭号，尺侧副韧带。插入图片：患者 / 探头位置

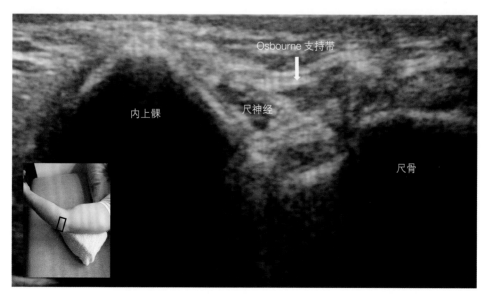

图 4.34　横向扫查内上髁。注意 Osbourne 支持带。插入图片：患者 / 探头位置

4.35）。脱位可能只在完全屈曲时表现出来，因此在 TS 位观察 UN 是很重要的，同时被动地将肘关节弯曲到完全屈曲。触诊鹰嘴和内上髁，在 LS 位扫描两者之间的 UN 的走行排列情况。沿着神经的近端和远端扫描（图 4.36）。

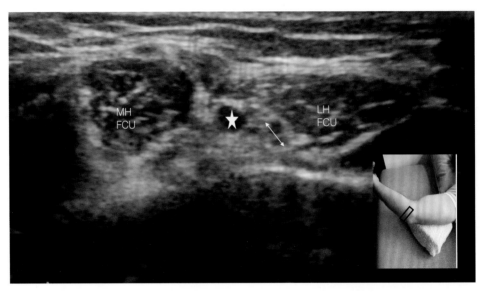

图 4.35　在尺侧腕屈肌（FCU）两个肌腹之间横向扫描。双箭号，尺神经；LHFCU，FCU 的外侧头；MHFCU，FCU 的内侧头；★，尺侧上副动脉

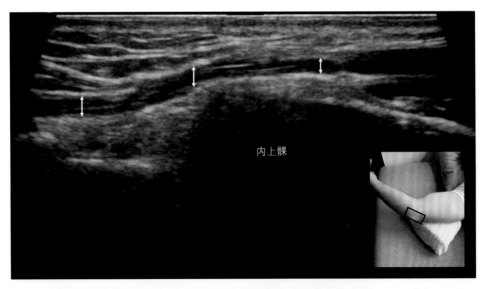

图 4.36　通过肘管纵向扫描。双箭号，尺神经。插入图片：患者／探头位置

后侧结构

解剖

滑囊

肘关节后方有三个主要的滑囊，但正常情况下超声检查可能不显示：

鹰嘴浅滑囊：位于鹰嘴和皮下组织之间。

鹰嘴腱下囊——位于鹰嘴和肱三头肌之间（图 4.37）。

鹰嘴腱内囊——位于肱三头肌肌腱内，具有变异性。

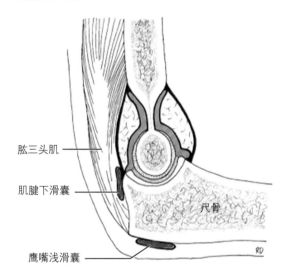

肱三头肌

肌腱下滑囊

尺骨

鹰嘴浅滑囊

图 4.37　右肘及鹰嘴滑囊的矢状位剖面图（Drawing courtesy Rhiannon Delves.）

肱三头肌

肱三头肌由外侧头、长头和内侧头组成。外侧头和长头汇合成位于外侧的比内侧头更浅的腱膜。这个汇合的肌腱止于鹰嘴，距鹰嘴尖远端约 1.5 cm，增加了作为主要伸肘肌肉的接触点和力量。内侧头在鹰嘴处有一个更深、更内侧的止点，止点处仍是肌肉，因此不太容易受伤。然而，肱三头肌内侧头或副内侧头的肥大会引起外源性尺神经撞击[16, 17]。

肱三头肌撕裂可发生在肌肉 - 肌腱连接处或在鹰嘴处撕脱。肱三头肌肌腱病变可发生于过度使用损伤和血清阴性关节病患者（见风湿病学一章）。

超声技术与正常超声表现

患者肘部屈曲，手叉腰。

扫描肱骨后端远端，LS 位放置于肘关节上方。识别鹰嘴窝的独特凹陷（见图 4.9）。在这一层面（图 4.38），肱三头肌腱膜中央肌腱与回声较少的肌肉相比，具有回声纤维样外观。肱三头肌的内侧头在内侧处更明显，肌肉延伸至止点。在 TS 位利于观察到不同的止点（图 4.39）。

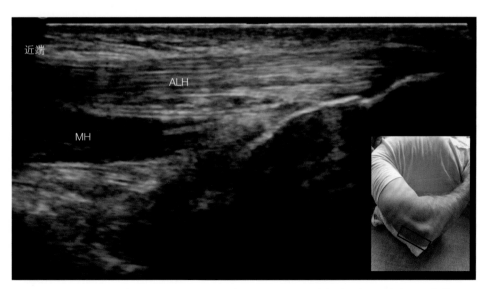

近端

ALH

MH

图 4.38　纵切面，肱三头肌腱。ALH，腱长头；MH，肌内侧头。插入图片：患者位置

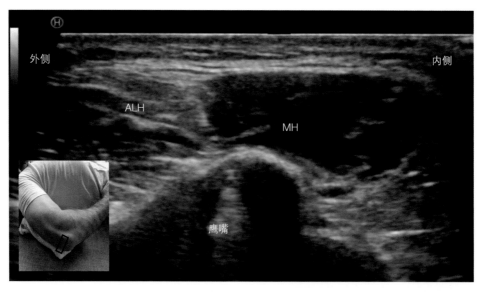

图 4.39 横切面，肱三头肌远端。ALH，腱长头；MH，肌内侧头。插入图片：患者 / 探头位置

外侧结构

解剖

桡侧（外侧）副韧带

桡侧（外侧）副韧带复合体（RCL）是一个 Y 形的、由三部分组成的复合体。环状韧带既起源于也止于尺骨的桡侧切迹，环绕桡骨头。RCL 起始于外上髁，并止于环状韧带。外侧尺侧副韧带（LUCL）起始于外上髁，止于尺骨上嵴，与环状韧带混合（图 4.40）。

伸肌总腱（common extensor origin, CEO）

手和手腕的 4 个伸肌有一个共同的起始点位于外上髁的前外侧表面，覆盖着 RCL。桡侧腕短伸肌和指总伸肌构成了大部分的 CEO，而小指伸肌和尺侧腕伸肌只是很小的组成部分。桡侧腕长伸肌起始点分别位于后上髁上嵴（图 4.41A、B）。

超声技术与正常超声表现

患者肘关节屈曲，手中立位或内旋。触诊外上髁。将探头以 LS 位置于外上髁

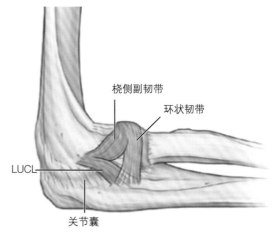

图 4.40 肘关节外侧。LUCL，外侧尺侧副韧带（ From Soames R, Palastanga N. Anatomy of Human Movement, Structure and Function. 7th ed. London: Elsevier; 2019:106. ）

的远端，与前臂对齐，以成像 CEO。辨别桡侧副韧带以及位于其上的 CEO 在外观上的细微差别（图 4.42 和图 4.43）。需轻压探头，否则来自病理性新生血管的多普勒信号可能会被抑制。

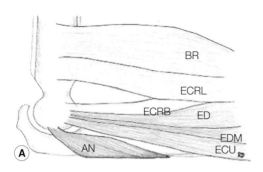
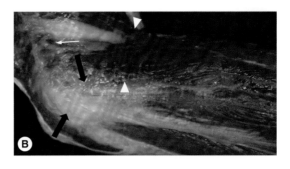

图 4.41　肘关节外侧。（A）伸肌总腱示意图。AN，肘肌；BR，肱桡肌；ECRB，桡侧腕短伸肌；ECRL，桡侧腕长伸肌；ECU，尺侧腕伸肌；ED，指伸肌；EDM，小指伸肌。（B）显露右侧伸肌总腱的解剖结构。黑箭号，伸肌总腱；小箭号，髁上嵴；白箭头，桡侧腕长伸肌和肱桡肌（A, Drawings courtesy Rhiannon Delves. B, From De Maeseneer M, et al. Ultrasound of the elbow with emphasis on detailed assessment of ligaments, tendons and nerves. Eur J Radiol 2015; 84(4): 671-681. ）

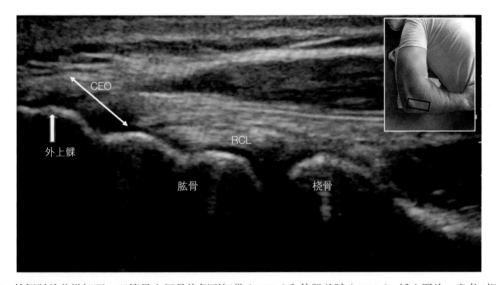

图 4.42　外侧肘关节纵切面。双箭号之间是桡侧副韧带（RCL）和伸肌总腱（CEO）。插入图片：患者／探头位置

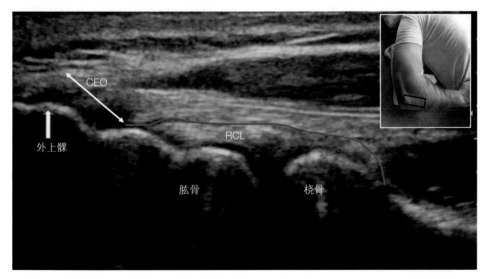

图 4.43　外侧肘关节纵切面。红线表示桡侧副韧带（RCL）和伸肌总腱（CEO）的分界。插入图片：患者／探头位置

桡神经及邻近肌肉组织

解剖

桡神经（radial nerve，RN）是臂丛后束的一个分支。其运动神经支配肱三头肌和前臂伸肌群，感觉神经支配前臂后侧皮肤和手的部分皮肤。与正中神经和尺神经相比，RN 有一段螺旋状的走行路径，在肱骨干内侧到后外侧的桡神经沟内走行部分易受到肱骨干附近骨折的损伤。RN 接下来走行经过手臂的外侧，在肱肌和肱桡肌之间，到达肘管的前外侧。在旋后肌的上缘，它分支发出运动部分、骨间后神经（PIN）和感觉神经桡神经浅支。旋后肌是肘关节外侧最深的肌肉，环绕着桡骨头。它有两个头：浅头起始于外上髁，深头起始于尺骨的旋后肌嵴。RN 的 PIN 支在这两个头之间从前臂前外侧上方走行至前臂的后侧[1]。35% 的人，浅旋后肌头的上缘与纤维层形成连接，即旋后肌腱弓，可能导致 RN 的压迫[18]。

RN 浅支紧贴肱桡肌下表面走行至腕部（图 4.10 和图 4.44）。

超声技术与正常超声表现

患者大臂旋后，手旋前。为了找到 RN，TS 位开始沿着手臂的前外侧找到肱肌外侧和肱桡肌内侧（图 4.45）。向上追踪到肱骨干桡神经沟，然后再向下追踪到发出神经分支的旋后肌上缘（图 4.46）。与更圆的正中神经和尺神经相比，RN 神经表现为几个较小的神经束。

然后 PIN 斜穿过旋后肌至前臂后侧（图 4.47）。RN 浅支沿肱桡肌下方走行至腕部（图 4.48）。

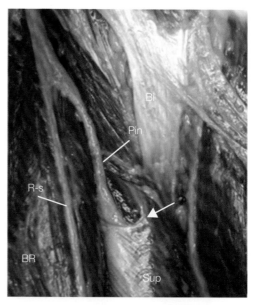

图 4.44　右侧桡神经分支（肱桡肌和桡神经浅支被掀起）。箭头，旋后肌腱弓；Bi，肱二头肌；BR，肱桡肌；Pin，骨间后神经；R-s，桡神经浅支；Sup，旋后肌 (From De Maeseneer M, et al. Ultrasound of the elbow with emphasis on detailed assessment of ligaments, tendons and nerves. Eur J Radiol 2015; 84(4): 671-681.)

正常影像学表现的报告术语：

未见关节积液或滑膜增生征象。透明软骨外观正常光滑，未见骨赘，关节内病变不能排除。

- 屈肌总腱和伸肌总腱及尺侧和桡侧副韧带外观正常。
- 肘前窝、前屈肌及肱二头肌和肱肌外观正常。
- 肱二头肌远端止点正常。未见肱二头肌桡骨滑囊炎征象。
- 无鹰嘴滑囊炎，肱三头肌止点正常。
- 尺神经在肘管尺神经沟内位置稳定，切面均匀一致。

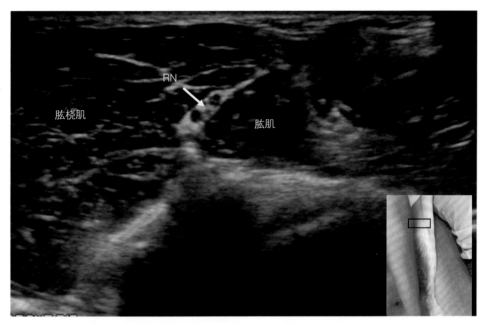

图 4.45　横切面扫描显示肱桡肌和肱肌腹之间的桡神经。上臂旋后，手旋前。RN，桡神经。插入图片：患者 / 探头位置

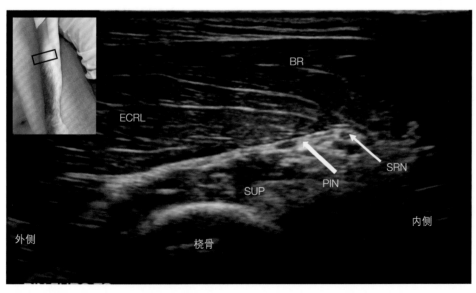

图 4.46　横切面扫描。桡神经分支发出骨间后神经（PIN）和桡神经浅支（SRN）。BR，肱桡肌；ECRL，桡侧腕长伸肌；SUP，旋后肌。插入图片：患者 / 探头位置

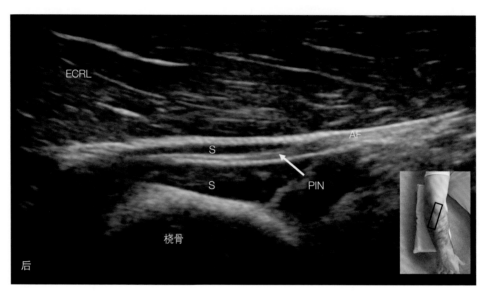

图 4.47 纵切面斜行扫描。AF，旋后肌腱弓；ECRL，桡侧腕长伸肌；PIN，骨间后神经；S，旋后肌。插入图片：患者 / 探头位置

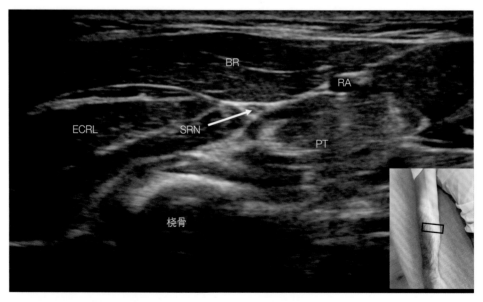

图 4.48 前臂中上部横向扫描显示桡神经浅支（SRN）位于肱桡肌（BR）深面。ECRL，桡侧腕长伸肌；PT，旋前圆肌；RA，桡动脉；插入图片：患者 / 探头位置

病变

肘关节相关病变包括创伤性、退行性、自身免疫、过度使用损伤或与异常变异有关。以下将讨论较为常见的病变。

韧带撕裂和松弛可以用超声进行动态评估，除非由经验丰富的医师进行检查，否则需要磁共振成像才能诊断评估关节病变。

骨折可以用超声检查出来。急性期的骨折部位可表现为明显的骨皮质断裂，与退行性改变的更不规则的关节线结节样外观完全不同。对于非移位性骨折，可能很少有骨分离，但会有骨膜增厚，并可能伴有充血。纤维软骨骨痂形成在骨折后 7~14 天时明显[19]。单纯的鹰嘴窝内脂肪垫积液/漂浮可能提示创伤后桡骨头骨折。所有疑似骨折都应行进一步影像学检查，通常是 X 线检查。

关节积液

肘关节积液（图 4.49）可能为囊性和单纯性，完全无回声。更复杂的颗粒状积液（如蛋白质、出血、炎症或感染性内容物）将更具反射性和异质性，有回声并伴有一定程度声影。积液应该是可压缩的，靠近关节面，在动态压缩过程中可观察到其与周围包膜和脂肪垫是分开的。滑膜增生是不可压缩的，向关节面附近扩展，但起源于关节囊壁附近，边缘

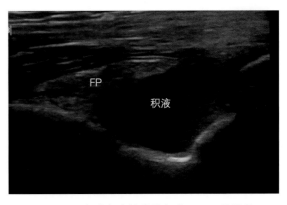

图 4.49　鹰嘴窝内的关节积液。FP，脂肪垫

不规则，有时伴有充血（图 4.50）。这些表现是非特异性的，病史是考虑鉴别诊断和临床意义的关键。临床治疗取决于潜在病因。

外侧（内侧）上髁炎 / 肌腱病变

外上髁伸肌总腱或内上髁屈肌总腱的肌腱病变分别称为网球肘或高尔夫肘。

该症状通常被称为外上髁炎或内上髁炎，尽管严格来说这是肌腱而不是上髁的病变。这些症状是相应上髁的急性局灶性疼痛，特别是抓握时，有时延伸到前臂。这是一种由重复的过度使用活动引起的总肌腱的退行性疾病，具有典型的超声特征，包括肌腱增厚、新生血管，有时还有小的局部撕裂（图 4.51 和图 4.52）。这是一种引起疼痛的疾病，如处理不当，可能需要数月或数年才能好转。手

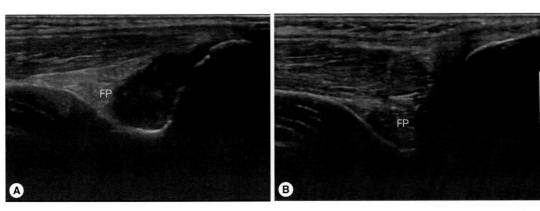

图 4.50　鹰嘴窝的纵切面。（A）鹰嘴窝滑膜炎伴脂肪垫抬升。（B）对侧鹰嘴窝正常。FP，脂肪垫

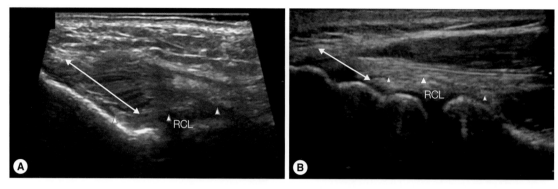

图 4.51　肱骨外上髁炎。双箭头，伸肌总腱。（A）增厚的无回声肌腱断裂部分伴有纤维样结构肌腱病。（B）正常影像。三角形，潜行的桡侧副韧带（RCL）

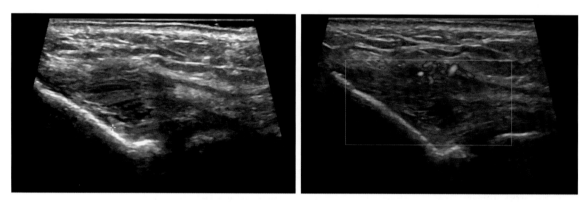

图 4.52　与图 4.51A 是同一个患者，伴有明显的内撕裂，桡侧腕短伸肌和伸肌总腱的指伸肌部充血

腕的等距向心/离心负重练习可能对肌腱病变相关的慢性症状具有较好疗效，某些情况下可以结合体外冲击波疗法[20]和皮质类固醇注射。然而，尽管皮质类固醇注射可能在短期内改善疼痛和功能结果，但长期可能加剧肌腱进一步的退化。长期来看，注射自体富血小板血浆被证明是最有效的治疗方法[21, 22]。

如果存在基础肌腱病变，运动损伤则更容易引起 CFO 或 CEO 的急性肌腱断裂。急性创伤性撕裂如果发生在肌腱本身而不是肌肉-肌腱连接处，早期负重可能导致瘢痕组织的形成。肌肉-肌腱连接处损伤需要 6~8 周后或者稍早一些再谨慎开始渐进式负重。

有时，这些症状可能是由更广泛的炎症性关节病引起的，如银屑病关节炎，虽然超声表现可能相似，但临床病史可能不典型。

病例报告——右侧肱骨外上髁炎

临床病史：厨师，右肘部疼痛，疑似软组织损伤。

前臂超声表现：

右侧外上髁的局灶性疼痛。

右侧伸肌总腱 (CEO) 肿胀，整体回声降低，局灶性无回声区与肌腱病变和肌腱内小撕裂一致。

在桡侧腕短伸肌的前侧浅表处见明显的新生血管，与桡侧腕短伸肌相关。

下方桡侧副韧带和外侧尺侧副韧带外观正常。

未见关节积液。

结论：超声表现符合右 CEO 肌腱病变。

肱二头肌腱远端撕裂

肱二头肌远端损伤通常是由于摔倒或举起重物造成的。要确定是否存在部分或全层撕裂（即两个肌腱部分），是否存在桡骨粗隆的撕脱，或近端是否完整或部分撕裂而桡骨粗隆的连接处完好，这些对判断手术干预指征很重要。肱二头肌两块肌同时发生近端回缩提示全层撕裂。如果累及肱二头肌腱膜（LF），且靠近肌肉-肌腱连接处有撕裂，则有可能出现肱二头肌近端明显回缩以及 LF 异常增厚（应与对侧进行比较）[1]。

手术干预是一种基于个体做出的临床决定。对需求较低的患者可考虑保守治疗，但肘关节旋后（长头部）、屈曲（短头部）时力量会减弱。与所有的部分撕裂一样，一段时间的休息后，应该逐步加强力量训练。

图 4.53 ～ 图 4.55A 示例显示了累及肱二头肌肌腱长头和短头近端全层撕裂，而 LF 保持完好。当肘关节抗阻屈曲时，撕裂的收缩的联合肌腱 / 肌肉会引起"反向大力水手征"。在这种特殊情况下，一截完整的肌腱残端仍然附着在桡骨止点（图 4.55 和图 4.56）。

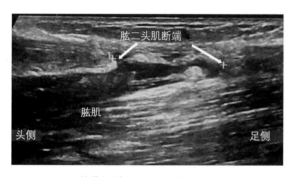

图 4.53　外伤性肱二头肌远端全层撕裂纵切面

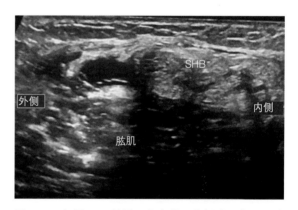

图 4.54　与图 4.53 是同一个患者。右侧肱二头肌肌腱连接处近端的横切面，显示短头肌腹的包块和回缩。长头部部分已回缩到图像的近端。SHB，肱二头肌短头

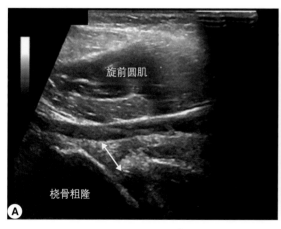

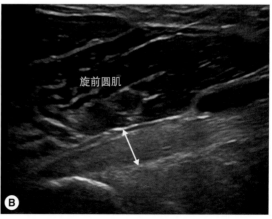

图 4.55　（A）与图 4.53 和图 4.54 是同一个患者。肱二头肌远端止点撕裂，远端肌腱的靠近端的撕裂和回缩，变为纤维样连接。（B）与正常肱二头肌远端比较

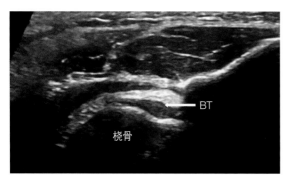

图 4.56　与图 4.53 和图 4.54 是同一个患者，"Cobra"体位扫描，确认了完整的肱二头肌（BT）连接

> **病例报告**
>
> 临床病史：6 天前搬重物受伤。疼痛和"大力水手征"。肱二头肌远端断裂？
>
> 前臂超声表现：
>
> 在肱二头肌远端肌肉 - 肌腱连接处明显断裂和混杂回声信号，积血可能。
>
> 被动抗阻屈曲动态扫描证实为全层撕裂，长头和短头部分均受累及。
>
> 肌腱远端回缩。
>
> 桡骨结节止点完好。
>
> 肱二头肌腱膜完好。
>
> 结论：肱二头肌远端肌腱近端全层撕裂。

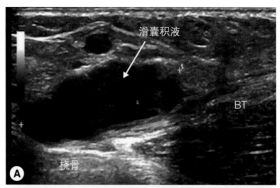

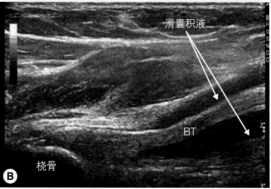

图 4.57　（A）纵切面扫描肱二头肌（BT）止点以及延伸的肱二头肌桡骨滑囊。（B）同一患者，显示肌腱周围延伸的积液，看起来与肌腱鞘积液相似

肱桡滑囊炎

如前所述，肱桡滑囊（BRB）位于肱二头肌止点的桡侧[23]，正常不可见。桡骨结节处的骨赘可引起磨损性滑囊炎（图 4.57 和图 4.58）。滑囊炎的临床治疗方法包括休息、等距负荷训练、类固醇注射进行短期缓解（最

> **病例报告——肱桡滑囊炎**
>
> 临床病史：右前臂肘窝疼痛，无明显包块。
>
> 右肘部超声检查：
>
> 前臂肘窝可触及包块，薄壁无回声，无血流信号，并延伸至肱二头肌的肌腱结合部。这是典型的肱桡滑囊炎表现。肱二头肌腱完整，但存在肱桡结节远端肌腱病变和骨赘情况。
>
> 总结：与肱桡滑囊炎的特征表现相符。

好在超声引导下），也可以手术干预清除撞击部位。

鹰嘴滑囊炎

位于肘关节鹰嘴突上的皮下组织中的鹰嘴滑囊含有少量液体，正常状态下不可见。滑囊炎指的是滑囊组织和液体增生，并可能引起疼痛的炎症过程。原因包括过度倚靠肘部，所谓的"学生肘"，急性或重复性创伤，感染，或系统性自身免疫疾病，如风湿性关节炎或痛风。超声检查可见位于鹰嘴突浅层单室或多室、可为薄壁无回声或厚壁有明显滑膜增生的液体积聚（图 4.59），伴或不伴充血，偶有游离体。对于临床处理来说，病史总是很重要的。轻度压迫组织，也可抽吸关节液，避免压迫该部位，通常是有效的治疗方法。

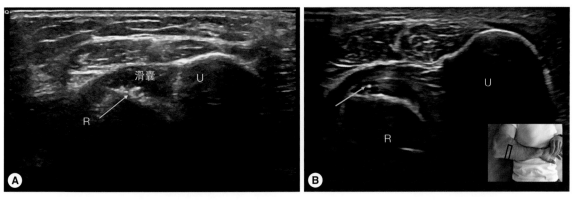

图 4.58 "Cobra"体位。（A）与图 4.57 是同一患者，显示明显的桡骨骨赘，伴肌腱远端肌腱病和肱二头肌桡骨滑囊炎。（B）另一个不同的病例表现为轻微且无症状的骨质增生，肌腱正常且没有滑囊炎表现。R，桡骨；U，尺骨。右下角的插图标示了患者和探头的位置。

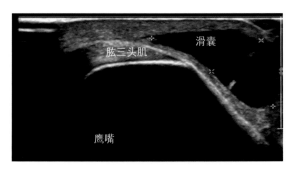

图 4.59 鹰嘴滑囊积液矢状截面

病例报告——肘部滑囊炎

临床病史：肘部肿胀？滑囊炎可能。

右肘部超声检查：

B 先生说其肘部肿胀数月，源于之前的肘部创伤。目前，肿胀稍小些，也不再疼痛。

在肘部桡骨髁上方，有一个大小 3.5 cm×2.5 cm×1.5 cm 的单室无回声、薄壁的积液信号。未发现相关血管信号表明处于急性炎症阶段，也没有信号提示存在游离体。

总结：该表现与肘部滑囊炎表现相符。

肱三头肌撕裂

这是一种不太常见的肌腱损伤，因为该肌腱在鹰嘴上的止点面积很大，这也使得临床上很难与其他情况（如网球肘）区分开来。肱三头肌肌腱撕裂通常是由于当肱三头肌发力伸肘时，肘部遭受过大的屈曲暴力造成的，在 30 ~ 50 岁的男性中更为常见。撕裂通常发生在肌腱 - 骨连接处，较少发生在肌肉 - 肌腱连接处。在超声成像中，肌腱 / 肌肉纤维的正常纤维结构破坏、中断，撕裂部分会出现积液或混杂的充血积液信号（图 4.60 ~ 图 4.62）。全层撕裂包括肌肉的三个头，包括较不常见的内侧头撕裂，需要手术干预[24]。考虑到功能、患者期望和共病情况，部分撕裂通常采用保守治疗。

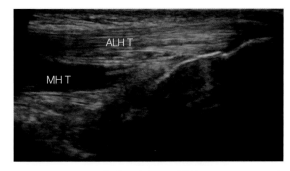

图 4.60 对比正常肱三头肌肌腱纵切面。ALHT，肱三头肌外侧 / 长头腱膜；MHT，肌肉内侧头

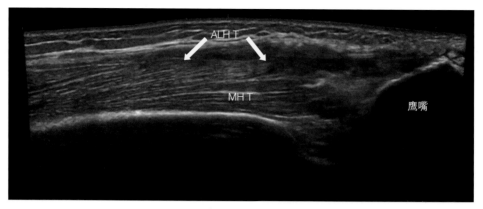

图 4.61　肱三头肌撕裂。肱三头肌纵切面，外侧/长头腱膜断端回缩。内侧纤维完好。ALHT，肱三头肌外侧/长头腱膜；MHT，肱三头肌内侧头

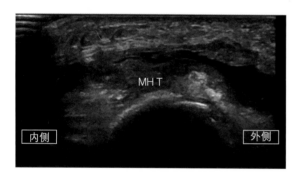

图 4.62　左侧肱三头肌远端横切面，显示外侧头撕裂处有关节积液，内侧头止点无撕脱

> **病例报告——肱三头肌撕裂**
>
> 　　临床病史：14 天前在健身房锻炼后受伤导致肘部疼痛。
>
> 　　前臂超声表现：
>
> 　　疼痛位于肱三头肌远端，该处见肱三头肌腱外侧/长头腱膜的断裂并向近端回缩。撕裂的部分存在一无回声区，信号与积液或积血一致。撕裂部分之间的间隙约 3 cm。与对侧相比，肱三头肌外侧头肌肉体积较小，反射率异常增高，呈萎缩表现。内侧头显微结构正常完好。
>
> 　　结论：肱三头肌外侧/长头肌腱巨大撕裂，内侧头未见明显异常。

肘管综合征

　　尺神经易受内侧骨缘的压迫和牵拉伤，特别是当肘关节长时间保持屈曲姿势时，例如在睡觉时。神经肿大，回声低，失去正常线条状神经束表现。在肘管的近端、中段和远端，尺神经的直径可能发生显著变化（图 4.63 和图 4.64）。

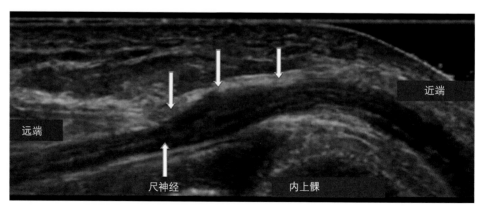

图 4.63　尺神经纵行通过肘管。注意肿胀以及平行走行的筋膜反射回声减弱。箭头标记了 Osbourne 支持带（正常的尺神经见图 4.36）

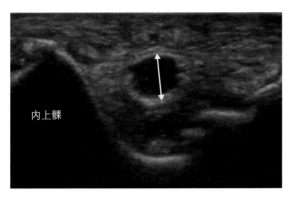

内上髁

图 4.64　异常尺神经横切面扫描。双箭头，肿胀的尺神经，失去了正常的"海绵状"反射外观（正常的尺神经见图 4.34）

尺神经脱位在肘关节完全屈曲时可能表现得很明显。识别这一征象很重要，不仅要考虑手术干预，而且在对 CFO 进行注射治疗时也很重要，因为该神经在屈肘时可能位于 CFO 的表面。

要始终考虑外部占位性病变的可能性，如骨赘病、积液或异常肌肉，这些都可能导致外源性压迫[16, 17]。

考虑到内上髁炎是肘关节内侧疼痛的另一原因，应在检查该区域时同时评估屈肌总腱。

保守治疗通常是有效的，特别是在轻症病例中，休息和行为矫正教育是最重要的因素。夹板也可以与特定的锻炼一起发挥作用，以活动尺神经。有症状的脱位需要外科治疗，可能需要尺神经转位手术[25]。

> **病例报告——尺神经炎**
>
> 临床病史：B 女士说她睡觉时胳膊弯在枕头下面，导致右肘痛，伴环、小指刺痛，晚上疼得更厉害，甚至夜间痛醒。
>
> 前臂超声表现：
>
> 尺神经在肘管内全程梭状肿胀。神经反射率下降，束状结构丧失，与水肿表现相符。尺神经在 Osbourne 支持带近端直径正常，在尺侧腕屈肌头远端恢复正常直径。未见外源性病变压迫神经。未见异常肌肉组织。完全屈肘时，神经在肘管内保持位置稳定。
>
> 结论：表现符合尺神经炎。

> ◎ **提示总结**
>
> 1. 在肘部下方使用一个支撑垫，以使探头更好地接触。
>
> 2. 检查关节时不断调整探头以保持其垂直于透明软骨。
>
> 3. 扫描关节囊止点的远端，特别是在桡骨头处，因为滑膜隐窝超出了关节线。
>
> 4. 在无外伤史的情况下，肌肉萎缩可能提示失神经支配。
>
> 5. 肱二头肌远端团块以及近端回缩提示全层撕裂。

（ Nicki Delves, Sara Riley 著　王冀懋 译 ）

练习题及参考文献

扫描书末二维码获取

手和腕部超声

学习目标

通过对本章的学习，读者应掌握：
- 手和腕部的相关解剖结构
- 手和腕部的超声技术和正常表现，包括提示和误区
- 有助于解读发现的临床特征和动态评估
- 常见病变及其超声表现
- 其他成像方式的位置

引言

与大多数肌肉骨骼超声一样，对手和腕部的评估通常侧重于解释与病史和临床检查相关的特定问题。

患者体位、设备和检查

考虑扫描位置时，患者舒适度和操作者人机工程学都很重要。这些将在第 10 章中更详细地讨论。使用软垫将手或腕抬起以检查表面可以增加检查的灵活性，有助于动态评估。

技术的进步促进了小尺寸、高频探头的开发[1]，这种探头非常适合于对手和腕的微小浅表结构进行成像。

对于出现腕和手疼痛的患者，体格检查可能诊断不清，因为来自其他相关结构的症状可能有很大的相似性。许多负责手部动作的肌肉源于前臂/肘部；扩大扫描以包括这些区域对于全面检查是必要的。记录简短的临床病史并询问损伤、诱发因素以及疼痛部位和相关情况能补充病例上提供的其他临床信息，从而有助于指导超声检查。

出于检查目的，腕部可被分成多个区域[2]。图 5.1 给出了可在 5 个区域内发生的疾病的综合列表。值得注意的是，某些症状并不局限于某一特定疾病，并且，并非所列的所有疾病都可通过超声诊断。

腕和手的关节

解剖

腕（腕骨）关节由桡尺关节、桡腕骨关节、腕骨关节、腕中关节和腕掌关节组成（图 5.2）[3]。

纤维软骨将腕关节的许多部分隔开。纤维软骨在尺骨头基底部、月骨和三角骨之间延伸，深至尺侧腕伸肌（ECU）腱，是稳定三角纤维软骨复合体（TFCC）的一部分，包括桡尺韧带和尺骨韧带[4]。

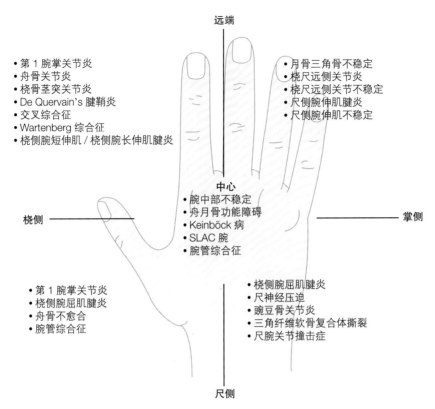

图 5.1　腕部 5 个区域的病变。CMC，腕掌关节；DRUJ，桡尺远侧关节；ECRB/ECRU，桡侧腕短伸肌 / 桡侧腕长伸肌；ECU，尺侧腕伸肌；FCR，桡侧腕屈肌；FCU，尺侧腕屈肌；SLAC，舟骨月骨退变；STT，舟骨；TFCC，三角纤维软骨复合体

内侧和外侧韧带位于手腕的骨性关节之间，由于其大小和解剖位置因素，大部分韧带难以通过超声观察到。对韧带进行超声（相对于无症状侧）检查通常对临床诊疗起到一定作用，然而超声对韧带损伤和病理的呈现分辨率仍有局限，MRI 则可能是首选的检测方法 [5, 6]。

在手指中，掌指关节（MCP）、近端指间关节（PIP）和远端指间关节（DIP）为滑膜关节，伴有明显的背侧关节凹陷。相比之下，拇指只有两个关节；MCP 和指间（IP）关节。每个关节由尺骨和桡侧副韧带稳定。掌侧板为韧带关节内结构，可加强关节，限制过伸。

技术和超声表现

图 5.3 显示了腕背侧和掌侧的骨表面解剖结构。这些结构有助于在超声检查时定位。

关节

评估手和腕部所有关节的超声转诊通常用于临床隐匿性炎症的诊断评估。炎性关节病的联合评估在第 10 章中有更详细的说明。受伤后更可能对单个关节进行超声检查，或评估软组织肿胀的来源 / 性质。

腕关节从背侧表面（最表浅处）沿纵切面评估。值得注意的是，正常关节可出现薄滑膜皱襞，此时不应误认为是滑膜肥大 [7, 8]（图 5.4）。如果在动态扫描时进行手腕弯曲，则这些正常的褶皱会消失。

可从背侧或掌侧检查手指关节；然而，背侧被认为是最有效的，因为掌侧表面上的关节囊 / 胼胝可压迫关节液、滑膜肥大和新血管形成，而所有这些都是关节炎症的体征（图 5.5 和图 5.6）。在纵切面和横切面进行系统

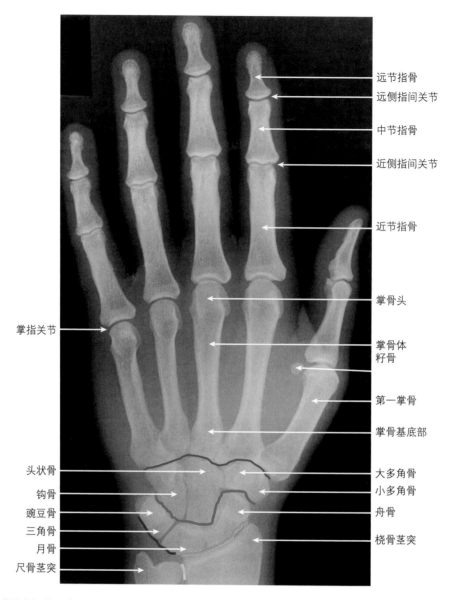

远节指骨

远侧指间关节

中节指骨

近侧指间关节

近节指骨

掌骨头

掌骨体
籽骨

第一掌骨

掌骨基底部

大多角骨

小多角骨

舟骨

桡骨茎突

掌指关节

头状骨

钩骨

豌豆骨

三角骨

月骨

尺骨茎突

图 5.2　右手及腕部前后位 X 线片。蓝线；腕中关节；绿线；桡腕关节；紫线；尺腕关节；红线；腕掌关节；黄线；桡尺关节

检查时，应小心并确保尽可能多地评估关节，包括尺骨和桡骨。应使用灰度和多普勒成像评估炎症变化（参见第 10 章）。尤其避免探头压力过大，因为这将妨碍对积液和新生血管的识别。

通过将探头纵向放置在关节的掌侧来检测，其常表现为关节软骨表面的三角形高回声结构[7,8]（图 5.7）。

韧带

有两个韧带可以很容易地通过超声进行评估，即拇指的尺侧副韧带（UCL）和腕部的舟月韧带。

将患者手掌向下放，旋转拇指，使其径向与检查面接触，检查拇指的 UCL（图 5.8A）。然后将探头纵向放置在 MCP 关节的尺侧，靠近拇指和示指之间的软组织。正常 UCL 是一

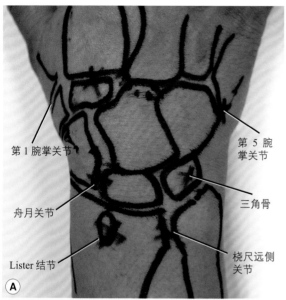

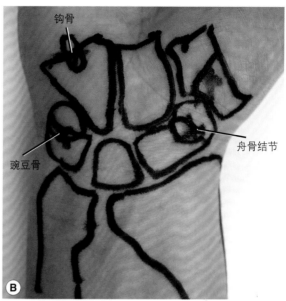

图 5.3　腕部骨性表面解剖。（A）背侧。（B）手掌

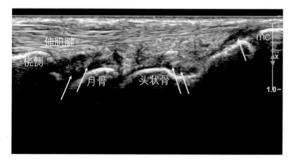

图 5.4　腕关节背侧纵切面，从桡骨和月骨之间的桡腕关节、腕中关节到掌骨底部（mc）。滑膜皱襞（箭头）

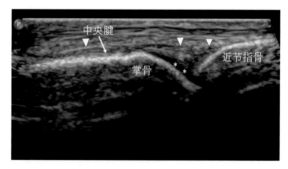

图 5.5　正常掌指关节纵切面。长箭头，滑膜隐窝；短箭头，关节囊；*，软骨

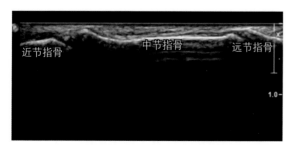

图 5.6　近端指间关节和远端指间关节的纵切面

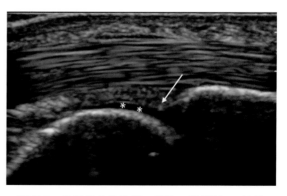

图 5.7　掌指关节的掌侧，箭头，掌侧板；* 软骨

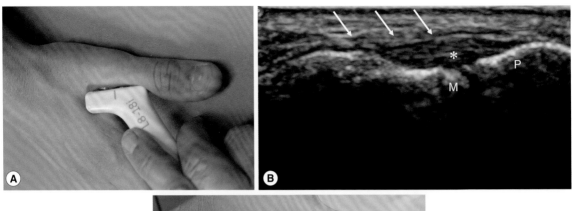

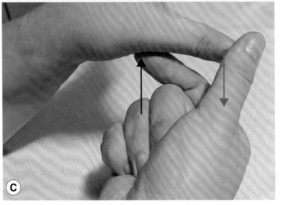

图 5.8　尺侧副韧带。（A）检查拇指尺侧副韧带（UCL）时的探头位置。（B）UCL＊［延伸于掌骨（M）和近端指骨（P）之间，上覆内收肌腱膜（箭头）］。（C）拇指 UCL 受力检测方法，操作者示指向上轻轻施压，拇指向下轻轻施压

条横跨 MCP 关节尺侧的高回声（图 5.8B）。远端掌骨和近端指骨表面的光滑凹陷是韧带的特征 [6, 9]。

　　在超声检查过程中动态评估并采用临床拇指外展应力测试有助于疾病的鉴别。检查时，将患者的手放在软垫上，拇指悬空。扫描时，稳定患者掌骨，对指骨施加内翻张力（径向偏离）增加 UCL 的张力（图 5.8C）。

　　扫描舟月韧带（SLL）时，手掌向下或抬起，使手腕轻微弯曲。通过定位 Lister 结节（见图 5.13），并使探头处于横向（图 5.9A），可以看到桡骨和尺骨的表面。向远端缓慢扫描，直到可以看到 3 块骨的表面：从桡侧看，是舟骨、月骨和三角骨。正常 SLL 表现为延伸于舟骨和月骨之间的高回声、原纤维结构（图 5.9B）[9-11]。

　　动态评估：应力检查 SLL 可通过在扫描时要求患者握拳来实现，但要注意，这些关节的正常表现及其对应力的反应有相当大的变化；建议与无症状的另一侧手腕进行比较。

手背和手腕肌腱（及邻近结构）

解剖

　　伸肌支持带是维持腕背肌腱位置的强纤维／韧带（图 5.10）[3]。它横向附着于桡骨，中间附着于三角骨和豌豆骨。来自支持带的纤维间隔向桡骨深处延伸，形成 6 个纤维骨间隔，其中包含了伸肌腱。

　　从桡侧到尺侧，6 个间室（Ⅰ ～ Ⅵ）都有单独的滑膜鞘，在图 5.10 中以绿色显示。其长度可达 7 cm，止于近端掌骨的水平 [9]。在手指的远端，肌腱有薄层滑膜覆盖，而不是完整的滑膜鞘。

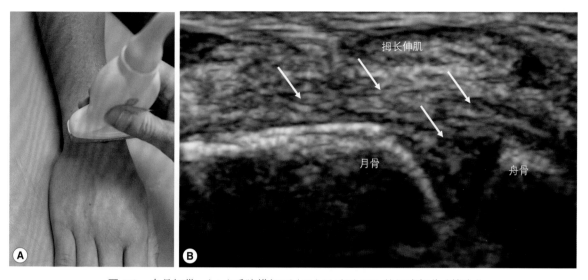

图 5.9　舟月韧带。（A）手腕横切面（B）显示了 SLL 的组成部分（箭头）

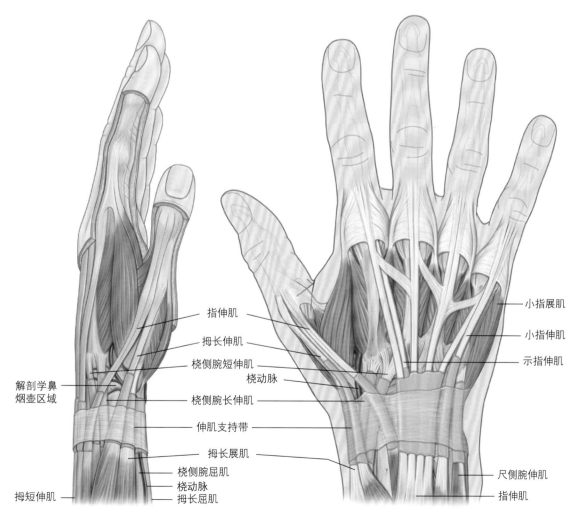

指伸肌	小指展肌
拇长伸肌	小指伸肌
桡侧腕短伸肌	示指伸肌
桡动脉	
解剖学鼻烟壶区域	
桡侧腕长伸肌	
伸肌支持带	
拇长展肌	
桡侧腕屈肌	尺侧腕伸肌
桡动脉	指伸肌
拇短伸肌　拇长屈肌	

图 5.10　腕背侧和桡侧解剖结构

Ⅰ区包含拇短伸肌（EPB）和拇长展肌腱（APL）[12]。其与第一掌骨基底部对齐，形成解剖学鼻烟壶的外侧 / 径向边界（图 5.11）。

解剖变异包括 APL 多处滑脱，容易与滑膜肥大或纵向肌腱断裂相混淆[10]。EPB 和 APL 肌腱可能被垂直中隔分隔，导致患者更易患狭窄性 De Quervain 腱鞘炎。

Ⅱ区包含桡侧腕短伸肌腱（ECRB）和桡侧腕长伸肌腱（ECRL）。该间室位于解剖学鼻烟壶的中心。解剖变异包括副 ECR 腱，见于 10% ~ 24% 的个体，大部分在Ⅱ区内走行，很少部分通过单独的筋膜隧道[13]。

Ⅲ区包含 Lister 结节径向上的拇长伸肌（EPL）肌腱。这个有用的解剖学标志位于桡骨远端的背面；有助于识别该间室的另一个标志是其形成解剖学鼻烟壶的背侧 / 尺侧边界。

Ⅳ区含有 2 ~ 4 指的伸肌腱。指长伸肌（EDC）近端连接肌腱，向远端分成 4 个指长伸肌（EDL）以及有助于示指伸展的固有伸肌（EIP）。

Ⅴ区含有小指伸肌（EDM），即小指肌腱[11]。

Ⅵ区含有尺侧腕伸肌（ECU）肌腱，位于尺骨沟内尺骨茎突外侧——从尺骨背侧表面向远端延伸可触及尺骨体表投影标志[11]。

桡动脉、神经和静脉位于解剖学鼻烟壶内手腕的桡侧[11]。

在 4 个手指的背侧，EDL 肌腱的中央束附着于中节指骨的基底部，而与外侧束有关的伸肌腱则附着于远端指骨。MCP 关节上覆有腱膜或伸肌腱，由稳定伸肌腱的横向矢状带组成（图 5.12）[3, 12]。

EIP 肌腱在示指掌骨头水平处与示指 EDL 肌腱的尺侧连接。EDM 肌腱在经过手掌时分成两部分，最后与第五指的 EDL 肌腱连接[6, 7]。

超声操作技巧和正常超声表现

手掌向下，探头处于横向位置，起点为桡骨远端的 Lister 结节（图 5.13）。

从这个位置开始在不同伸肌腱间室之间移动扫描，如图 5.14 所示[11]。如果初始超声图像上没看到 Lister 结节，则向近端或向远端缓慢移动探头直到看到 Lister 结节。

必要时可活动腕部位置，以便能够更好地动态评估一些腕部间室。例如，最好将患者手腕置于侧卧位（拇指朝上）时检查Ⅰ区中的肌腱（图 5.15）。另外，可在手腕处于外侧（拇指向上）位置或手掌向下（图 5.16）时评估Ⅱ区[11]。需要注意的是，Ⅱ区的肌腱在前臂内以 60° 角在第一伸肌间室的肌腱连接处交叉（大约在 Lister 结节的近端 4 cm 处）。两个间室过度摩擦可导致疼痛，这也被称为近端交叉综合征。在这种情况下，可能存在Ⅱ区肌腱腱鞘炎。因此，在这种情况下，有必要将检查范围扩大至前臂。

在Ⅲ区，拇长伸肌作为解剖学鼻烟壶的

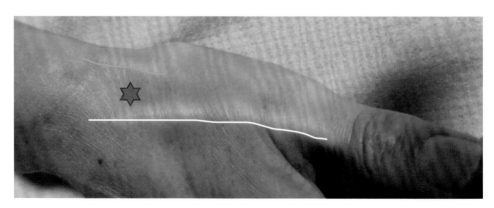

图 5.11　右手解剖学鼻烟壶照片。绿线；解剖学鼻烟壶外侧 / 桡侧界—Ⅰ区；蓝星；解剖学鼻烟窝的中心—Ⅱ区，也是桡神经血管束的位置；白线；解剖学鼻烟壶的背侧 / 尺侧界—Ⅲ区

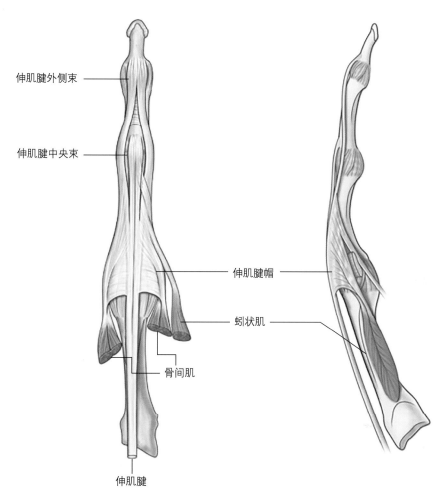

伸肌腱外侧束

伸肌腱中央束

伸肌腱帽

蚓状肌

骨间肌

伸肌腱

图 5.12　手指伸肌腱的中央束和外侧束

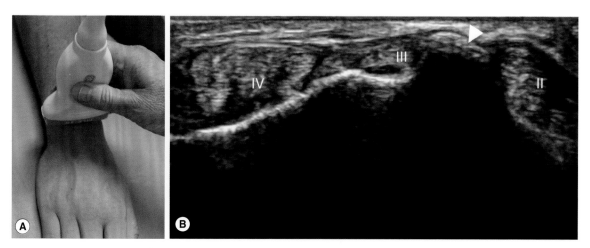

图 5.13　Lister 结节。（A）腕背水平横切面，探针位于 Lister 结节水平。（B）Lister 结节（箭头），与 Ⅱ、Ⅲ 和 Ⅳ 伸肌间室相邻

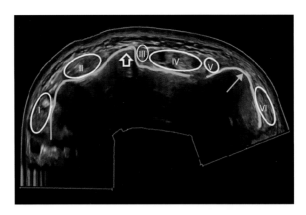

图 5.14　腕背侧 6 个伸肌间室用白色圆圈标出编号和轮廓。蓝色箭头；尺骨茎突；蓝线；尺骨表面；绿线；曲面的半径；白色箭头；Lister 结节

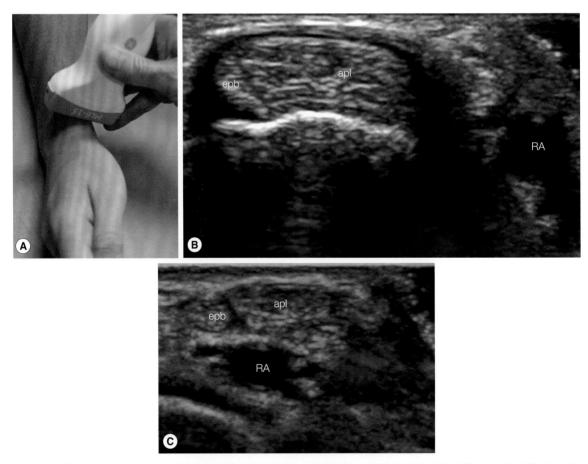

图 5.15　伸肌间室 I 区。（A）手腕桡侧横切面探头位置，拇指朝上。图中显示了手腕近端（B）和远端（C）的桡动脉（RA）、拇长展肌（apl）和拇短伸肌腱（epb）之间的关系

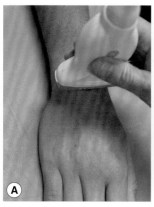
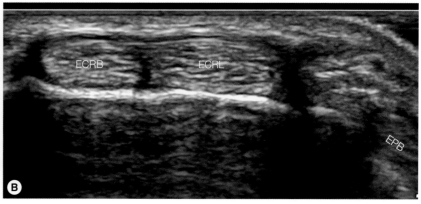

图 5.16　伸肌间室 II 区。（ A ）手掌向下的横切面扫查。（ B ）桡侧腕长伸肌（ ERCL ）和桡侧腕短伸肌（ ECRB ）。EPB，拇短伸肌

背 / 尺侧边界，位于 Lister 结节的尺侧。

随着该肌腱向远端延伸，可看到其与 II 区中的肌腱浅层交叉（图 5.17 ）。II 区和 III 区交界处的疼痛被称为远端交界综合征。

IV 区和 V 区中的肌腱（图 5.18 ）可沿远端到达手指。通过活动每个手指，同时横向扫查手腕处的肌腱，有助于观察每个肌腱。

值得注意的是，伸肌支持带在腕部 IV 区上方最厚，并形成低回声，经验较少的操作者可能会将其误认为腱鞘炎（见图 5.18A ）。

另一个可能与腕关节腱鞘炎混淆的陷阱是，将腱肌连接处肌肉的正常低回声误认为积液。通过在两个成像平面确认肌肉组织，可以避免这种情况 [9-11, 13]。通过触诊确定是否疼痛以及与非症状侧的比较对于避免误诊很有用。

当沿着肌腱向远侧到手指的纵切面时，可见其逐渐变细为细小的中央和外侧束状结构，这时候比较难评估（图 5.19 和图 5.20 ）。

在横切面上，手指的伸肌帽位于近端指骨的 MCP 关节 / 基底部的水平位置。超声检查显示为细回声原纤维结构。在横切面上，伸肌腱的中心滑移应位于掌骨头上方的中心位置（图 5.21 ）。

在每个指尖的背侧，远端指间关节远侧为甲床，超声纵切面可见手指甲床（见图 5.20 ）。识别这种结构的正常外观 / 血管结构很重要，因为它可能有所不同，但在手指之间应具有可比性。

在腕部，最好在患者手腕横向（小指向上 ）时扫查 VI 室中的 ECU 肌腱，以保证探头有很好接触（图 5.22 ）[11]。

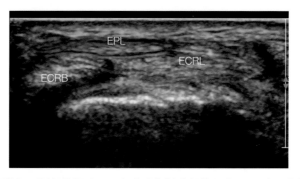

图 5.17　伸肌间室 II / III 区横切面拇长伸肌（ EPL ）跨过桡侧腕长伸肌（ ECRL ）和桡侧腕短伸肌（ ECRB ）肌腱交叉

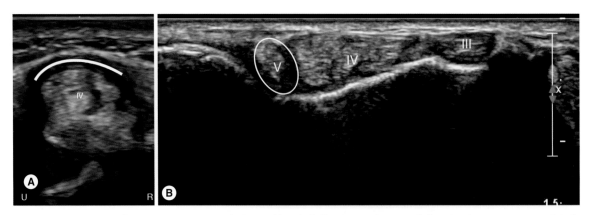

图 5.18 腕背侧关节横切面。（A）Ⅳ区。白线显示伸肌支持带。U，尺侧；R，桡侧。（B）Ⅲ、Ⅳ、Ⅴ区（由白色圆圈勾勒出的小指伸肌腱）

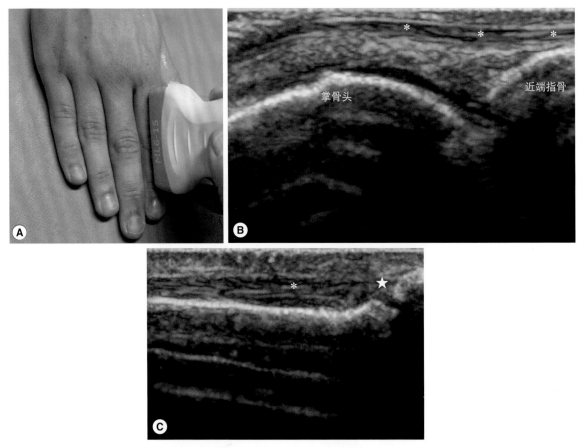

图 5.19 伸肌腱中央束。（A）示指纵切面探头位置。（B，C）伸肌腱中央束（＊），显示其在中节指骨底部（★）

旋前时，ECU 位于尺骨沟内；然而，在腕部旋后或尺骨偏离时，高达 50% 的肌腱可位于尺骨沟外。超过肌腱宽度 50% 的半脱位是异常的，但通常没有症状[10]。

在手腕的尺骨方面，可以通过将探头纵向放置在尺骨背侧上方并与之呈一直线，同

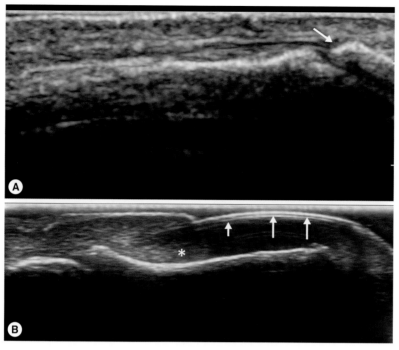

图 5.20　伸肌腱与甲床外侧束。（ A ）远端指骨外侧束（箭头）。（ B ）甲床（ * ），指甲（箭头）

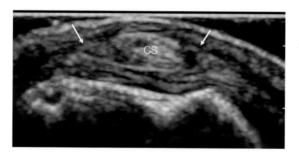

图 5.21　矢状带。掌骨头水平的伸肌腱（ CS ）中央束横切面，伴有桡、尺矢状带（箭头）

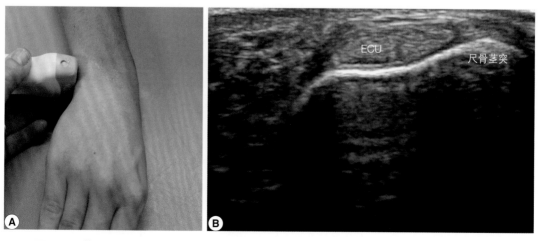

图 5.22　伸肌间室Ⅳ区。（ A ）患者和探头位置。（ B ）尺侧腕伸肌（ ECU ）横切面的尺骨茎突

时患者手掌向下，来识别 TFCC。TFCC 位于尺骨茎突远端，ECU 深处，表现为均匀的回声三角形结构（图 5.23 ）。

在超声上不能区分 TFCC 的各个部分，也不能进行病理学方面的排除。关节镜检查或 MRI 是诊断撕裂的另一种方法[4,6,9]。

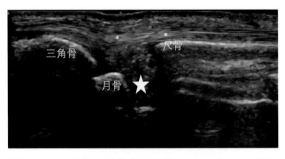

图 5.23   三角形纤维软骨复合体（TFCC）（★）纵切面。尺侧腕伸肌腱（＊）

掌侧手和腕肌腱（及邻近结构）

解剖

许多结构通过几个纤维骨隧道进入掌侧腕部。腕管包含正中神经和屈肌腱（图 5.24 ）[3, 14]。

腕管由从豆状骨和钩骨延伸至舟状骨和大多角骨的屈肌支持带形成。腕管内有 9 条屈肌腱：4 条来自指浅屈肌（FDS），4 条来自指深屈肌腱（FDP），以及拇长屈肌腱

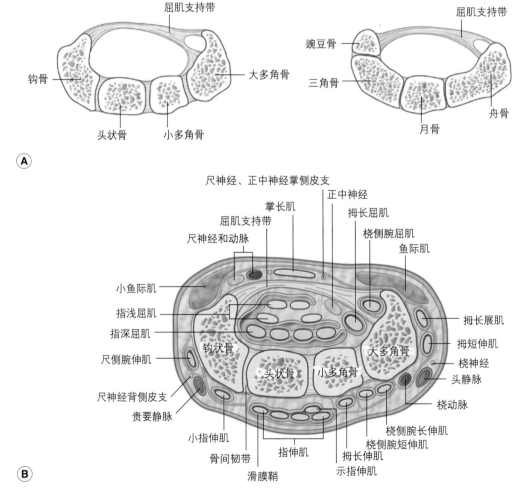

图 5.24   掌侧腕部解剖。（A）腕管，屈肌支持带与腕关节近端和远端的连接。（B）右手腕关节横切面，显示了通往手部结构之间的关系

（FPL）。FPL 肌腱位于其自身的腱鞘内，而来自 FDS 和 FDP 的 8 条肌腱均位于一个共同的腱鞘内[14]。

桡侧腕屈肌（FCR）、尺侧腕屈肌（FCU）和掌长肌（PL）肌腱位于腕管浅表的腱鞘中。PL 被认为是一种附属肌腱 / 肌肉，因为它可能在 4%~25% 的个体中缺如。重要的是要知道它的存在和位置，因为它经常用于整形手术修复重建[13]。可以触摸肌腱，但当临床查体不明确时，可要求进行超声检查[15]。解剖变异包括肌腱的重复，以及肌腱 / 肌肉反转，即在腕关节水平看到肌肉，在近端看到肌腱[13]。

腕关节掌侧也可见腕尺管或 Guyon 管。其边界复杂，包括掌浅腕韧带、深屈肌支持带、小鱼际肌、豆状骨和豆状骨韧带以及钩骨肌。它包含尺神经血管束，在大约 10% 的个体中，尺神经在 Guyon 管内分叉[16]。

FDP 和 FDS 肌腱在腱鞘内延伸（图 5.25A），从掌侧腕部穿过手掌延伸至手指。FDS 肌腱在 PIP 关节处裂开，在 FDP 肌腱两侧插入中节指骨；FDP 肌腱插入远端指骨底部（图 5.25B、C）[3,9]。

FPL 肌腱位于拇短屈肌（FPB）和拇内收肌（AP）的外侧头之间，然后进入纤维骨管并最终插入拇指末节指骨。屈肌腱通过一系列纤维鞘固定在相邻指骨上，以防止屈肌腱弓状牵拉。滑车编号为 A1 至 A5，位于 MCP 和 DIP 接头之间。较小的十字形滑车位于沿屈肌腱走行的腱鞘之间（图 5.25D）[3,17]。

末节指骨掌侧指尖的软组织通常具有丰富的血运，称为指腹。

不可忽略的是手的固有肌肉，它可能是肿块或损伤的部位（图 5.26）[3]。

另一个手部疾病来源结构可能是掌筋膜 / 腱膜。它是前臂筋膜的延续，并连接皮肤的深层和浅层部分[1,5,6]。

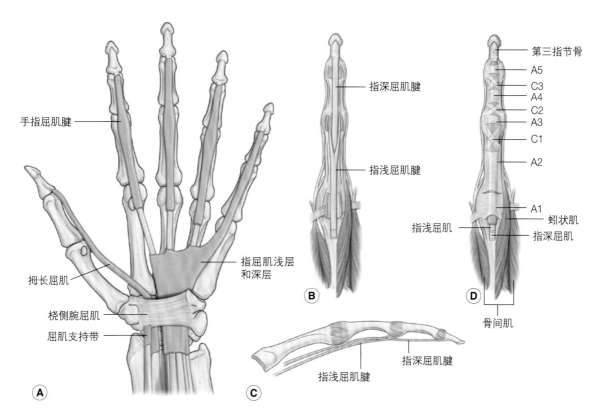

图 5.25　屈肌腱解剖（A）绿色：腱鞘。（B 和 C）示指指浅屈肌腱与手指指深屈肌腱的关系。（D）屈肌滑车系统。A，环形滑车；C，十字形滑车

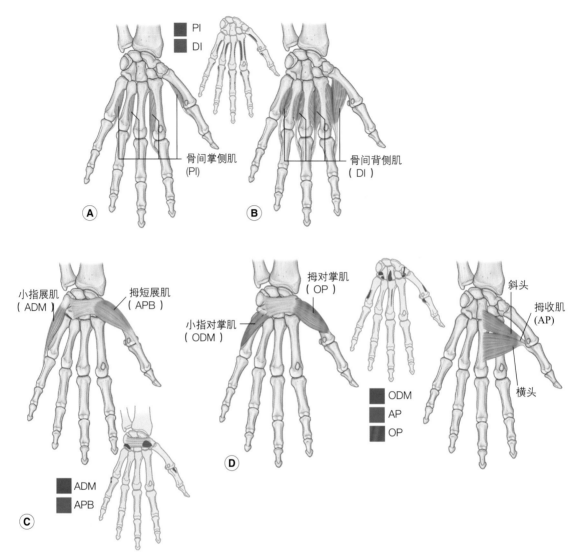

图 5.26 手固有肌。（A）骨间掌侧肌；（B）骨间背侧肌；（C）小指展肌和拇短展肌；（D）小指对掌肌、拇对掌肌和拇收肌

技术和正常超声表现

手和腕掌侧的超声检查是在患者手掌向上的情况下进行的。

掌侧腕部结构不像背侧解剖结构那样方便地进行超声检查；并且由于各向异性，肌腱可能难以在腕管水平处清楚看见[11, 13]。此处的扫描需要仔细调节设备参数、探头和腕部位置，以确保得到最佳的图像。

屈肌支持带形成腕管的顶部，在横切面上被识别为跨越骨附件之间的凸形薄低回声（图 5.27 和图 5.28）[11]。

正中神经在横切面上很容易识别为卵圆形结构，伴有深至支持带、浅至 FDS/FDP 肌腱的低回声。大约 20% 的个体中可见正中神经分叉[9, 13]。邻近的 FCR 和 PL 腱在支持带的表面，由于它们相邻，应避免将其误认为是正中神经（图 5.29）[10]。正中神经走行于 FDS 和 FDP 腱之间的腕管深处，不同于仍在表面的 FCR 和 PL。正中神经也可循此进入前臂，

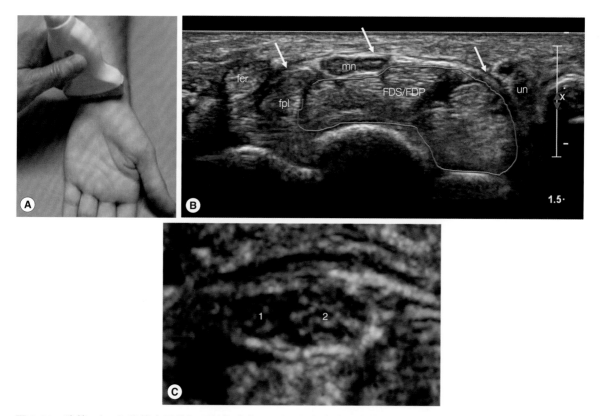

图 5.27　腕管。（A）腕管水平横切面的探头位置。（B）超声检查腕管近端，包括屈肌支持带（箭头）、正中神经（mn）、指浅屈肌腱和指深屈肌腱（FDS/FDP；红色轮廓）、拇长屈肌（fpl）。桡侧腕屈肌腱（fcr）位于腕管外。un，尺神经。（C）正中神经（1）和（2）

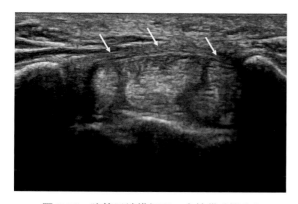

图 5.28　腕管远端横切面。支持带（箭头）

位于肌肉深处（见图 5.29B）。

　　在腕管内用探头横切面检查肌腱时 [9, 11, 13]。活动拇指将引起 FPL 肌腱的移动，使其更易于识别。手指屈肌腱位于腕管内的一束中，FDS 肌腱位于 FDP 肌腱的浅层。在腕管中，第三和第四手指的 FDS 肌腱位于第二和第

五手指的肌腱的表面。FDP 肌腱是并排存在的 [9]。

　　值得注意的是，单个手指的一般运动无法区分 FDS 肌腱和 FDP 肌腱。但这可以通过以下方式检查：沿肌腱至手掌，此时 FDS 位于 FDP 肌腱的浅层（图 5.30A）[9]，或通过特定检查动态评估：

— FDS——确保只有手指的 PIP 关节屈曲，DIP 关节保持伸展状态 [17]（图 5.30B）

— FDP——确保只有手指的 DIP 关节屈曲，PIP 关节保持伸展状态（图 5.30C）

　　FDS 和 FDP 肌腱可在横向和纵向切面上向远端（图 5.31 和图 5.32）和止点追踪。由于 FDS 和 FDP 肌腱的方向不同，各向异性可作为一种有用的鉴别工具（见图 5.31）。

　　环形滑车表现为一系列薄的局灶性低回声"增厚"，沿纵向覆盖屈肌腱。横向上，屈

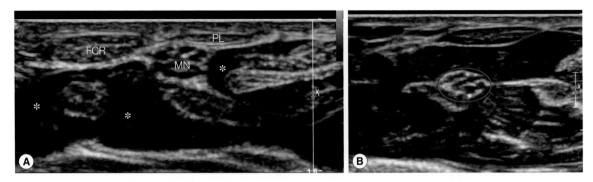

图 5.29 正中神经（A）腕关节近端 / 前臂远端的横切面，显示正中神经（MN）、桡侧腕屈肌（FCR）和掌长肌（PL）肌腱之间的关系。指浅屈肌和指深屈肌的肌腱连接处（FDS/FDP）不应被误认为是积液（＊）。（B）正中神经（红色轮廓），深至前臂肌肉组织

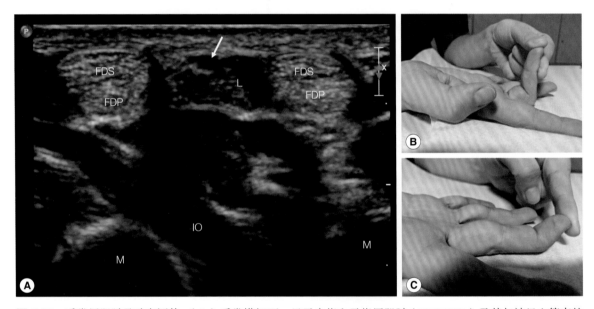

图 5.30 手掌屈肌腱及动态评估。（A）手掌横切面，显示中指和示指屈肌腱（FDS/FDP）及其与神经血管束的关系（箭头）。手的固有肌肉（L，蚓状肌；IO，骨间肌；M，掌骨）。（B）和（C）分别对 FDS 和 FDP 肌腱动态评估。FDS/FDP，指浅屈肌 / 指深屈肌

肌腱周围可见局灶性低回声 "增厚"（图 5.33 ）。

在正常的动态评估中，应看到屈肌腱在滑车下方平稳滑动。

十字形滑车系统由于其倾斜方向和小尺寸而特别难以在超声上可视化 [17]。

FCR 和 FCU 肌腱位于腕管外，通常更容易识别和跟踪，因为它们的位置较浅 [12]。在远端进行的不完整评估可能会忽略 FCR 肌腱

的撕裂，在相邻舟骨关节出现骨关节炎的情况下，该撕裂可能发生在第二和第三掌骨底部 [10]。

PL 肌腱通常可见于腕管水平，在横切面上可见为位于屈肌支持带浅层的小卵形肌腱（见图 5.29A ）[11]。进行超声检查时检查 Guyon 管中的尺神经，通常可以确定该水平的神经压迫情况。在近端腕管水平处，屈肌支持带的浅

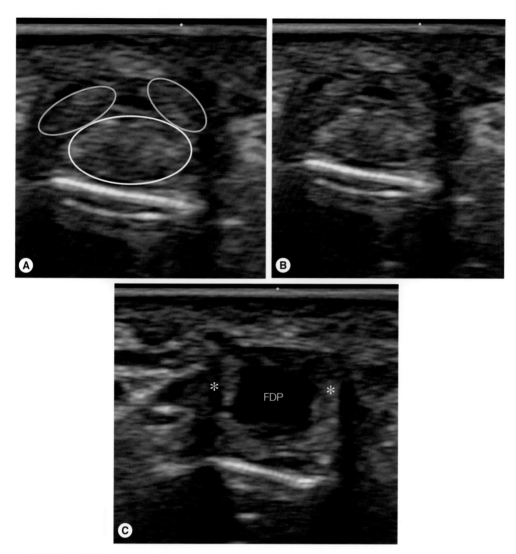

图 5.31　近节指骨近端横切面。(A)橙色圈示指浅屈肌，白色圈示指深屈肌。(B)未标注。(C)指深屈肌 (FDP)，与结构正常的指浅屈肌 (＊)

层，可在朝向腕关节尺侧的横切面上识别出该管 (图 5.34) [11, 13]。

　　在 Guyon 管内，很容易在动脉和成对静脉的尺侧识别尺神经束。尺神经进入腕尺管后，分为感觉浅支和运动深支。运动深支沿钩骨延伸。在大约 24% 的个体中，存在副小指展肌，由于 PL 也位于 Guyon 管中，进而会引起尺神经压迫 [11, 13]。

◎ 温馨提示

- 手腕和手的肌腱在横切面上更容易识别和跟踪。如果它们在手腕水平上不容易识别，从肌腱起点开始扫查应该会有所帮助。
- 动态评估和比较无症状侧的表现对做出正确的诊断至关重要。

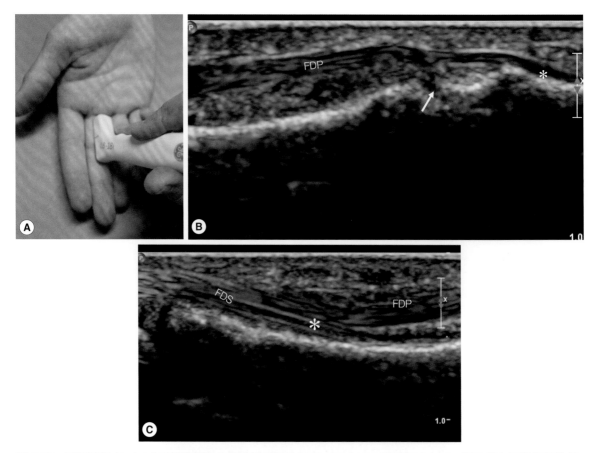

图 5.32 屈肌腱扫查。（A）手指掌侧上方的纵切面探头扫查。（B）FDP 肌腱扫查（ * ）。箭头指向远端指间关节。（C）FDS 扫查（ * ）。FDP，指深屈肌；FDS，指浅屈肌

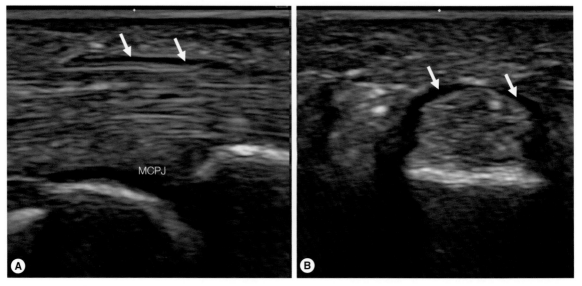

图 5.33 A1 滑车。箭头指向中指的 A1 滑车，该滑车显示为一条细而暗的条带。（A）纵切面。（B）横切面。MCPJ，掌指关节

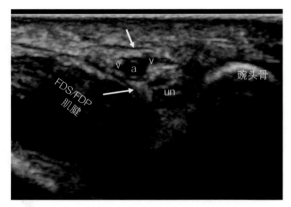

图 5.34 Guyon 管。横切面显示了 Guyon 管的支持带（箭头）和内容物面——尺神经（un）、尺动脉（a）和尺静脉（v）。FDP，指深屈肌；FDS，指浅屈肌

病变

腱鞘炎

腱鞘炎是腱鞘滑膜管内炎症。它主要是由机械性劳损、感染、结构刺激（如骨赘或附件的突出部分）和（或）炎性关节病引起的。炎症可以仅发生于腱鞘，也可以伴有肌腱病的变化，甚至肌腱撕裂 [1,5-8,13,18]。

针对手和手腕，值得注意的是，FCU 和 PL 肌腱，以及手指远端伸肌腱和一些屈肌腱的掌侧部分，不会受到腱鞘炎的影响，这是因为它们没有完整的滑膜鞘。

ECU 腱鞘炎引起了对炎性关节病的怀疑，因为该肌腱通常并不受引起腱鞘炎的正常机械应力影响（参见第 10 章）[6,9]。

感染引起的腱鞘炎被称为化脓性腱鞘炎。整形外科医生常见这种情况。遇到这种紧急情况需要进行清创，以避免患者出现脓毒症和（或）其他并发症，如肌腱损伤、永久性功能丧失或截肢等。在某些情况下，感染可扩散为"马蹄形脓肿"，多在拇指屈肌鞘和小指之间发生，在许多个体中存在。虽然感染性和非感染性腱鞘炎有相似的超声表现（如图 5.35 所示），但其他临床体征和症状，如体温和升高的炎性标志物等，也有助于其诊断 [2]。

De Quervain 狭窄性腱鞘炎

De Quervain 腱鞘炎是由于 EPB 和 APL 肌腱卡压在伸肌间室 Ⅰ 区内而得名。它更常见于女性，原因通常是机械性的过度使用，并与孕妇和（或）有年幼子女的女性有关，但其机制尚不清楚（特发性）。患者通常表现为伸肌间室 Ⅰ 区上方拇指根部疼痛和肿胀，可辐射至拇指和前臂，拇指活动和抓握可加重症状。通常情况下，临床诊断采用的检查包括 Finkelstein 试验、Eichoff 试验和 WHA（wrist hyperflexion and abduction of the thumb，手腕过屈和拇指外展）试验 [19]。这些测试可在 EPB 和 APL 的肌腱上对覆盖的支持带或桡骨基底产生机械应力或剪切力，从而出现阳性症状。相关试验见图 5.36。

治疗包括夹板固定、理疗以及类固醇注射等。对于难治性病例，可能需要进行超声扫描。在疾病的急性期，超声表现可包括腱鞘增厚伴新生血管（图 5.37）和积液。然而，腱鞘的增厚通常很轻微，几乎没有新生血管，可能需要与对侧进行比较以确认发现。在慢性期，肌腱内的病变可能变得明显。如前所述，

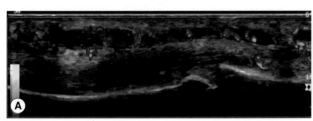
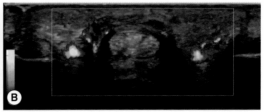

图 5.35 环指屈肌腱腱鞘炎。（A）纵切面，（B）横切面。腱鞘积液过多；能量多普勒显示肌腱 / 腱鞘的新生血管

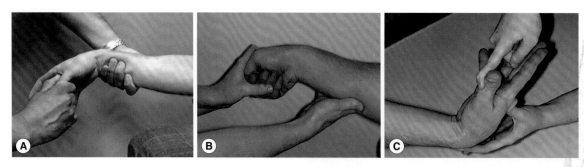

图 5.36 De Quervain 狭窄性腱鞘炎临床试验。（A）Finkelstein 试验。（B）Eichoff 试验。（C）手腕过屈和拇指外展（WHAT）试验

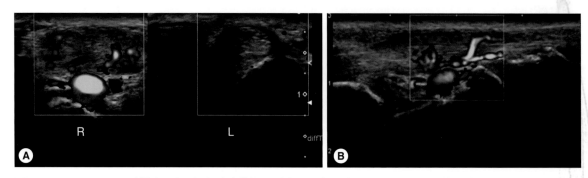

图 5.37 De Quervain 腱鞘炎。（A）右手腕横切面异常，左侧正常。（B）纵切面。第一伸肌间室内的肌腱增厚并形成血管

EPB 和 APL 可被一个垂直隔膜隔开，这不仅使患者更容易受到影响，也可能是后续类固醇注射失败的原因。因此，重要的是及时对这一发现进行报告。

近端 / 远端交叉综合征

如同前面所述，腕部和前臂伸肌间室筋膜鞘间的交叉区域反复的损伤可能导致过度使用性腱鞘炎。患者表现为前臂或腕部局部肿胀和疼痛，分别被称为近端交叉综合征（第 I 和 II 间室相交处）或不太常见的远端交叉综合征（第 II 和 III 间室相交处）。检查时，当患者移动手腕（扭动和屈伸）时可感觉到皮下发声。临床表现可能不具有特异性，因此可能需要超声检查来确定症状的确切原因。在超声检查中，由于局部水肿和相关的肌腱改变，两个间室之间可能会边界模糊、充血以及低回声软组织肿胀。在远端交叉综合征的情况下，还需要评估下层骨表面是否存在骨赘 [16, 20]。

肌腱撕裂 / 断裂

手部和腕部的肌腱撕裂可能是由慢性腱性疾病、炎性关节病以及急性或重复性创伤引起的。肌腱在退行性骨表面或骨科植入物上的移动可能导致重复性创伤；特别是 EPL 的撕裂是公认的桡骨远端骨折并发症 [18]。

重要的是要记住，即使肌腱撕裂完全回缩，腱鞘仍会保留在原位。在损伤的急性期，腱鞘会充满血液和碎片，从而在超声检查中形成假性肌腱外观。在损伤的慢性阶段，一旦初始炎性反应消退，空荡荡的腱鞘可能会被误认为是肌腱的残余，从而导致误诊为部分撕裂和（或）萎缩。针对所研究肌腱的动态评估（主动、被动和抗阻力）以及与健侧的比较是至关重要的 [10, 18]。

当评估和报告手和腕部肌腱撕裂以协助正确的患者管理时，最重要的信息为撕裂是部分撕裂还是全层撕裂。

在部分撕裂中，重要信息包括：

- 撕裂相对于可触及标志的具体位置。
- 受累肌腱深度的百分比。与无症状的一侧比较可以帮助确定这一点。

在全层撕裂中（图 5.38 和图 5.39），重要信息如下：

- 撕裂位置和肌腱末端相对于可触及标志的位置。
- 间隙 / 缺损的大小——要注意，手和腕部的肌腱残端可能会长时间回缩。
- 肌腱末端的变化程度，因为这有助于手术前后的管理决策。
- 撕裂原因，例如骨赘或骨科植入物件的突出部分[18]。

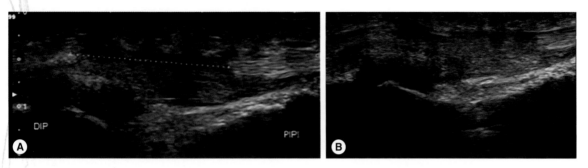

图 5.38　拇长屈肌腱全层撕裂。（A）显示肌腱末端（虚线）之间的长度测量。（B）完整的近端肌腱

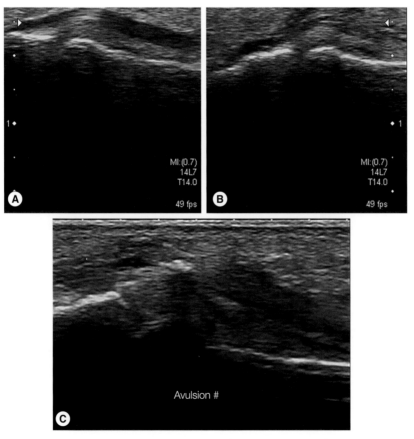

图 5.39　右环指 FDP 肌腱撕脱伤。（A）左环指 FDP 肌腱正常。（B）左手指掌侧，远节指骨 /DIP 关节水平处无肌腱。（C）在覆盖 PIP 关节的肌腱端可见骨撕脱碎片。DIP，远节指骨间；FDP，指深屈肌；PIP，近节指骨

病例报告——拇长屈肌腱全层撕裂（图 5.38)

临床病史：患者右手拇指被 Stanley 刀割伤 2 周。FPL 撕裂。

超声检查报告：FPL 肌腱全层断裂，距 DIP 关节近端 6 mm。在回缩的肌腱端之间观察到 16.5 mm 的间隙。

结论：FPL 肌腱全层撕裂。

病例报告——右手环指指深屈肌腱撕脱（图 5.39)

临床病史：患者右手四指 DIP 关节过度伸展损伤。曾行 X 线检查。患者在诊所复查，DIP 关节无法弯曲。肌腱撕裂

超声检查报告：环指的指深屈肌腱从其远端止点处分离，并向近端回缩至 PIP 关节水平。可见一小块骨撕脱碎片。

结论：环指 FDP 肌腱撕脱。

槌状指

槌状指是指伸肌腱撕脱导致的 DIP 关节屈曲的手指畸形（图 5.40），典型的损伤机制为 DIP 关节被迫屈曲。

患者出现疼痛、肿胀和无法伸展 DIP 关节。在超声检查中，在远端止点处未发现伸肌腱。相反，在关节稍近侧可见伸肌腱，伴

或不伴微小骨碎片（撕脱性骨折）。而伴或不伴炎性改变，取决于损伤后的时间。这种临床畸形也可见于骨关节炎或炎性关节病（如骨赘、滑膜肥大或滑膜炎）引起的 DIP 关节退行性改变，从而限制了关节的伸展 [7]。

矢状带损伤

如前所述，矢状带构成覆盖手指 MCP 关节的稳定腱膜或伸肌腱的一部分。矢状带可因外伤或类风湿关节炎等炎性疾病而受损。在拳击运动员中，示指和中指通常会受到影响，但在炎性关节病患者中，环指和小指矢状带的损伤更为常见。临床上，患者出现半脱位或疼痛的"咔哒"感，发生在 MCP 或 PIP 关节。当患者屈曲受影响的手指时，可以明显看到或明显感觉到肌腱滑出的位置 [9, 12]。在超声检查中，矢状带本身的损伤很难观察到，因为其结构很小。在损伤的急性期，可能会出现矢状带不连续，伴局灶性肿胀和多普勒上明显的充血。完全撕裂允许伸肌腱半脱位，通常朝向 MCP 关节的尺侧（图 5.41），临床和超声检查均可发现。然而，值得注意的是，示指和小指有两个伸肌腱，可以向不同方向发生半脱位。超声报告应说明是否累及尺侧或桡侧矢状带，并注意是否存在任何相关的肌腱变化 [7, 12]。

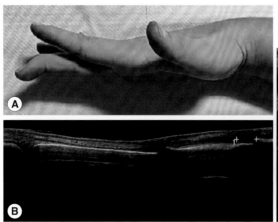

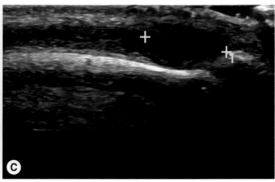

图 5.40 （A）展示槌状指（在本病例中为中指）临床外观的照片。（B）带有测量的全图，显示撕脱的伸肌腱从远端指间关节滑脱的距离。（C）断裂处"放大图像"

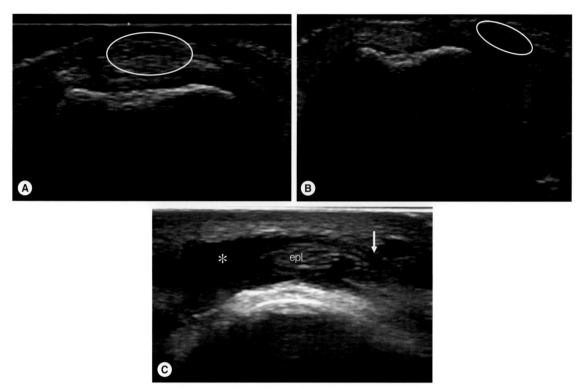

图 5.41　矢状带损伤。横切面图像。（A）在此病例中，可以看到关节伸直时伸肌腱居中覆盖于掌骨头；（B）关节屈曲时，伸肌腱向尺侧半脱位。（C）在另一个病例中，拇指的矢状带破裂，并存在血肿（*）。尺骨矢状带完整（箭头所示）。epl，拇长伸肌腱

掌侧板损伤

手指的 MCP、PIP 和 DIP 关节过度伸展会损伤掌侧板，有时会导致撕脱或撕裂，尽管这些损伤很罕见。超声下急性撕裂表现为肿胀掌侧板内的低回声 [7,9]。

拇指掌指关节尺侧副韧带损伤

拇指掌指关节尺侧副韧带（UCL）损伤，也被称为"园丁拇指"或"滑雪者拇指"，通常是由拇指的 MCP 关节过度外展和过度伸展引起的。损伤的机制包括导致韧带功能不全的慢性过度拉伸 / 重复性低强度应力。临床检查因疼痛、肿胀等原因受到限制；因此，超声通常用于评估急性损伤以确定是否存在撕裂及撕裂的程度。这是临床医生确保对损伤进行正确的长期管理以避免关节不稳定和骨关节炎

的重要依据 [21]。

当出现急性 / 亚急性 UCL 扭伤时，韧带因水肿和出血而增厚。在如此小的结构中，可能极难发现，但与正常对侧比较（见图 5.8B）可能有所帮助。

撕裂表现为韧带的不连续，通常发生在远端止点处，但难以展示。UCL 表面是内收肌腱膜，韧带相对于内收肌腱膜的位置是很重要的。Stener 病变（图 5.42）的特征为 UCL 浅层撕裂端滑脱至内收肌腱膜，导致肌肉腱膜插入 UCL 关节和 MCP 关节之间。这将阻碍愈合，并且是手术修复的指征。手术修复应在损伤后几天内进行才能取得成功。腱膜也可能受损。内收肌腱膜的存在可以很容易地通过指间关节的被动屈曲来确认。在屈曲过程中，伸肌腱在 MCP 关节上滑行，并随肌腱运动。

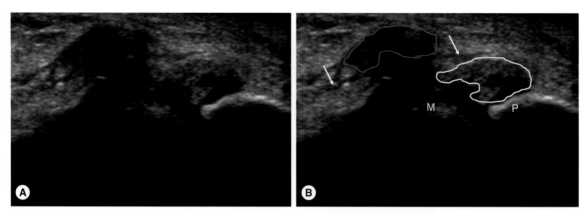

图 5.42　尺侧副韧带断裂，Stener 病变。（A）未注释图，（B）带注释的图。红色和黄色示肌腱残端，箭头示内收肌腱膜。m，掌骨；p，近节指骨

出现撕裂时，拇指 MCP 关节的活动度会增加，这有助于在超声检查中识别未复位或慢性撕裂。在进行动态评估时应小心谨慎，以避免在出现完全撕裂时造成 Stener 损伤[22]。

> 病例报告——拇指 UCL 断裂伴 Stener 损伤（图 5.42）
>
> 临床病史：园丁拇指
>
> 超声检查报告：患者认为本次检查时感到非常疼痛。UCL 完全断裂，近端韧带残端位于内收肌腱膜的浅层，表明是 Stener 病变。

舟月韧带 (SLL) 损伤

从临床角度看，与该韧带损伤相关的严重程度范围从隐匿性到分离、腕骨塌陷，最终导致关节炎（SLAC 舟月骨塌陷）。根据 Geissler 分类，损伤程度可分为 1~4 级。该韧带损伤是由于跌倒时手腕在伸展位，伴有尺骨偏斜。腕部解剖鼻烟壶或掌舟骨结节出现疼痛，并伴随腕关节活动度和力量的丧失。临床上，可使用 Kirk-Watson 试验或舟骨移位试验检查 SLL 损伤。这是一项动态测试，其试图通过将腕骨从伸展和偏离位置移动到屈曲和向桡侧偏离时触诊舟骨来评估 SLL 的完整性。该测试在大约 20% 的正常人群和腕部囊肿的个体中可能为阳性[23]。虽然通常需要 MRI 而不是超声来全面评估腕韧带的损伤，但图 5.43 显示了一个 SLL 损伤的示例，该患者跌倒后手腕部理疗未缓解，通过超声发现 SLL 损伤是其疼痛来源，MRI 也同样得以证实。

环形滑车撕裂

与其他成像方式相比，超声在评估手指滑车系统方面具有显著优势，因为它是唯一允许动态评估的方式。滑车损伤 / 撕裂在最大力 / 载荷作用于 DIP 关节的登山者中较为常见，但在炎性关节炎中，损伤也可能继发于慢性腱鞘炎。创伤性损伤通常影响环指或中指，最常见的是孤立性的，仅影响 A2 滑车，A3 滑车也可能偶尔受累。

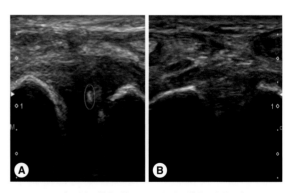

图 5.43　舟月韧带损伤。（A）韧带部分撕脱后，左侧 SLL 横切面增厚，有微小钙化碎片（红色轮廓）；（B）正常右 SLL。SLL，舟月韧带

环形滑车撕裂在超声上通常不可见，但通过检测"弓弦"（屈肌腱和骨之间的间隙）可做出诊断（图 5.44）。通过抗屈曲以及与未受影响的手指比较，可以使"弓弦"增强。在急性期，可能有局灶性腱鞘炎的证据，但并不总是如此 [7, 12, 18]。

病例报告——环形滑车损伤（图 5.44）

临床病史：31 岁建筑工人，右环指 A2 滑车撕裂。

超声检查报告：在屈肌腱与右环指的下方近节指骨之间存在液体。屈曲时测量直径 4.5 mm。与该区域潜在 A2 滑车损伤一致。屈肌腱完整；然而，在腱鞘内也有少量的液体，这与腱鞘炎是一致的。

扳机指

扳机指是指手指在屈曲时短暂锁定，然后在伸展过程中释放屈肌腱时出现疼痛的"咔嗒"声，原因是手指滑车系统变窄导致。这可能是由于炎性腱鞘炎导致腱鞘增厚或滑车局灶性增厚而腱鞘正常。滑车增厚可能是由于机械过度劳损或全身性疾病如糖尿病等，目前认为，慢性血糖水平升高可能会损伤结缔组织。

在超声检查中，滑车出现增厚（有或无新生血管形成），并压迫屈肌腱，从而影响动态检查中通过滑车的肌腱滑动（图 5.45）[7, 17]。扳机指也是长期类风湿关节炎的常见并发症。

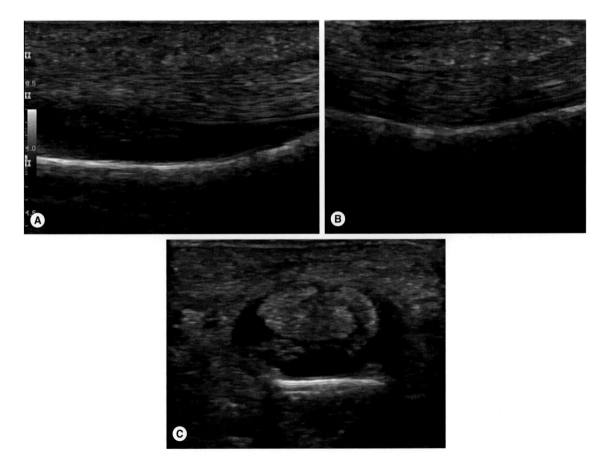

图 5.44　A2 滑车损伤。（A）右手近节指骨出现异常和（B）左侧环指屈肌腱的正常纵切面。可见液体将肌腱抬离近节指骨。（C）横切面扫查可看到液体也存在于右环指腱鞘中

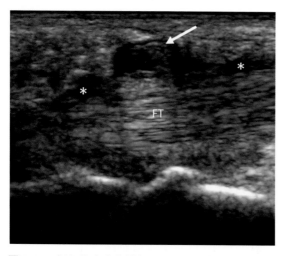

图 5.45 扳机指右中指纵切面示 A1 滑车（箭头）、屈肌腱（FT）和腱鞘增厚（＊）

病例报告——扳机指（图 5.45）

临床病史：无法弯曲右中指，指浅屈肌断裂，扳机指。

超声检查报告：没有证据表明右中指屈肌腱（浅部和深部）撕裂。然而，在 A1 滑车处，由于滑车、腱鞘和腱增厚，肌腱不能平稳运动，这与肌腱病的扳机指一致。

Dupuytren 挛缩（掌纤维瘤病）

Dupuytren 挛缩的特征为掌腱膜内皮下结节，最终可能导致一个或多个手指的下方屈肌腱挛缩和限制，发生于 1%～2% 的人群。在受影响的人群中，42%～60% 的人双侧有结节。诊断 Dupuytren 挛缩无需超声；然而，在疾病的早期阶段可能需要确定手掌中可触知病变的性质。这些病变在超声上表现为掌腱膜低回声结节状增厚（图 5.46）。在疾病的早期，

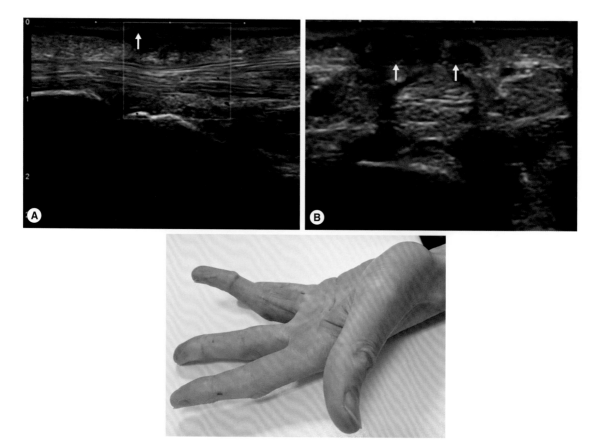

图 5.46 Dupuytren 挛缩。（A）手掌纵切面和（B）横切面，显示环指屈肌腱表面有一界限不清的结节（箭头所示）。（C）晚期患者无法进行环指伸直的照片

屈肌腱可以自由活动；然而，随着疾病进展，逐渐可观察到粘连的屈肌腱受到束缚，其运动也受限制[21]。

病例报告——Dupuytren 挛缩（图 5.46）

临床病史：左手掌有结实的压痛性肿块，未发炎或感染，无 FB？神经节？肌腱附着结节。

超声报告：临床上明显的左手掌肿块（MCP 关节水平）对应于环指屈肌腱表面 1 cm 的浅表、不明显的结节性病变。未显示血管。根据动态评估，屈肌腱可自由运动。从患者处注意到，其没有运动问题。该病变不是神经节，考虑到其位置，很可能是 Dupuytren 挛缩。

神经卡压

神经卡压通常是一种临床诊断，症状的位置有助于识别受累神经（图 5.47），并可使用电生理诊断进行确认。

超声通常不在临床诊断或治疗中发挥常规作用；然而，它可用于确定卡压的原因。在腕管内，可包括引起腕管综合征的病变，如神经节或腱鞘炎[5, 13, 14]。患者通常最初表现为拇指、示指、中指和半环指的手掌表面强烈的刺痛感觉。用于判定腕管综合征存在的临床试验有 Phalen 试验和 Tinel 征试验等（图 5.48）。

Tinel 征并非腕管综合征所特有，可应用于任何神经卡压。Phalen 试验则是由于压迫了神经鞘中的神经才会出现症状[24]。

在 Guyon 管内，神经卡压症状可由重复"创伤"后的小指展肌、神经节或尺动脉血栓或假性动脉瘤引起。

超声扫描可为腕管松解手术提供一些重要信息，如正中神经和正中动脉的位置。这些可能会影响手术计划，但也可能是症状的原因。除了压迫性病变外，还可以观察到由于超声上的卡压引起的继发性神经变化，例如正常分支的丧失、腕管外神经的肿胀以及神经进入腕管

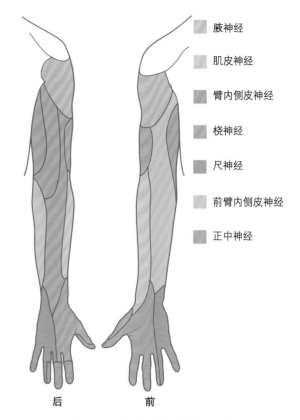

腋神经
肌皮神经
臂内侧皮神经
桡神经
尺神经
前臂内侧皮神经
正中神经

后　　前

图 5.47　上肢皮神经的支配区域

时的压迫。虽然这些发现的价值有限，但它们支持神经卡压的诊断（图 5.49）[13, 14]。腕管松解手术后，屈肌支持带可能出现增厚和向前移位，这将难以评估。虽然通常会测量神经的体积（见图 5.49C），但正常正中神经的大小可能会有所不同。超声检查与术后临床结果并不相关，因此其价值也有限[10]。

腱鞘囊肿

腱鞘囊肿是由腱鞘或关节囊引起的囊性病变，常见于手或腕的背面。临床上，它经常出现疼痛，可以保持稳定，但大小可能会上下波动，其并不总是有症状。超声检查显示为囊性病变伴后方声学增强。它们通常界限清楚，边缘规则光滑，尽管可为小叶状，颈部与主要病变距离较远，超声评估显示无增加的外周血管（图 5.50）。

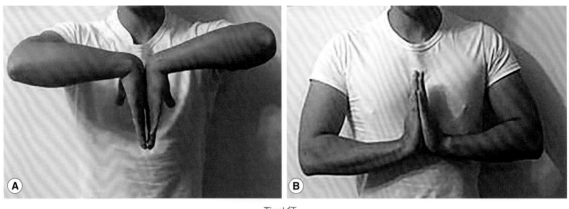

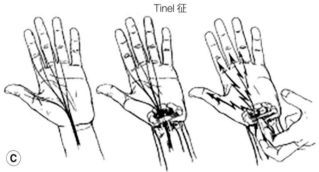

图 5.48　腕管综合征临床试验。（ A ）Phalen 征 ;（ B ）反向 Phalen 检验 ;（ C ）Tinel 征

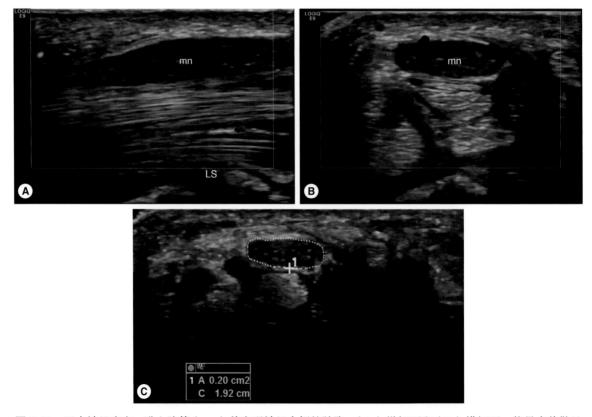

图 5.49　正中神经病变。进入腕管（ mn ）前出现神经内侧的肿胀，（ A ）纵切面和（ B ）横切面，能量多普勒显示内部血管。（ C ）正中神经体积测量

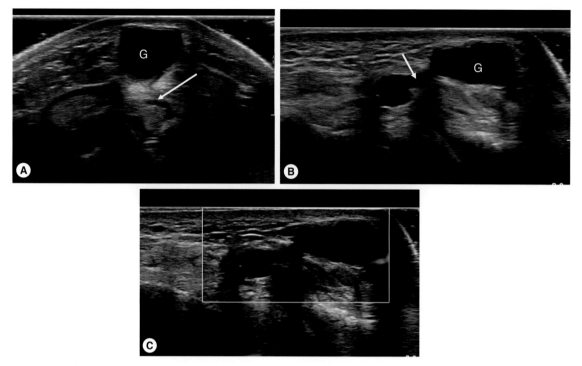

图 5.50 腱鞘囊肿。(A)横切面显示舟月韧带(SLL)部位的腱鞘囊肿(G)(箭头)。(B)纵切面显示其颈部(箭头)向 SLL 延伸。(C)腱鞘囊肿内无血管结构

病例报告——腱鞘囊肿 (图 5.50)

临床病史：右腕背侧肿块？腱鞘囊肿？结节。

超声检查报告：对相关区域进行扫描（如患者所示）发现一个 18 mm 的小叶状腱鞘囊肿，该囊肿短颈，从舟月韧带处发出。与神经血管结构无直接关系。

治疗包括抽吸或手术，两种方法都不能完全成功，且复发概率很大。对决策有用的信息是病变的大小和部位及其起源（如可能），以及手术干预情况下任何神经血管结构的相邻程度。虽然仅通过超声就可以诊断出有典型病史的腱鞘囊肿，但值得注意的是，滑膜肉瘤可能具有相似的外观。因此临床病史是关键。任何疼痛且报告提示正在生长的病变都应谨慎治疗，并根据指南建议，应考虑进一步研究（见第 11 章）[7, 8]。

腱鞘巨细胞瘤

腱鞘巨细胞瘤（GCT）是仅次于腱鞘囊肿的第二常见手部肿瘤性疾病[25]。通常为手指远端掌侧无痛、生长缓慢的良性软组织病变，患者年龄在 30 ~ 50 岁之间；女性比男性更常见。尽管其为良性，但在高达 45% 的病例中报告了切除后的局部复发。目前尚无明确的治疗方案，局部切除联合或不联合放射治疗是迄今为止的治疗选择。超声检查显示为低回声、均匀、边界清楚的实性病变，腱鞘内有或无血管（图 5.51）。GCT 病可引起潜在的压力性骨侵蚀，这将有助于诊断。虽然这些表现是典型的，但其他更可疑的病变也可能表现出这些特征；因此，通常需要进行组织学鉴别诊断。

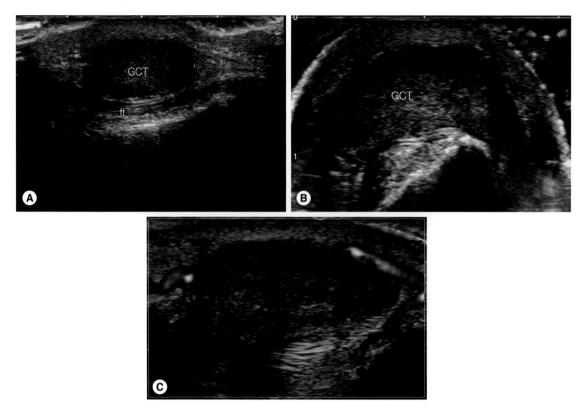

图5.51　腱鞘巨细胞瘤（GCT）。（A）GCT和屈肌腱（ft）纵切面和（B）横切面（ft）。（C）能量多普勒检查仅发现外周血管存在

病例报告——GCT（图5.51）

　　临床病史：中指掌侧肿块？腱鞘囊肿？

　　超声检查报告：对相关区域（如患者所示）进行扫描，发现中指屈肌腱鞘掌侧有一处边界清楚的实性病变，直径为17 mm。未显示内部血管。在动态评估中，肌腱似乎可以自由移动。外观提示为巨细胞瘤，而非腱鞘囊肿。请注意，这不是组织学诊断。建议将转诊整形手术并进行切除和活检。

异物

　　超声检查以确认和定位手和腕部的异物是很常见的，尤其是在存在木材等可透过射线的异物时。标记异物位置（用笔在患者皮肤上）以辅助手术切除并不少见。通常，患者有穿透性伤口病史，并在损伤的急性/亚急性期出现疼痛和肿胀。如果患者能够说明穿刺方向，这可能很有用，因为异物在其最长平面内更容易定位。在超声检查中，如果异物是骨或植物碎片，则异物表现为具有后部声学阴影的高回声；如果异物是玻璃或金属碎片，则异物表现为后部彗星尾征。在亚急性期，异物周围可能有外周水肿和肉芽肿形成，形成低回声，伴或不伴血管形成。如果异物已穿透腱鞘，也可能存在感染性腱鞘炎。慢性情况下，由于水肿和肉芽肿的低回声通常消失（图5.52），因此在超声上更难识别异物，除非异物周围形成无菌性肉芽肿。

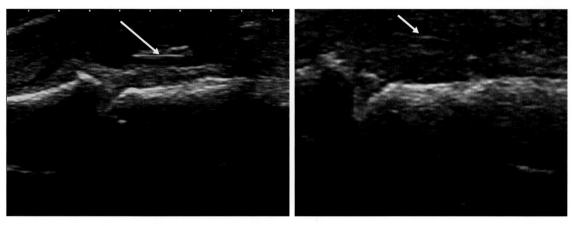

图 5.52　异物（FB）。手中的刺（箭头）。（A）急性期出现刺的周围肉芽肿。（B）2 年后（因为 FB 未摘除）已很难看清

关节、骨骼病变

　　使用超声评估手和腕部时，不要忽视骨骼解剖结构，这一点很重要。移位的骨折或脱位是可能的，在 X 线下看不到，但在超声检查中可偶然发现。滑膜炎和糜烂可能是未确诊的炎性关节病患者的偶发表现。本书第 10 章对关节病变进行了详细的讨论。

> ◎ **提示**
> • 在书面报告中描述病变位置时，尽量避免使用常规超声术语（如内侧、外侧、前部、后部），而应选择桡侧、尺骨、背侧和掌侧等描述。

（Sophie Cochran, Sara Riley, Mark Maybury 著
辛　鹏 译）

练习题及参考文献

　　扫描书末二维码获取

前腹壁和腹股沟超声

学习目标

- 认识正常腹壁和腹股沟解剖结构，并能够进行超声评估。
- 理解基于超声诊断的腹壁和腹股沟疝相关病理学知识。
- 增强读者对疾病处理方法的了解。
- 通过超声报告示例，了解报告描述技巧。

引言

  临床上可通过超声检查腹壁和腹股沟的结构，从而发现可能存在的疝。在评估肌肉损伤程度、软组织肿块的性质及疝修补术、输精管切除术和血管介入术后相关并发症时，通常也会对这些结构进行超声检查。

  值得一提的是，因为其解剖毗邻关系与复杂的神经通路，腹股沟区症状可能是髋部、耻骨联合或脊柱疾病所致。本章将重点介绍腹股沟中的腹股沟管和股管，而非赘述第 7 章中的内容。

仪器和患者体位

  为了更好地显示前腹壁的解剖结构，应首选高频超声探头进行超声评估。体型健硕的患者因组织厚度增加，需要更强的信号穿透力才能显示相关解剖结构，此时可能要使用低频凸阵探头。

  目前，绝大多数超声扫描仪都能显示体表肿物和疝，必要时可选用宽景成像和全景成像。多普勒超声可用于识别和评估重要的血管解剖结构，如通过显示腹壁下血管来寻找腹股沟深环，或在评估潜在的股疝时，确定股静脉通畅。

  在对疝进行超声检查时，通常需要灵活使用各种检查策略，包括通过指导患者用力、咳嗽、抬头或抬腿以及进行 Valsalva 动作使腹内压间歇性增加。虽然咳嗽有时会有帮助，但患者的咳嗽速度通常较快，腹腔压力也在不断变化，有时无法显示疝的可能位置。可以让患者闭上嘴巴，然后用力呼气，以进行 Valsalva 动作；或者让患者收紧下腹部。这些方法都可保持持续性的下腹压力，从而显示腹股沟管的运动或扩张情况。

  正确使用超声触诊也能显示疝内容物突入和移出腹壁缺损部位。同时，超声医生还应注意向探头施加的压力不宜过大，特别是在检查开始时或要求患者用力时更应谨慎操作，以免使疝还纳或漏诊任何疝内容物。

　　绝大多数超声检查都可以采用仰卧位；但部分研究表明，患者仰卧位时，受重力的影响，疝内容物可能会缩回腹腔，且 Valsalva 动作中增加的腹内压也可能被抵消掉。相反，直立位可以产生恒定的向外和向下的力，这种姿势最容易显现疝的情况[1]。如果在患者仰卧位状态下无法观察到疝的情况，建议在患者直立位时重新扫查。

> ◎ 提示
>
> 　　灵活使用 Valsalva 动作和其他增加腹内压的动作，并结合患者在直立位或仰卧位时的扫查结果，有助于显示较小的疝或可复性疝。如果在患者仰卧位状态下无法观察到疝的情况，建议在患者直立位时重新进行扫查。

前腹壁的解剖结构

　　腹壁有助于提供坚固而有弹性的防护。腹壁在保护腹腔内脏器，维持腹内压，协助呼吸、咳嗽、呕吐及排便等方面起重要作用[2]。腹壁由浅至深共有 5 层结构，即皮肤、皮下脂肪 / 浅筋膜层、肌肉层、深筋膜层和壁层腹膜。

　　通过超声可以看到的腹壁肌肉有腹直肌、腹外斜肌、腹内斜肌和腹横肌（图 6.1）。这些肌肉的纤维组织形成腱膜，即腹直肌鞘或腹直肌筋膜。如后所述，腹壁的前鞘层和后鞘层在半月线（半月筋膜、Spigelian 线）和腹

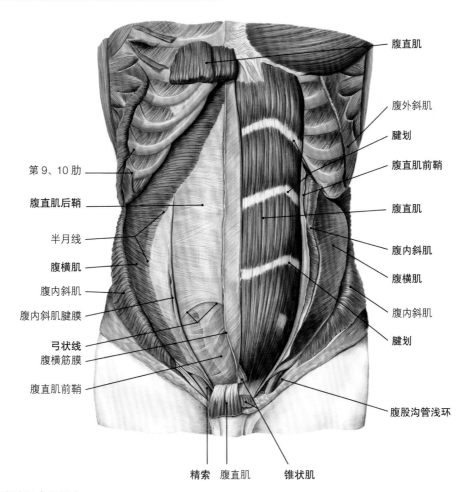

图 6.1　前腹壁肌肉组织（Sobotta Clinical Atlas of Human Anatomy. Hombach-Klonisch, Sabine; Klonisch, Thomas; Peeler, Jason. Published January 1, 2019. Pages 39-82. © 2019.）

白线的中线处横向融合。肌纤维结构共同构成腹股沟韧带和腹股沟联合腱。

腹直肌是一对较长的垂直肌，位于腹中线的两侧，沿胸腔和剑突下部至耻骨联合、耻骨嵴和耻骨结节下方，并在中线处被腹白线的结缔组织分开。腹直肌被多个横行的腱划分隔，形成了运动员身上可见的"六块腹肌"。腹直肌可维持腹内压稳定，防止疝的形成，并在行走过程中起到稳定骨盆的作用。

位于身体两侧的三块扁平肌分别是腹外斜肌、腹内斜肌和腹横肌。腹外斜肌是腹壁最大且最表浅的扁平肌，功能是向下拉动胸部、压迫腹腔以增加腹内压，并实现侧弯和旋转运动等动作。它位于腹部前外侧，起自下位 8 根肋骨的外面，下部的肌纤维向下延伸，附着在髂嵴上。中心和上部的肌纤维向下倾斜，在锁骨中线处形成腱膜，腱膜又形成了腹直肌前鞘。两侧腹外斜肌腱膜的纤维在中线处交叉构成腹白线的一部分，其下方的腹外斜肌腱膜则形成腹股沟韧带。

腹内斜肌位于腹外斜肌深层，其形态更薄，也更小。腹内斜肌的纤维从背部胸腰筋膜、髂嵴和腹股沟韧带或联合腱上方，向内侧延伸至下位 3 根肋骨，在第 9 肋软骨处形成腱膜，并在腹白线中线处融合。腹内斜肌的功能与腹外斜肌相似。

腹横肌位于所有扁平肌的最深层，其肌纤维从腹股沟韧带外侧、髂嵴的前内唇、下位 3 根肋骨的肋软骨（与膈肌互相交叉）和胸腰筋膜横向延伸。腹横肌形成一个范围较广的腱膜（即 Spigelian 筋膜），其下部肌纤维向下向内弯曲，与腹内斜肌一同插入耻骨嵴，形成联合腱。其他肌纤维横向穿过腹中线，形成腹白线。腹横肌对于胸腰椎和骨盆的稳定性非常重要，对前文描述的腹壁的其他功能有协同作用。

腹横肌深层是腹横筋膜，即腹壁肌肉组织和腹膜之间的一层腹内筋膜。在脐部下方，腹直肌鞘延伸至腹直肌前方，腹直肌仅在脐部后方被筋膜覆盖。腹股沟管深环是腹横筋膜上的一个开口，位于腹股沟韧带中点处，男性的精索和女性的子宫圆韧带从腹股沟管深环穿过。

脐部是脐带的纤维残留物，也是另一个重要解剖结构和可能发生疝的部位。脐环组织是腹白线上的一个小的圆形缺损，前腹壁的肌肉层在此处融合，脐部凹陷由皮肤粘连所致。

腹壁的血管系统由腹壁浅动脉、旋髂浅动脉、旋髂深动脉、腹壁上动脉和腹壁下动脉及伴行的静脉共同构成（见图 6.7）。腹壁下动脉（inferior epigastric artery, IEA）和腹壁下静脉（inferior epigastric vein, IEV）是识别腹股沟区结构的重要解剖标志。它们始于髂外动脉（external iliac artery, EIA）和髂外静脉（external iliac vein, EIV），位于腹股沟韧带的正上方，并向上延伸至腹直肌后方。此处也被称为弓状线，如前文所述，弓状线是腹直肌后鞘的弓状游离缘。

◎ 提示

　　正确理解解剖结构对于进行疝的超声评估必不可少。

超声技术和正常超声表现

随着操作技术的不断提升，超声检查者可对目标部位进行重点扫描；但对于经验不足的检查者，在评估上腹壁的解剖结构时，最好先将探头横放在腹中线上部，再从剑突处向下扫描至脐部（图 6.2A）。

在皮肤和皮下脂肪组织深方，我们可以看到前腹壁肌肉组织的核心部分（图 6.2B），该部分由位于腹中线两侧的腹直肌组成[2]。

沿腹白线将探头滑至脐部处，从腹壁横切面（transverse section, TS）上可以看到完整的腹直肌（图 6.3A、B）。

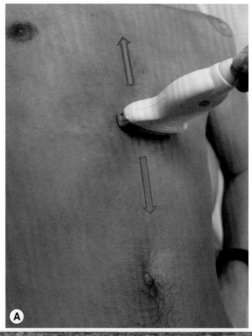

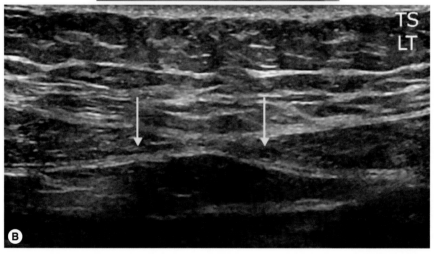

图 6.2 （A）示探头位置并移动方向以评估腹直肌。蓝色箭头表示探头的移动方向。（B）腹直肌。超声图像起始位置在上腹部中线横切面（TS）；黄色箭头表示腹直肌

将探头横向滑至腹直肌一侧（图 6.4A），可呈现扁平的腹斜肌（图 6.4B、C）、腹横肌、腹横筋膜、腹膜、网膜脂肪和肠管等 [3]（图 6.4D）。

在腹直肌的外侧缘，从腹斜肌的内侧筋膜处能够找到半月筋膜（Spigelian 线）（图 6.4C、D）[4]。超声检查很难显示和评估脐部（图 6.5）。使用低频探头时，加用更多凝胶填

充空隙，或者直接将腔内探头插入脐部，来检测潜在的腹壁薄弱部位和疝内容物 [5]。

腹股沟管和股管的解剖结构

腹股沟韧带是斜肌腱膜的延续，从髂前上棘（anterior superior iliac spine, ASIS）向内下斜行延伸至耻骨结节 [6]（图 6.6）。

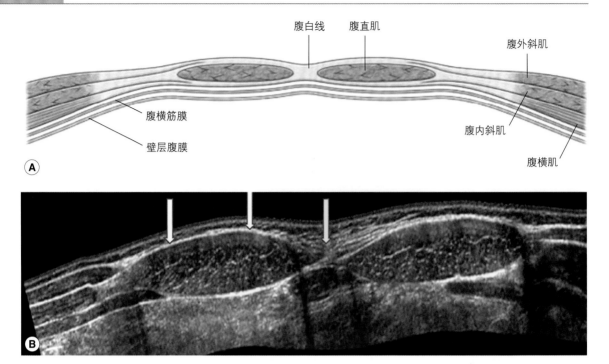

图 6.3 （A）腹直肌中线横切面、腹直肌鞘和腹白线；（B）超声图像中高回声为腹直肌鞘（白色箭头）和腹白线（黄色箭头）

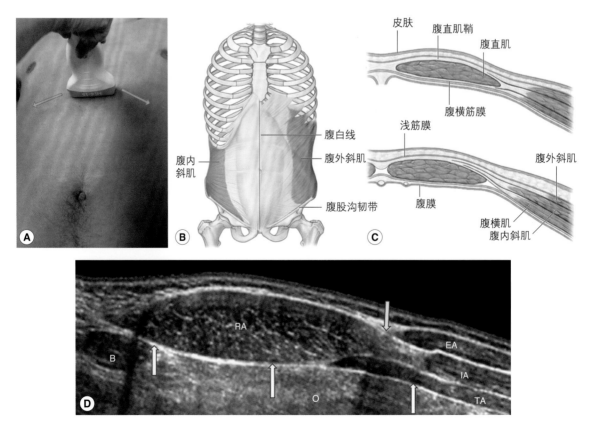

图 6.4 （A）探查斜肌的位置和移动方向，以评估斜肌。蓝色箭头表示探头的移动方向。（B）腹斜肌。（C）左侧腹壁的解剖结构。（D）左侧腹直肌（RA）和腹斜肌的超声图像。B，肠道；EA，腹外斜肌；IA，腹内斜肌；O，网膜脂肪；TA，腹横肌；白色箭头，腹横筋膜和腹膜；黄色箭头，半月筋膜/Spigelian 线

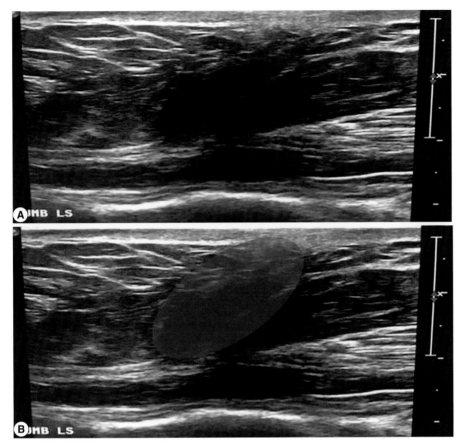

图 6.5 （A）正常脐部的超声图像；（B）绿色椭圆内为脐部组织

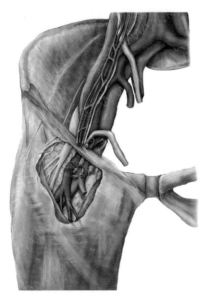

图 6.6　腹股沟韧带（绿色线）（From https://www.kenhub.com/en/library/anatomy/inguinal-canal.）

　　腹股沟韧带内侧正上方深处是腹股沟管，即下腹壁一条长约 4 cm 的通道[7]。腹股沟管的顶部是腹内斜肌和腹横肌；前壁由腹外斜肌和腹内斜肌的腱膜构成；底部是腹股沟韧带和腔隙韧带；后壁由腹横筋膜和联合腱构成[7]（图 6.7）。

　　胎儿发育时期，腹膜在腹股沟管处向外突出，形成被称为鞘状突的腹膜憩室。男性和女性的生殖腺都必须从形成部位即上腰部的腹后壁处，通过腹股沟管进入盆腔。腹股沟管从外到内、从上到下斜向走行，在男性，其内有精索和髂腹股沟神经；在女性，其内有子宫圆韧带和髂腹股沟神经。如果在胎儿发育时期，腹股沟管未能正常闭合，腹部内容物可从开口处通过，可能导致婴儿和幼儿时期疝的形成[8]。

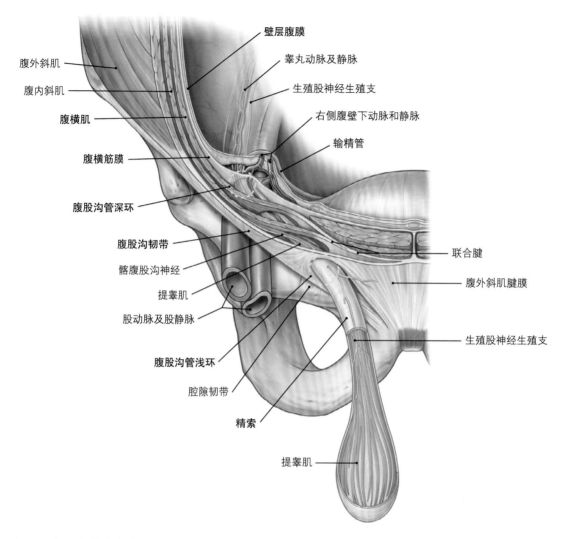

图 6.7　腹股沟管的解剖结构（Sobotta Clinical Atlas of Human Anatomy. Hombach-Klonisch, Sabine; Klonisch, Thomas; Peeler, Jason. Published January 1, 2019. Pages 281-361. © 2019.）

腹股沟管有两个开口，即深环和浅环。深环由腹横筋膜形成，位于腹股沟韧带中点的上方[9]，浅环位于耻骨结节的远端及上内侧（图 6.7）。识别深环至关重要；腹壁下动脉（IEA）及其伴行静脉（IEV）的走行紧邻深环，是识别深环的关键标志（图 6.7）。

股管是腹股沟区另一个重要的解剖结构，也是可能出现疝的部位。它位于股鞘最内侧，是股鞘的最小部分，包含股动脉和股静脉、淋巴结及神经等。它位于大腿根部、腹股沟韧带下方及股静脉内侧（图 6.8）。其临床意义在于股管的入口即股环，腹膜脂肪和（或）肠管可通过股环进入股管形成股疝。如出现肠道绞窄等情况，则需紧急手术。

超声技术与腹股沟管的正常观

腹外斜肌形成腹股沟韧带，超声图像上表现为较粗的线状高回声结构（图 6.9）。在放置探头和定位时，可通过触摸髂前上棘和耻骨结节的体表标志来帮助定位二者之间的腹股沟韧带。腹股沟韧带作为腹股沟管的底部，能够提示腹股沟管的方向，从而辅助定位。

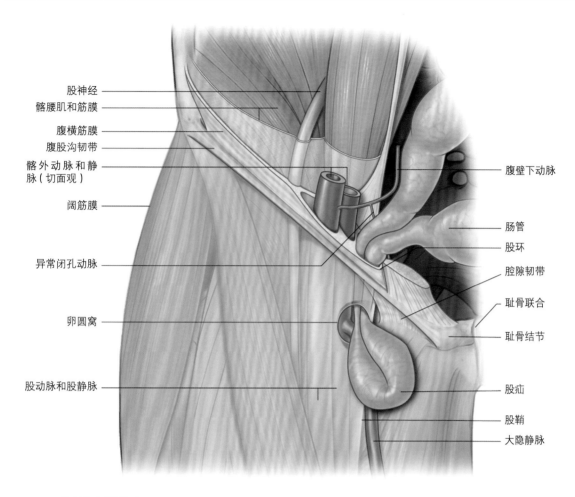

股神经

髂腰肌和筋膜

腹横筋膜

腹股沟韧带

髂外动脉和静脉（切面观）

阔筋膜

异常闭孔动脉

卵圆窝

股动脉和股静脉

腹壁下动脉

肠管

股环

腔隙韧带

耻骨联合

耻骨结节

股疝

股鞘

大隐静脉

图 6.8　股管的解剖结构（Gray's Surgical Anatomy. Brennan, Peter A, MD, PhD, FRCS (Eng), FRCSI, . . . Show all. Published January 1, 2020. Pages 393-413.e2. © 2020. ）

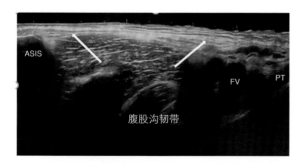

图 6.9　腹股沟韧带（白色箭头）纵切面的全景超声图像，从髂前上棘（ASIS）延伸至耻骨结节（pelvic tubercle, PT）。注意图像右侧的圆形低回声（femoral vessels, FV）为股血管

腹股沟管是一个精妙的解剖结构，可通过超声图像显示。定位腹股沟管结构[10]的具体步骤如下所示：

第 1 步

首先将探头横向放置在腹直肌中央，在靠近脐部处向需要评估的一侧横向移动。左侧腹壁扫查的图像如图 6.10A 所示。

向下滑动探头，可以看到呈椭圆形低回声的 3 个腹壁下血管（inferior epigastric vessels, IEV）（图 6.10B）。掌握血管的解剖学走行有助于进行第 2 步操作[11]，多普勒超声可帮助识别血管。

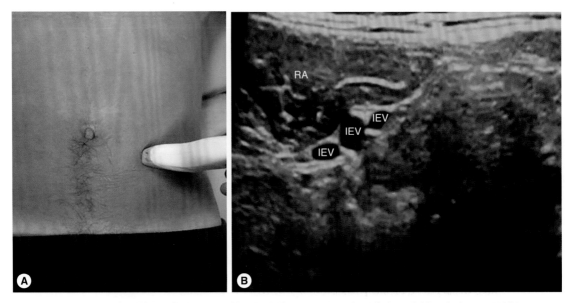

图 6.10 （A）定位腹直肌鞘中左侧腹壁下血管的探头位置；（B）超声图像中 3 个低回声为 IEV 的横切面。RA，腹直肌

第 2 步

定位 IEV 后，保持探头横向，并向下进行扫查（图 6.11A 和 B），仔细追踪血管走行，识别腹壁下血管在髂外血管（EIV）处的汇入点。

第 3 步

当 IEV 位于腹股沟管正下方时，将探头斜向旋转并使 IEV 位于图像中心，这样就能在 TS 中直观地看到腹股沟管（图 6.12）。深环在超声图像上为不易观察到的卵圆形结构，内包含血管样低回声。

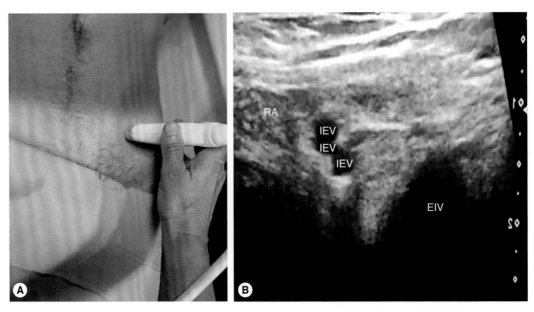

图 6.11 （A）探头位置横向和斜向追踪腹壁下血管；（B）IEV 的超声图像。EIV，髂外血管；RA，腹直肌

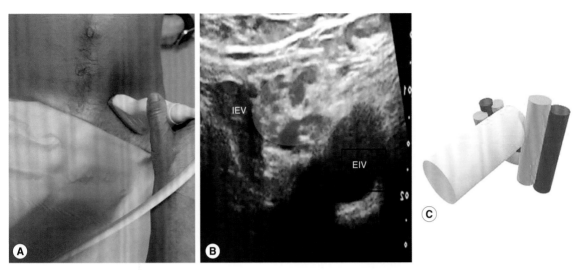

图 6.12　(A)探头横向定位显示腹股沟管深环。(B)腹股沟管深环的超声图像(高亮区域)。EIV,髂外血管；IEV,腹壁下血管。(C)示意图显示腹壁下血管通过腹股沟管下方汇入髂外血管

在深环水平评估腹股沟管时,需使用适当的方法(如 Valsalva 动作或其他动作)以增加腹内压,将疝内容物推入腹股沟管内(图6.13)。重复上述增加腹内压的动作,使疝内容物沿腹股沟管到达浅环,以排除腹股沟直疝。腹股沟直疝通过腹股沟管后壁的腹横筋膜缺损处形成[12],即疝囊经腹壁下血管(IEV)内侧,直接由腹股沟三角(又称海氏三角或 Hesselbach 三角)向前突出形成。

此外,可将超声探头旋转 90°,使其与腹股沟管的走行方向平行,以获得腹股沟管的纵切面(longitudinal section,LS)图像(图6.14)。

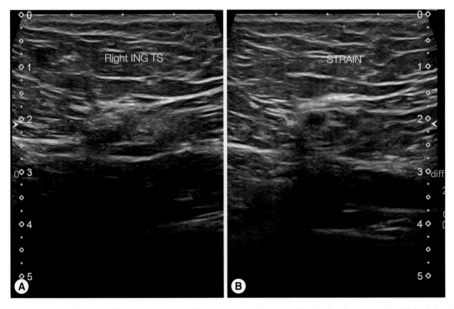

图 6.13　分屏显示正常腹股沟管横切面的超声图像。(A)患者处于放松状态时；(B)患者被要求用力时,可以看到腹股沟管内血管的正常扩张(橙色箭头),但没有观察到疝引起的腹股沟管缺损

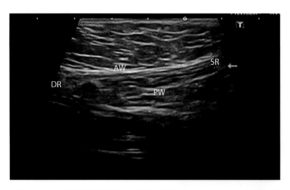

图 6.14　腹股沟管纵切面的超声图像。AW，腹股沟管前壁；DR，深环；PW，腹股沟管后壁；SR，浅环

在体型健硕的患者中，可能很难直接识别 IEV。此时可应用低频探头并反向追踪，先定位髂外静脉，再向近端追踪以识别腹壁下血管。

超声技术与股管的正常观

耻骨结节位于耻骨上支的内侧面（图 6.15），是区分腹股沟疝和股疝的关键骨性标志。腹直肌和腹股沟韧带的远端部分都连接在耻骨结节上，由此可以定位耻骨结节。腹股沟疝位于耻骨结节的上方和内侧，而股疝则主要位于耻骨结节的下方和外侧[13]。

股管位于腹股沟韧带下方。界定股管下

方的是隐股静脉交界处，位于大隐静脉源自股总静脉的隐静脉开口处（图 6.8），在这一点下方，将无法看到识别股疝的有用标志。因此，建议从隐股静脉汇合处附近开始扫查[14]，股动脉和股静脉位于图像的远端，而股管位于图像中央（图 6.16）[14]。同检查其他疝一样，检查者应通过指导患者进行咳嗽、用力或做 Valsalva 动作等方式，增加腹内压后进行超声评估。此外，将探头旋转 90° 可评估股管的纵切面（LS）。

病变

疝的概述

疝是由于肌肉或周围筋膜存在缺损（或空隙），深部的腹腔组织穿透缺损处形成；最常见的疝内容物是腹膜脂肪组织，但有时可能是肠管[15]。腹膜通常经疝的缺损部位，在其他组织周围形成囊袋状结构。虽然疝可能不伴随临床症状；但疝一旦出现症状，就可能给患者带来疼痛以及可缓解或不可缓解的水肿。

比较严重的疝并发症包括嵌顿和绞窄。嵌顿疝是由于腹壁狭窄缺陷或粘连导致疝内容物无法还纳。累及肠管的嵌顿疝主要表现为嵌顿的肠袢周围积液伴肠壁增厚，在疝囊中可

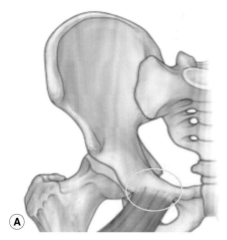

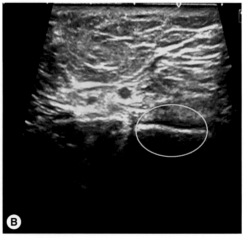

图 6.15　（A）示意图重点显示耻骨结节（黄圈）；（B）耻骨结节的超声图像（黄圈），图中浅色高亮部分为腹股沟管

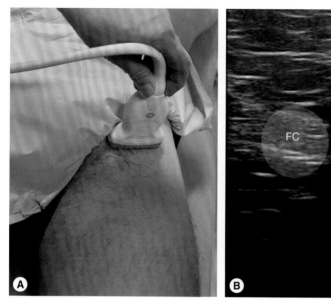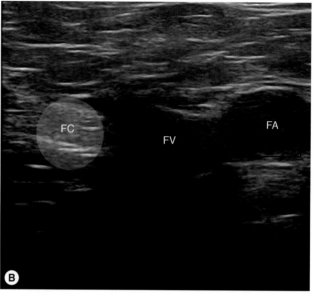

图 6.16 （A）探头位于耻骨结节的下方和外侧；（B）股管（FC）、股动脉（FA）和股静脉（FV）的超声横切面图像

出现游离积液，这是具有高度特异性的超声征象，但其敏感性有限[15]。

当嵌顿的肠管缺血，就会出现绞窄性疝，此时可能发生组织坏死，并可能致命，因此被归为外科急症[16]。绞窄性疝的超声表现包括血供减少、组织水肿以及疝周围的游离积液；但这些表现非特异性征象，部分征象也可见于非绞窄性疝[15, 16]。

疝的命名通常由其在上腹壁或腹股沟管的位置决定，常见的术语有白线疝、脐疝、脐旁疝、腹股沟疝、半月线疝、股疝和切口疝。

> **◎ 提示**
>
> 检查时注意超声探头的加压力度，部分疝内容物很容易还纳，过度加压可能无法观察到。

前上腹壁疝

白线疝、脐旁疝和脐疝。10% 的疝发生在剑突和脐部的中线，通常被称为白线疝（图6.17）。脐部周围出现的疝为脐旁疝（图6.18），或发生在脐部的疝为脐疝（图6.19）。脐疝占所有腹壁疝的 6% ～ 14%，是第二常见的疝；

90% 的脐疝为后天性，通常由肥胖或腹水等因素使腹内压增加所致[17]。在有恶性肿瘤史的患者（尤其是既往有胃肠道肿瘤和妇科肿瘤的患者）中，需将脐疝与玛丽·约瑟夫结节（Sister Mary Joseph nodules）鉴别。玛丽·约瑟夫结节是恶性肿瘤转移到脐部形成的结节样病变，此类转移结节位置相对固定，且大部分是实性[18]。

> **病例报告——脐旁疝**
>
> 在脐旁中线上可见一处疝组织，呈中等大小的疝囊，内见脂肪组织和少量液体。该疝组织在探头加压后体积减小，局部可见腹膜缺损，疝囊颈宽约 20 mm。

半月线疝。因半月线处筋膜薄弱而形成的腹外疝为半月线疝。该薄弱部位于腹直肌鞘外缘和斜肌之间，又称 Spigelian 线（图6.20）。绝大多数的半月线疝发生于下腹部腹直肌后鞘的腹膜缺损处，这个部位又称弓状线。虽然半月线疝很罕见，仅占所有腹壁疝的 1% ～ 2%，但临床上很难被发现，且 20%

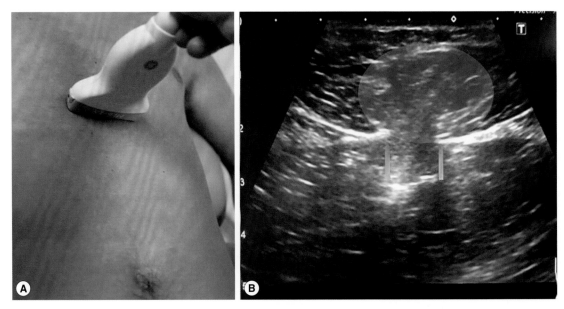

图 6.17 （A）探头横向放置在上腹部。（B）白线疝的超声图像。注意腹白线的缺损处（黄色箭头所示），疝囊内含有脂肪组织（黄圈高亮显示）

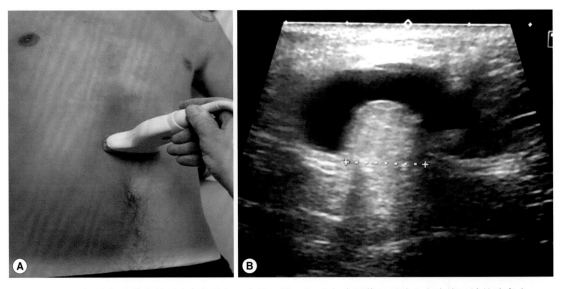

图 6.18 （A）探头横向放置在紧邻脐部上方的区域。（B）超声图像显示脐上方中线区域的脐旁疝

的半月线疝为嵌顿疝。因此，超声检查对确诊半月线疝具有重要的临床意义[19]。

> **病例报告——半月线疝**
>
> 　　在患者右下腹壁的不适部位，即右侧半月筋膜处约 20 mm 的腹膜缺损，此处可见含有脂肪组织的疝囊突出。探头加压后，该疝囊可减小，其超声特征符合半月线疝。

腹股沟疝

　　腹股沟疝。腹股沟疝最常见，约占所有疝的 75%；如前所述，腹股沟疝有两种类型：腹股沟斜疝和腹股沟直疝，腹股沟斜疝最常见，男性的发病率高于女性[20]。

　　腹股沟斜疝主要为腹膜脂肪 / 肠管疝出，通过深环的缺损处进入腹股沟管，在超声图

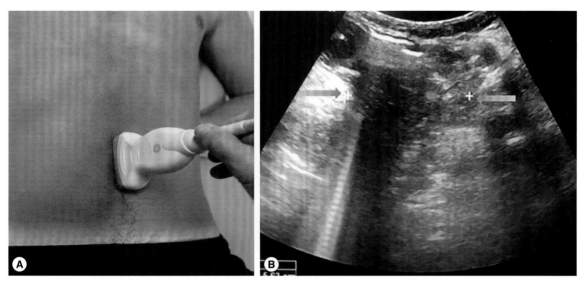

图 6.19　（A）探头纵向放置在脐上方。（B）脐疝的超声图像（黄色箭头指示缺损部位），其中包含脂肪组织和少量肠管。注意疝囊内肠管的气体伪影，并可观察到肠管蠕动

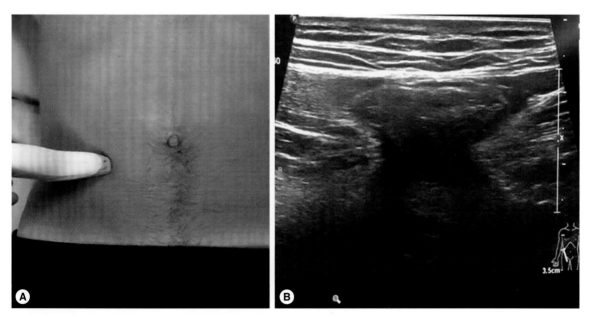

图 6.20　（A）探头横向放置在右侧 Spigelian 线上，半月线疝最常发生在下腹壁。（B）超声图像显示半月筋膜的缺损部位

像上可见位于腹壁下血管的外侧（图 6.21 和图 6.22）。由于腹股沟斜疝可沿腹股沟管向下移动，也称"滑动疝"。大的腹股沟斜疝可向远端延伸到男性的阴囊，从而形成腹股沟阴囊疝。

病例报告——腹股沟斜疝

　　右腹股沟区可见一小或中等大小的腹股沟斜疝，可部分还纳至腹腔，内似见脂肪组织和少量肠管回声。

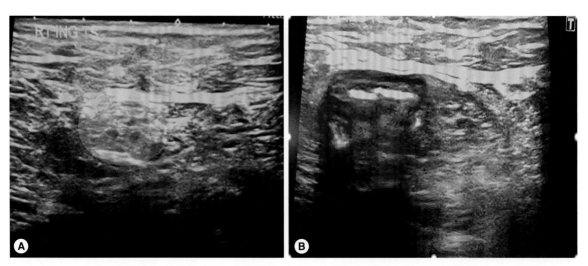

图 6.21 （A）患者未行 Valsalva 动作时，腹股沟管的横切面图像上仅见腹股沟管内的精索（黄圈高亮显示）；（B）患者用力后，可见脂肪组织和肠管通过深环疝入腹股沟管，并导致腹股沟管连续性中断

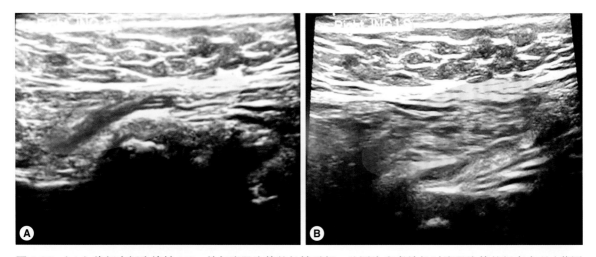

图 6.22 （A）将超声探头旋转 90°，并与腹股沟管的长轴平行。此图为患者放松时腹股沟管的超声表现（黄圈高亮显示），腹股沟管深环内见血管和少许脂肪组织。（B）嘱患者用力时，可见脂肪组织和少量肠管向远端移动，并疝入腹股沟管内（褐圈高亮显示）

　　腹股沟直疝是因腹股沟管后壁缺损所致，并由腹横筋膜缺损进入腹股沟区内侧[21]。腹股沟直疝经腹壁下动脉内侧，直接由腹股沟三角（或海氏三角）向前突出形成。腹股沟直疝可表现为类似白线疝的"蘑菇效应"，并疝出至腹股沟管区[22]（图 6.23）。

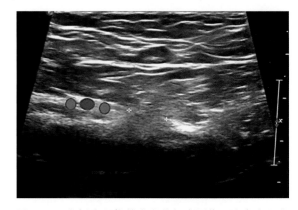

图 6.23 右侧腹股沟管中段的超声图像。注意腹股沟管后壁的卡钳缺损，这使得脂肪组织囊进入管内。疝囊位于腹壁下血管的内侧（红圈及蓝圈高亮显示）

　　股疝。虽然腹股沟区手术史会增加男性发生股疝的概率，但股疝最常见于 40～70 岁的女性，在所有疝中占比不足 3%[23]。

　　疝囊进入股管时，就会发生股疝；疝内容物通常为腹膜脂肪，也可能包括肠管。正常情况下，患者用力时会导致股静脉的扩张；但存在股疝时，股静脉的扩张受限，且受限程度取决于股疝的大小和不可还纳的部分。通过将探头横向（图 6.24）和纵向（图 6.25）放置来扫查股管，并与健侧进行比较，将有助于诊断部分临床难以解释的病例。

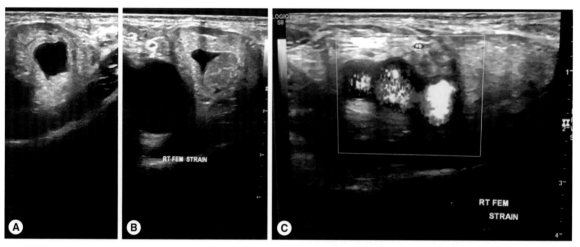

图 6.24 （A）探头横向放置在右股管，显示疝囊内含有脂肪组织和少量液体。（B）嘱患者用力时，可见脂肪组织和少量液体向远端移动，并突入股管内。（C）功率多普勒显示股管是通畅的

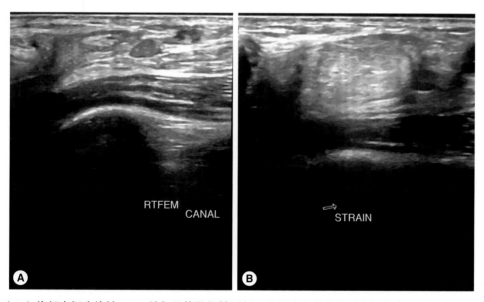

图 6.25 （A）将超声探头旋转 90°，并与股管的长轴平行；此图为患者放松时的超声表现。（B）嘱患者用力时的超声图像。A、B 两张图像对比，于 B 图像内可见一处明显的脂肪组织区域，并随患者用力而突入股管内

　　股疝的疝囊颈通常很小，增加了绞窄的概率。如扫查时怀疑绞窄性疝，且疝内容物包含肠管，此类情况属于外科急症，应立即加以重视[23]。

其他类型的疝

　　切口疝。切口疝常发生于既往手术部位，多由术后肌肉无力及瘢痕形成所致，肥胖及伤口感染也是切口疝的诱发因素（图 6.26）。据估计，在所有疝修补术中，切口疝修补约占 10%[24]。

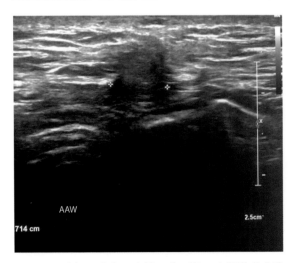

图 6.26　小切口疝位于中线，位于前一次肠道手术瘢痕沿线的剑突和脐部之间。AAW，前腹壁

　　后腹壁疝。后腹壁疝（或称腰疝）非常罕见。腰方肌是腹后壁的主要肌肉；腰疝常发生于腰上三角或腰下三角的薄弱部位，即腰方肌处[25]（图 6.27）。

　　虽然腰疝最常见的疝内容物为腹膜后脂肪组织，但肾脏、结肠、小肠、网膜、卵巢、脾脏或阑尾等组织均可能进入疝囊[25]；除肾脏及结肠外，其他组织并不常见。

　　运动员疝（Gilmore's groin/incipient hernia）。这些术语通常用于描述与体育活动相关的非特异性腹股沟区疼痛。关于疼痛成因的一种理论是，因腹后壁无力导致腹腔脏器膨出，压迫腹股沟管内生殖股神经的生殖支。超声进行动态评估时，患者用力后通常可见腹股沟管后壁的局部突出；但该特征同样见于无症状人群中（图 6.28）。因此，该特征的诊断有效性存在争议，应谨慎报告[26, 27]。

其他常见病症

　　其他腹壁或腹股沟区常见病变包括脂肪瘤（图 6.29）、腹直肌分离、剑突外翻以及淋巴结等，此处不再进行详细讲解。血肿和血清肿通常为疝术后相关并发症，将在第 11 章中进一步阐述。

　　脂肪瘤或精索脂肪瘤可发生在腹股沟管内，并可能产生与疝相似的症状（图 6.30）。超声通常难以判断疝囊的脂肪含量；因检查结果可能对手术决策造成影响，超声医生应在

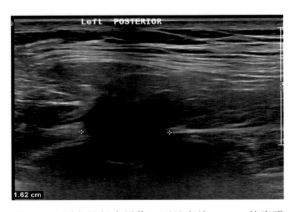

图 6.27　腰疝的超声图像，可见宽约 16 mm 的腹膜缺损

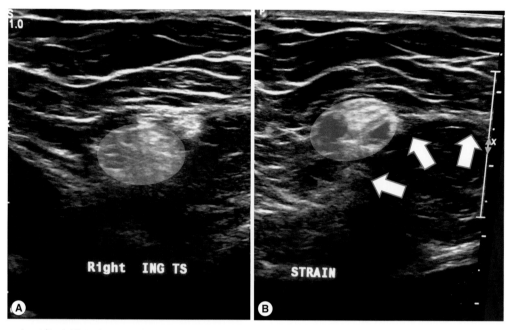

图 6.28 （A）探头横向放置在右侧腹股沟管处（黄色高亮显示），患者处于放松状态；（B）患者用力时的超声图像，因腹股沟管后壁无力，可见腹膜及肠管突出（白色箭头指示）

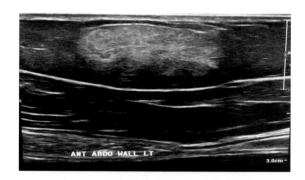

图 6.29　位于皮下脂肪层内的良性脂肪瘤

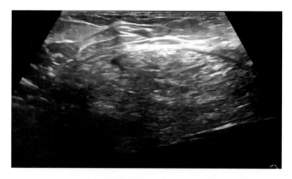

图 6.30　大型精索脂肪瘤的超声纵切面图

报告中予以确认。

　　大多数精索脂肪瘤在进行疝手术时偶然被发现；近期研究表明，精索脂肪瘤的实际发病率比最初的预期更高；因脂肪瘤的成因通常与腹膜脂肪组织突出有关，真正独立存在的脂肪瘤少见。当临床怀疑存在精索脂肪瘤，但超声检查结果不确定时，建议横切面扫查以进一步观察[28]。

　　当检查者经验不足时，有时会将含有脂肪组织的前腹壁疝误认为是脂肪瘤。通过探头加压后动态观察，可对二者进行鉴别。

腹直肌分离

　　腹直肌分离在临床上通常可见腹中线肿胀，主要发生在上腹部。当腹压升高时，由于腹白线变薄及增宽，且腹肌松弛，腹直肌分离的情况会加重。腹直肌分离常见于产后女性、婴幼儿和肥胖患者。超声检查具有良好的手术相关性及观察者一致性，目前已成为诊断腹直肌分离的金标准。探头横向放置扫查腹白线很容易观察到腹直肌分离的图像。腹壁的正常外观如图 6.31A 所示。

当腹直肌两侧的内侧缘之间的距离≥2.7 cm时，即可以诊断为腹直肌分离[29]（图6.31B）。嘱患者用力时，通常会观察到腹腔内容物向腹白线突出。沿腹白线进行连续性扫描至关重要，可用于排除同时存在的小的腹壁疝[30, 31]。

剑突外翻

剑突位于胸骨下部和后部，是胸骨下方的软骨延伸。剑突通常会随着年龄的增长而逐渐骨化，但剑突畸形比较常见，其凸出方向也存在明显的个人差异。部分情况下剑突呈扁平状，但有时则向胸骨远端凸出。在临床上，剑突的外翻或前倾可能会被误认为是上腹病变或疝，可通过超声检查进行鉴别诊断。剑突外翻的患者通常表现为无痛性硬块[32]，超声结果多表现为前端向外倾斜的骨性结构，其后方伴明显声影（图6.32）。

淋巴结

在评估腹股沟区时，临床上可能通过触

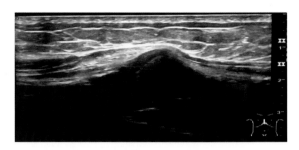

图 6.32 剑突外翻的纵切面超声图像

诊发现疑似为疝的局部隆起，但超声检查发现可能是浅表淋巴结。超声检查时，良性淋巴结表现为椭圆形高回声结构，可见淋巴门样结构，彩色多普勒可见内部脂肪和正常血管穿过淋巴门（图6.33A）。病理性淋巴结则通常为圆形低回声，淋巴门样结构消失，彩色多普勒示其内部血管分布不规则（图6.33B）。如果出现上述结果，通常需要将患者及时进

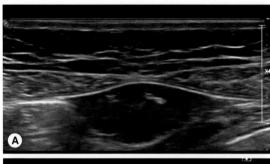

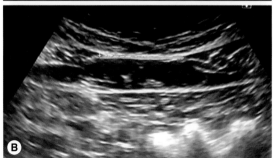

图 6.31 （A）正常状态下，腹白线/腹直肌的横切面超声图像；（B）在腹直肌两侧的内侧缘之间测量出35 mm 宽的腹直肌分离

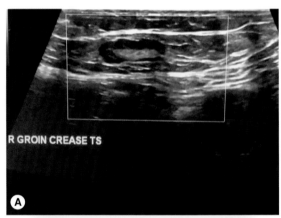

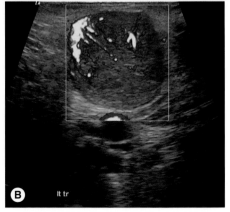

图 6.33 （A）正常淋巴结的超声图像和（B）异常淋巴结的超声图像

行转诊，以进一步评估和处理。

图 6.34 列出了在腹股沟疝评估时，可能发现的其他潜在病变及其超声特征。

疝的处理

如上所述，疝通常表现为肿块或（和）疼痛；疝多发生于腹股沟区，男性多于女性[33]。目前指南建议，对于临床上疑似为腹股沟疝的患者，应首先转诊至二级医疗机构就诊，以寻求专科医生 / 外科医生的建议；当临床上无法明确作出诊断时，可进行超声评估（图6.35）。

超声的主要作用是确定是否存在疝，评估囊的内容物和可复性，并确定筋膜缺损部位的大小，从而指导治疗方案的制订。研究表明，超声对疝的诊断具有较高的灵敏度和特异性，但检查结果取决于操作者的经验和水平[34]。如果在超声评估后，仍无法明确作出诊断，还可使用其他影像学方法。对无法确定是腹股沟疝引起的顽固性腹股沟区疼痛的患者，磁共振成像（MRI）可能有助于诊断，并可能发现其他肌肉骨骼系统的病变（图6.36）。对于较大的腹部疝，在缺损面积较大以致超声无法通过量化评估时，计算机断层扫描（CT）对手术计划的制订具有重要作用，

尤其存在既往手术史和并发症的患者意义重大。

约 1/3 的腹股沟疝没有任何症状，男性患者一旦出现症状，应采取"边观察边等待"的策略。如果腹股沟疝增大、疼痛加重，大部分患者需要接受手术治疗，以免发生嵌顿。欧洲指南建议，30 岁以上有症状的男性患者接受疝补片修补术；与传统疝修补术相比，补片修补术的复发率和并发症发生率均较低[35]。女性腹股沟疝和股疝患者面临的并发症风险高于男性，无论有无症状，都可选择接受疝补片修补术。

与开放手术相比，腹腔镜手术恢复期短、并发症少且复发率相对低，因此首选进行腹腔镜疝修补术。

补片主要通过缝合至相邻组织来修补疝的缺损部位，从而修复腹壁的结构和功能。在超声图像中，补片的回声可能不尽相同，但通常可见线性高反射界面，其后方回声衰减（图 6.37）。在腹腔压力增加时，需对补片周围进行重点扫查，以避免漏诊可复性疝[35, 36]。

疝修补术相关并发症

疝修补术的预后较好，但也存在相应的并发症，如血肿、脓肿、血清肿和腹股沟感觉异常 / 麻木，其中腹股沟感觉异常 / 麻木通

疝的鉴别诊断	超声描述
淋巴结	椭圆形高回声，中心可见淋巴门样回声
股动脉瘤	股动脉的局限性扩张，管径大于 1.5 cm
隐静脉曲张	彩色多普勒超声可见迂曲、扩张的管状无回声通道
精索脂肪瘤	精索内的正常回声或低回声的软组织病变
包裹性精索鞘膜积液	精索内部 / 沿精索分布的囊性结构，边界清晰，可见分隔
腰大肌脓肿	腰肌内的不均质液体（注意此时患肢弯曲，难以伸直）
Nuck 管囊肿（女性）	在子宫圆韧带附近延伸到大阴唇的无回声液体

图 6.34　疝的鉴别诊断 [From Keshwani N, Hills N, McLean L. Inter-rectus distance measurement using ultrasound imaging: Does the rater matter? Physiother Can. 2016; 68(3): 223-229.]

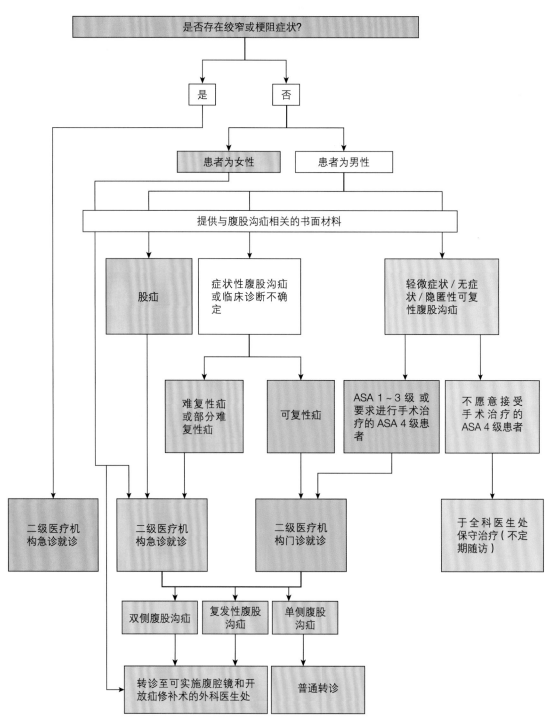

图6.35 英国疝学会关于一级医疗结构接诊疑似疝的处理流程图 (From HerniaSurge Group. International guidelines for groin hernia management. Hernia. 2018; 22(1): 1-165.)

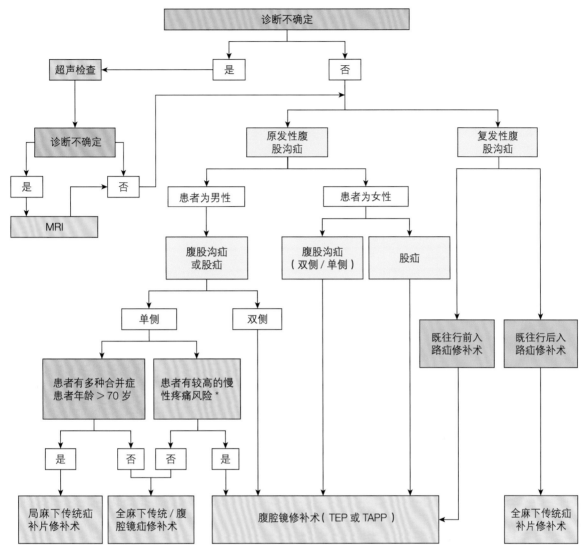

图 6.36　英国疝学会发布的超声诊断路径 [From HerniaSurge Group. International guidelines for groin hernia management. Hernia. 2018; 22(1): 1-165.]

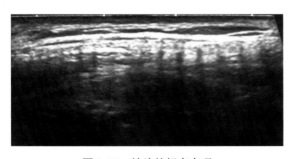

图 6.37　补片的超声表现

常会在一定时间后消失。

　　在所有并发症中，术后血肿更常见。血肿的超声表现随其病程而有所不同。急性期血肿的超声表现比较复杂，内部呈不均质回声；但随着时间的推移，血肿开始吸收，并相对表现为无回声（图 6.38A）。血肿通常位于皮下，也可能位于肌肉内或腹膜层面，有时难以与恶性病变鉴别。

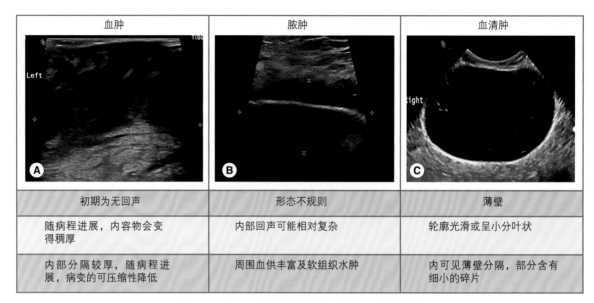

血肿	脓肿	血清肿
初期为无回声	形态不规则	薄壁
随病程进展，内容物会变得稠厚	内部回声可能相对复杂	轮廓光滑或呈小分叶状
内部分隔较厚，随病程进展，病变的可压缩性降低	周围血供丰富及软组织水肿	内可见薄壁分隔，部分含有细小的碎片

图 6.38 （A ~ C）疝修补术后可能出现的并发症

若发生感染，手术后期可能出现脓肿；这种现象可能会在术后持续数周，也可能更早期出现。对出现术后积液 / 血肿的患者，很难通过超声来诊断感染的情况。因患者通常会表现为发热、寒战和炎症指标升高等情况，对患者临床症状的识别至关重要，穿刺引流有助于明确诊断（图 6.38B）。

血清肿由蛋白质性浆液集聚所致，通常认为是由淋巴管和血管破坏引起。超声表现多为术后伤口周围区域出现薄壁透声好的液性暗区（图 6.38C）。临床上，患者多出现局部肿胀伴疼痛或不适感，通常在 6 ~ 8 周后消退。第 11 章将详细阐述血清肿和血肿相关内容。

其他并发症包括尿潴留、膀胱损伤、肠梗阻、补片排异和移位、肠外皮肤瘘及疝复发等。腹股沟疝修补术相关的睾丸并发症比较少见，术后可能因睾丸内血流受阻出现缺血性睾丸炎，通常在术后 24 ~ 72 h 内发生[37-39]。

（Andrew Longmead, Richard Brindley 著
赵佳琳 译）

练习题及参考文献

扫描书末二维码获取

髋关节和大腿超声

学习目标

通过对本章的学习，读者应掌握：
• 髋关节 / 大腿的相关解剖。
• 超声技术和髋部 / 大腿的正常影像学，包括一些技巧和陷阱。
• 髋关节 / 大腿的常见疾病，包括临床表现、治疗和报告撰写。
• 其他影像学的应用价值。

引言

由于难以从髋关节和大腿的症状直接判断其病因，因此，对这两个部位的临床评估目前仍是极具挑战性的难题。虽然因为髋关节和大腿的较深结构导致了超声的应用存在着一些局限性，但超声在涉及肌肉、肌腱、软组织、关节积液和滑膜炎的疾病诊断中仍发挥着重要的作用。

当怀疑有关节炎或骨损伤、脱位时，X线通常是首选的影像学检查。而计算机断层扫描（CT）和磁共振成像（MRI），对于发现隐匿性创伤、应力性骨折和股骨头坏死也具有重要意义。MRI 对于评估骨水肿、关节内病变和复杂的韧带损伤具有较高的敏感性[1, 2]。

对于超声成像，若想在成年人或年长儿童的臀部或大腿软组织上获得足够的穿透力，需要较低频率的线性或曲线超声。而高频的超声则用于小儿髋关节和浅表肌肉组织的超声成像。

解剖学

图 7.1 的 X 线平片显示了髋关节的骨性标志，它们作为肌肉和韧带的重要附着点，对于理解关节解剖十分重要，具体内容在下文阐述。

髋关节

髋关节是由髋臼窝和股骨头组成的滑膜关节。髋臼是由纤维软骨包绕加深形成的杯状凹陷样关节，纤维软骨构成盂唇的结构。超声只能显示部分盂唇结构，而 MRI 是诊断盂唇损伤或股骨与髋臼撞击的首选影像学检查。髋臼窝和股骨头表面被覆一层透明软骨，透明软骨表面覆盖着一层滑液。关节由内外层关节囊、韧带和肌肉所加强（图 7.2）[3, 4]。

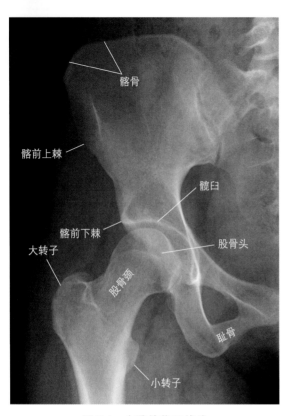

图 7.1　右髋关节 X 线片

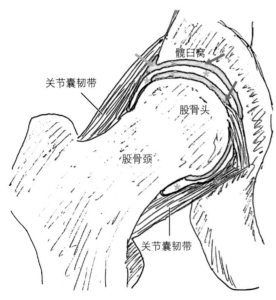

图 7.2　髋关节结构冠状面示意图。蓝色箭头，盂唇；绿色星号，滑膜；红色箭头，透明软骨（Line drawing courtesy of Sara Riley）

髋关节和大腿周围的肌肉组织

前方

髂腰肌由腰大肌和髂肌共同构成，是髋关节最强的屈肌。腰大肌和髂肌的肌腹在腹壁后分别单独走行，穿过腹股沟韧带深层进入大腿前间室时融合为一束，止于股骨小转子（图 7.4）。

髂腰肌滑囊位于髂腰肌腱腹交界处和髋关节囊之间。15% 情况下该滑囊与关节囊相通，切面超声图像见图 7.31。这个比例在炎症性关节病和关节置换术后更高。除非有液体积聚，否则该滑囊超声上不显影。

股直肌同时跨越髋关节和膝关节，能够进行屈髋和伸膝运动。股直肌起始部由两部分组成，长头起始于髂前下棘（AIIS）；短头起始于髋臼外上边缘。两条肌腱于短头远端 1 cm 处融合为一条，该联合肌腱可分为两部分，浅表部分与前肌筋膜融合，深层部分形成具有长肌腱联接的中央肌腱。每部分的肌肉纤维都来自于两个起始部的融合。

在大腿远端 1/3，股直肌与股四头肌腱融合形成一条腱板，止于髌骨。

其他的股四头肌（股外侧肌、股中间肌和股内侧肌）起源于股骨上段。它们的肌腱成分相对较短（见第 8 章）。

缝匠肌是体内最长的肌肉。它起自髂前上棘（ASIS），向下延伸，沿大腿内侧穿过股直肌，与股薄肌和半腱肌（ST）共同形成"鹅足"，止于胫骨内侧（见第 8 章）（图 7.4）。

图 7.3 显示了髋关节前部和大腿的深 / 浅间室和肌肉附着点。

内侧

作为一个肌群，内收肌群负责大腿的内收，同时负责屈曲、内 / 外旋和髋关节的后伸。内收肌群包括耻骨肌、长收肌、短收肌、大收肌和股薄肌（图 7.4）。

耻骨肌起自耻骨前表面的耻骨梳，止于

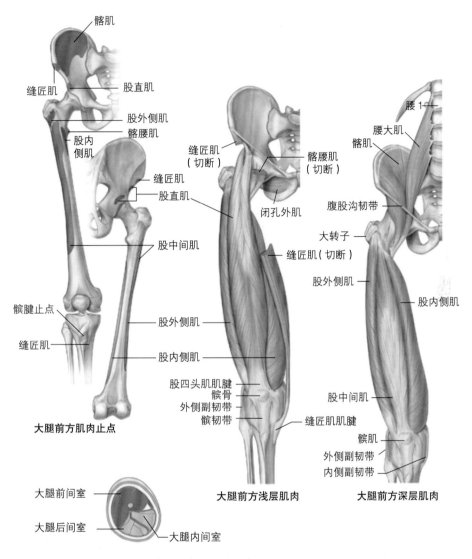

图 7.3　大腿前方肌肉组织（ From www.elsevierimages.com ）

小转子的下方、股骨后表面的耻骨肌线。

　　长收肌起自耻骨联合外侧的前表面，止于股骨粗线的中 1/3。

　　短收肌起自耻骨下支的前表面，位于长收肌起点的下方，止于耻骨梳和股骨粗线内侧唇的上部

　　大收肌是内收肌组中最大和最深的一个，起于耻骨下支、坐骨支和坐骨结节的下外侧区域。止于臀肌粗隆，股骨粗线内侧唇，股骨内侧髁上嵴和股骨内收肌结节。

　　股薄肌起于耻骨联合的下缘、耻骨的下支和邻近的坐骨支。止于胫骨的内侧表面，是鹅足的一个组成部分[5]（见第 8 章 ）。

　　长收肌、短收肌和股薄肌的起点通过纤维软骨连接，增加了连接强度，保护肌腱免受压力的影响，以及过度的剪切力对骨骼的影响。在评估肌腱疾病和内收肌损伤时，考虑到这一点是很重要的。

　　长收肌的起点通过一个共同的腱膜与腹壁肌肉组织和耻骨联合相结合。这也就解释了为什么在耻骨、腹股沟和大腿区域的疼痛很难确定其疼痛的具体来源[6]。

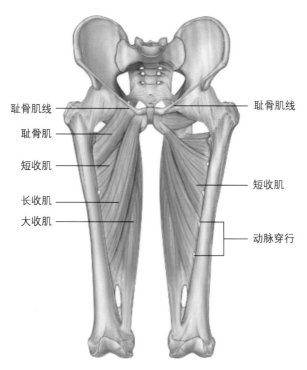

耻骨肌线
耻骨肌
短收肌
长收肌
大收肌

耻骨肌线
短收肌
动脉穿行

图 7.4 大腿内侧显示内收肌群和耻骨肌的解剖结构（© Elsevier. Drake et al: gray's anatomy for students-www. studentconsult.com ）

外侧

也称为大转子区，超声在这个位置主要用来评估臀肌 / 肌腱和邻近的结构。由于髋关节和肩关节在形态上的相似性，因此也有"髋关节袖"的说法。

臀小肌起源于髂翼的外侧表面，深部位于臀中肌的前部。它穿过髋关节，止于大转子（GT）的前关节面。臀中肌也起源于髂翼的外侧表面，在臀小肌的表面和后方。前部斜穿过臀小肌，止于 GT 外侧小关节突，后部止于后小关节突（图 7.5 ）[7]。

臀大肌是臀肌中最浅表和最大的部分。它起自于髂骨的后表面，穿过臀部斜行止于髂胫束和股骨的臀侧结节。

阔筋膜张肌起自髂前上棘。向下延伸，在大腿外侧被髂胫束包围。髂胫束是一片大的筋膜，也部分包住臀大肌。髂胫束起源于髂嵴，在大腿外侧向下延伸，远端止于胫骨（见第 8 章）。

在大转子区有许多滑囊，其数量可能有所不同。臀大肌下囊位于臀大肌、髂胫束和臀中肌肌腱之间。臀中肌下囊位于臀中肌止点深面、大转子外侧面；臀小臀下囊深至臀小肌止点前方。与髂腰肌滑囊一样，在正常情况下，在超声检查中转子周围滑囊不显影。

图 7.6 展示了髋关节外展肌、髋关节后方和大腿的大体肌肉组织。

后方

腘绳肌复合体（HMC ）[股二头肌（BF ）、半腱肌（ST ）和半膜肌（SM ）] 是髋关节 / 大腿后部的重要解剖结构。这些肌肉跨越两个关节，在步态周期中是髋关节伸肌和膝关节屈肌（图 7.6 ）。

理解 HMC 大体解剖最简单的方法是想象一个沿大腿纵向摆放的音叉。音叉柄是起源于坐骨结节的共同肌腱，两个分叉分别是外侧的 BF 和内侧的 ST 和 SM。

BF 有两个头，长头起自坐骨结节的内侧

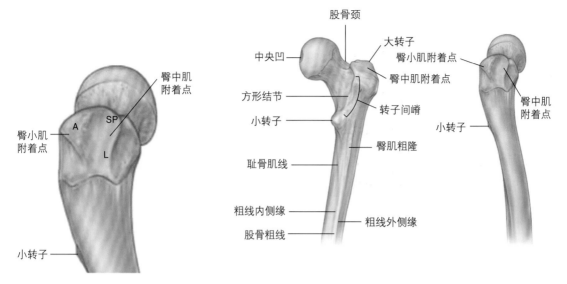

图 7.5　大转子解剖。前关节面（A）为臀小肌附着点，外侧（L）和上后侧（SP）关节面为臀中肌止点（© Elsevier Ltd. Drake et al: gray' s anatomy for students - www.studentconsult.com ）

面，短头起于股骨粗线的外侧下半及外侧肌间隔。股二头肌远端肌腱止于腓骨（见第 8 章）。股二头肌由坐骨神经和腓总神经支配。双神经支配可能导致两个头部的刺激强度的不同步以及运动的不协调，这可能是该肌肉在 HMC 中撕裂频率最高的原因。

ST 在起点处与 BF 长头肌腱相融合止于坐骨结节上部内下侧。在大腿近端，ST 较 SM 更大一些。在大腿远端，ST 形成一个长肌腱，位于 SM 前面，腘窝上方，并作为鹅足的一部分止于胫骨（见第 8 章）。

SM 起源于坐骨结节的上外侧，位于 ST 起点近侧中点下方。在远端，SM 有多个肌腱插入到胫骨内侧髁（前臂、直臂、下臂）、后斜肌韧带（囊臂）、后关节囊和弓状韧带（腘斜韧带）。

在坐骨结节水平，腘绳肌的共同起点，有坐骨滑囊，除非存在病理表现，否则超声不显影。

坐骨神经沿大腿下行与 HMC 和臀部肌肉有密切的关系（见图 7.6）。坐骨神经起自腰骶神经丛。走行于骨盆，穿过坐骨大孔进入臀区，然后在臀区经 BF 的长头深面走行于大腿后部。在大腿后部，坐骨神经产生分支支配腘绳肌和大收肌，在腘窝上方分为胫神经和腓总神经。

超声技术及正常超声表现

患者仰卧位进行髋 / 大腿前方的超声检查。髋关节在伸展和轻微外旋时应处于中立位置。

髋关节 / 髂腰肌复合体

为了评估髋关节和髂腰肌复合体，最好从股骨头和髋臼的纵切面（LS）水平开始（图 7.7A）。这样解剖标志较容易识别（图 7.7B）。将超声探头向下移动，可以看到股骨颈和前隐窝。在该水平上，探头呈倾斜状态探查，探头的远端横向旋转（图 7.7C）。宽视野和全景超声有助于观察关节整体的情况；但关节内的各个结构仍需要分别仔细检查。

股骨头上覆盖着一层薄薄的低回声透明软骨，盂唇显示为高回声的三角形结构，位于滑膜隐窝上方（见图 7.7B）。

髂股韧带位于盂唇的浅表，髂腰肌位于

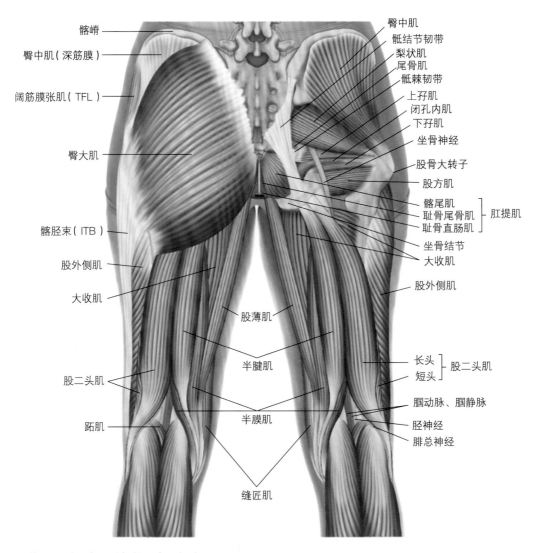

图 7.6　外展肌群和大腿后部的肌肉组织（From Musculino J. E; The muscular system manual – Th skeletal muscles of the human body, 4th ed. Elsevier 2017）

股骨头和关节间隙的前方（见图 7.7C）。其肌腱位于后内侧，因此需要在矢状面对超声探头向内侧进行轻微的调整，以显示肌腱（图 7.8A）。髂腰肌也可以在横切面（TS）上进行评估，后内侧的位置显示肌腱是比较容易的（图 7.8B）。

前关节囊在髂腰肌和关节隐窝之间，呈弧形高回声结构（图 7.7C）。关节隐窝在股骨颈前部呈低回声，由前后两层组成，在正常情况下两层紧密贴合（图 7.9）但当有积液时就会分离。在正常情况下可能存在一小部分滑液。为了避免关节隐窝的各向异性影响观察结果，应尝试使探头的远端先贴近大腿积液的关节隐窝。

另一个需注意的地方与腿的位置有关：髋关节的内旋可能导致前关节囊向前凸出，出现滑膜肥大的表现[8–11]。

在小儿患者中，骨化部位是软骨而不是成熟的骨（图 7.9）。这很容易与液体混淆，因为它们都呈低回声。通过对探头施加压力可以进行鉴别，软骨保持不变，而液体会移动。与对侧进行比较也有助于鉴别。

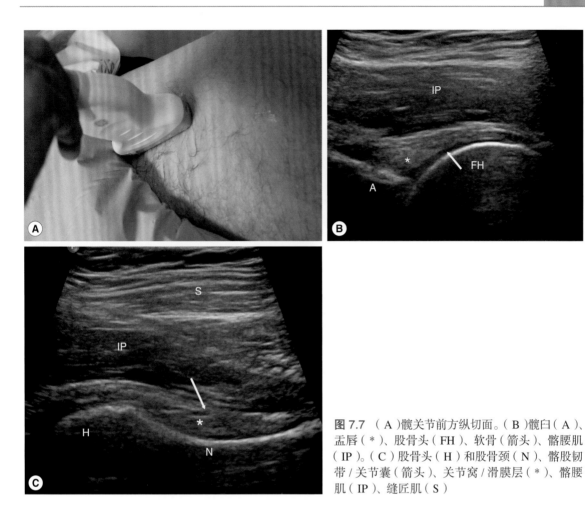

图 7.7 （A）髋关节前方纵切面。（B）髋臼（A）、盂唇（*）、股骨头（FH）、软骨（箭头）、髂腰肌（IP）。（C）股骨头（H）和股骨颈（N）、髂股韧带 / 关节囊（箭头）、关节窝 / 滑膜层（*）、髂腰肌（IP）、缝匠肌（S）

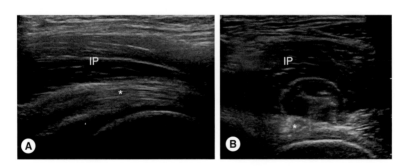

图 7.8　髂腰肌及其肌腱（A）纵切面和（B）横切面显示髂腰肌肌腱（*）和髂腰肌（IP）

> **◎ 提示**
>
> 　　当检查前关节隐窝时，将探头斜着靠近大腿，以避免类似于积液的各向异性。
> 　　髋关节内旋可导致前关节囊前凸，形似滑膜肥大。

前方肌肉（股四头肌和缝匠肌）

　　通常扫描大腿前部的肌肉组织用来确定患者是否有肌肉损伤或确定肿块的位置。我们采用固定的流程识别肌肉和邻近的结构，从

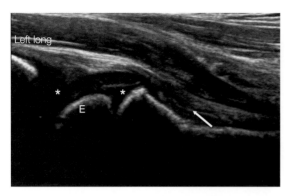

图 7.9　3 岁儿童正常髋关节纵切面。箭头显示滑膜层之间的关节隐窝。软骨（ * ），骨骺骨化（ E ）

该神经支配大腿前外侧感觉。如受压可能会导致一种被称为感觉异常性股痛（大腿麻木）的情况。衣服过紧、肥胖、体重增加和怀孕是其常见原因。诊断和神经周围局部麻醉可在超声引导下进行 [12, 13]。

　　将探头放置在 AIIS 水平的纵切面，在髋臼上方，股直肌（ RF ）在其起点表现为纤维回声结构（图 7.11 ）。由于各向异性，股直肌短头在这个位置成像较差。为了观察髋臼外上侧的短头，需要在横平面上由外向内进行观察。

　　在大腿近端 1/3 的横切面上，股直肌位于靠近股骨的股中间肌的前面。股直肌的中央和浅表肌腱的连接如图 7.12 所示。

　　股直肌两侧可见股外侧肌和股内侧肌（图 7.12 ）。向外侧和内侧移动探头，可以将这些肌肉完整地显示。

　　在大腿远端横切面中，可见股直肌的浅层肌腱覆盖在股中间肌的肌腹之上（图 7.13 ）。股四头肌肌腱将在第 8 章详细阐述。

ASIS 的横切面开始。在这个水平上，可以看到缝匠肌内侧的短肌腱和外侧的阔筋膜张肌（ TFL ）（图 7.10 ）。探头向远端移动，可以看到缝匠肌向内侧移行穿过股直肌，而 TFL 则始终在股外侧肌前方的外侧。

　　股外侧皮神经位于 ASIS 稍下方，表现为缝匠肌浅表部位的一个小束状结构（图 7.10 ）。

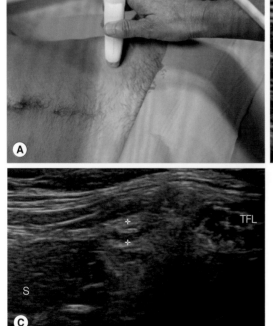

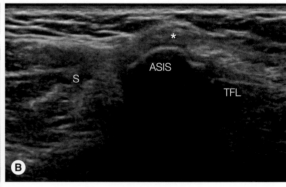

图 7.10　髋关节前上方结构。（ A ）横切面（ TS ）髂前上棘（ ASIS ）。（ B ）缝匠肌（ S ）和阔筋膜张肌（ TFL ）及其起点（ * ）。（ C ）略低于 ASIS 的横切面。卡钳之间显示股外侧皮神经

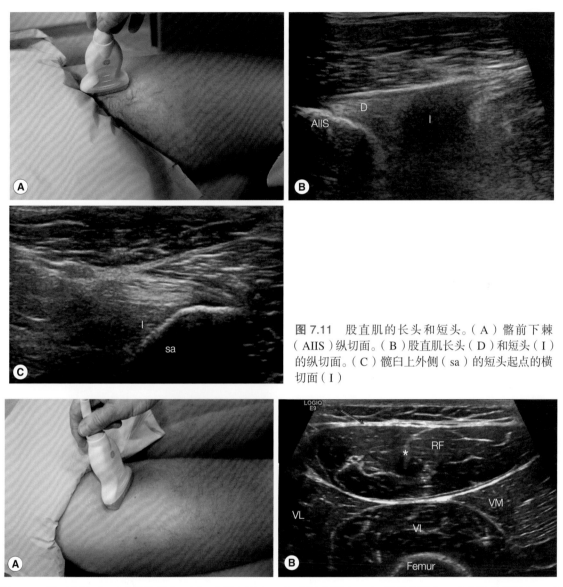

图 7.11　股直肌的长头和短头。（A）髂前下棘（AIIS）纵切面。（B）股直肌长头（D）和短头（I）的纵切面。（C）髋臼上外侧（sa）的短头起点的横切面（I）

图 7.12　股四头肌。（A）大腿前横切面。（B）股直肌（RF）、股中间肌（VI）、股外侧肌（VL）和股内侧肌（VM）。RF 的中央肌腱（*）和浅表腱膜（红色箭头）

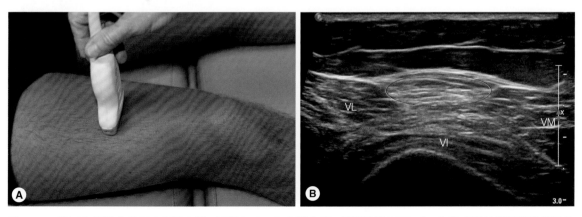

图 7.13　股四头肌肌肉组织（大腿中部 / 远端）。（A）大腿中部 / 远端前横切面。（B）股直肌的浅层腱性组织位于股中间肌（VI）前方的红色轮廓内。VL，股外侧肌；VM，股内侧肌

内侧

为了检查内收肌群，患者大腿外展外旋、膝关节屈曲。由于检查部位的原因，可以有伴侣陪同，并应注意保护患者的隐私，适当地覆盖耻骨区域。探头放置在大腿近端内侧的横切面。图 7.14 显示股四头肌前室、股神经血管束和内收肌内室之间的关系。由浅到深可以依次看到三个内收肌层：长收肌（外侧）/股薄肌（内侧）、短收肌和大收肌。

为了在纵切面观察内收肌，探头在大腿内侧的斜切面上旋转（图 7.15）。为了观察肌腱和纤维软骨附着点，移动探头直到耻骨在图像

上显示（图 7.16）。纤维软骨周围有一个三角形的低回声区域。由于各向异性，难以描述其具体外观。小的曲棍球形探头会更灵活。由于肌腹与腹壁肌肉组织的融合，长收肌起源的浅表部分的显影较为模糊[8-11]。

髋关节外侧

患者处于侧卧位。在膝关节之间放置枕头可以使这个姿势更舒适，并防止挤压充满液体的滑囊。

将探头放置在髋关节外侧上方的横切面上。关键的骨性标志是前侧面和侧面之间的大转子顶点（图 7.17）。在较苗条的患者中，

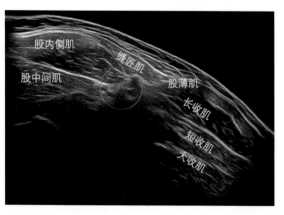

图 7.14　大腿前部和内侧部分的关系。大腿近端前内侧横切面显示了大腿前间室和内间室与股神经血管束（红色轮廓）的关系

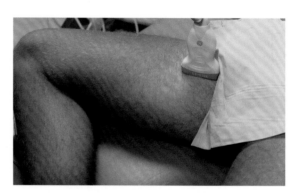

图 7.15　患者姿势和探头位置，用于评估内收肌的纵切面

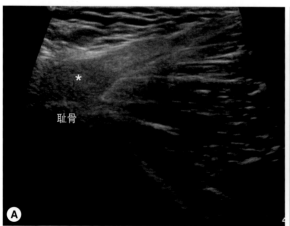

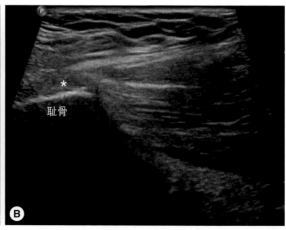

图 7.16　内收肌起点纵切面。（A）长收肌和（B）短收肌的纤维软骨附着（＊）

可以触到大转子的骨突起，而在较肥胖的患者中，可以从股骨远端开始，并向近端移动，直到看到大转子的顶端为止。臀小肌腱止于大转子前小关节突，臀中肌腱止于大转子外侧和上后侧面（见图 7.17）。

在横切面和纵切面分别评估每个肌腱止点。探头的位置应垂直于肌腱，以消除各向异性，否则很容易误诊为肌腱病和滑囊炎。

图 7.18 显示了在纵切面中探头的位置。

纵切面上臀小肌腱浅层可见低回声的臀中肌和髂胫束（图 7.19）。髂胫束位于臀中肌腱外侧面上方的浅层。（图 7.20）

将探头向后移动以充分评估臀中肌肌腱的上后部（图 7.21）[8-11]。在评估臀肌肌腱时，应注意滑囊是否存在积液。如前所述，髂胫束在大转子水平是位于臀肌肌腱表面的韧带结构。在矢状面可以看到位于髂嵴的起点（图 7.22）。沿大腿向远端走行止于胫骨（见第 8 章）。

> ◎ **提示**
>
> 可以从股骨远端向近端移动探头直到看到大转子的顶端来定位大转子。
>
> 检查臀肌肌腱时要从各肌腱特异的方位进行检查，以避免误诊。

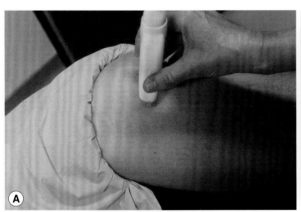

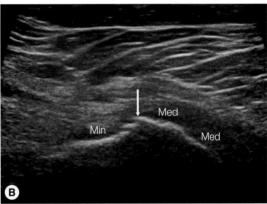

图 7.17　大转子的横切面。（A）探头放置在右侧大转子的骨突起上（B，箭头）。臀小肌（min）和臀中肌（med）肌腱覆盖在各个平面上

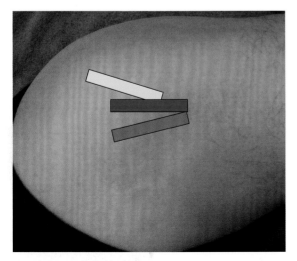

图 7.18　显示纵切面臀肌肌腱的不同探头位置。臀小肌（蓝色）、臀中肌外侧面（红色）和臀中肌后上面（黄色）

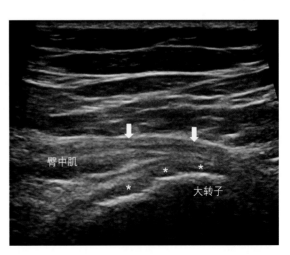

图 7.19　大转子前突面的纵切面。臀小肌腱（星号）、臀中肌（GMED）和髂胫束（箭头）

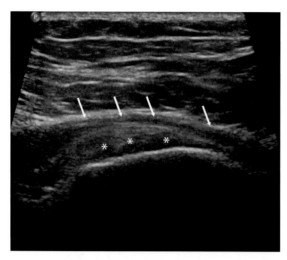

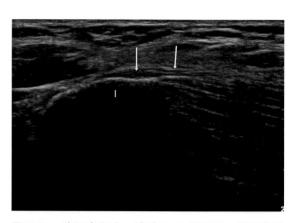

图 7.22　髂胫束起点。髂嵴（I）纵切面，髂胫束的起点（箭头）

图 7.20　大转子的侧面纵切面。臀中肌腱（星号）和髂胫束（箭头）

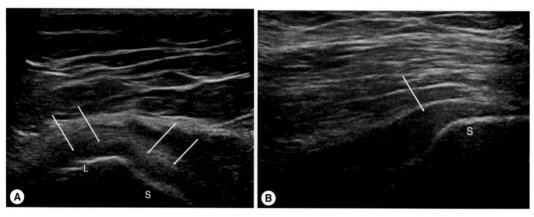

图 7.21　臀中肌肌腱（箭头）。（A）大转子侧向（L）和后上方向（S）切面的横切面。（B）大转子后上（S）面的纵切面

后方

由于后方损伤在一般人群中不常见，因此要求进行髋关节后方超声检查较少见。在检查髋关节后方时，患者采取俯卧位（图 7.23）。

主要的骨性标志是坐骨结节。在一些人的臀部皱褶里可以摸到。HMC 的起点可以在纵切面和横切面中扫描到（图 7.24）。

检查者可以通过不断地变换探头方向来避免各向异性。与内收肌附着点一样，这些结构难以解释，并且经常出现无症状肌腱病。坐骨滑囊位于共同肌腱起点的深面，但除非有病理特征，否则观察不到。

在超声上识别单独的腘绳肌对评估损伤和肿块是非常有帮助的。可以从近端共同肌腱起点的横切面开始，将探头向下移动，SM 位于内侧，三角形结构中间是 ST，BF 位于外侧。

在这个水平面，坐骨神经位于 BF 肌的深处。高回声的"奔驰标志"是一个公认的标志，是肌肉和坐骨神经之间的筋膜（图 7.25）[14]。

另一种方法是从大腿远端的横切面开始，在腘窝的上方。ST 位于 SM 前方，呈"蛋糕上的樱桃"标志（图 7.26）。向近端延续观察这些结构，腘绳肌可按照上面的方法确定为单独的肌肉。

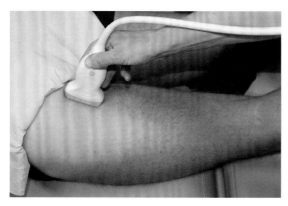

图 7.23 用于评估腘绳肌肌腱起点的患者体位和探头位置

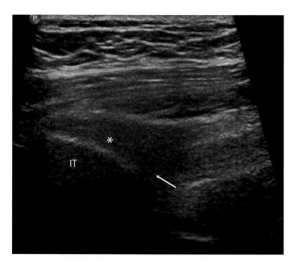

图 7.24 腘绳肌起点坐骨结节（IT）的纵切面（*）；箭头指向坐骨滑囊

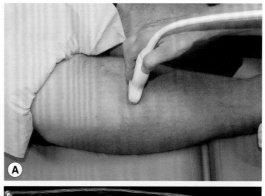

图 7.25 在横切面评估腘绳肌。（A）探头位于大腿后部。（B）腘绳肌：半膜肌（SM）、半腱肌（ST）、股二头肌（BF）、坐骨神经（黄色圈）、大收肌（AM）。红线是腱膜炎的"奔驰标志"回声

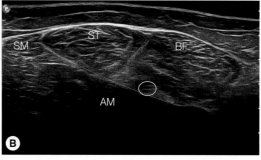

> ◎ 提示
>
> 　　大腿远端的"蛋糕上的樱桃"标志，是半腱肌腱位于半膜肌的表面，以及代表肌肉间筋膜平面的"奔驰标志"，是识别单个腘绳肌有用的标志。

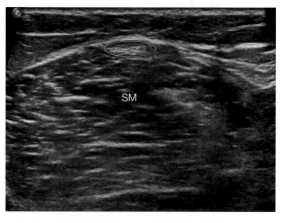

图 7.26 大腿远端横切面。"蛋糕上的樱桃"标志。半腱肌肌腱（红色轮廓）位于半膜肌（SM）的表面

病变

髋关节积液

　　在成人患者中，关节积液可能与骨关节炎、炎症性关节炎、感染和股骨头缺血性坏死有关。患者表现为关节疼痛及活动度下降。

　　在儿童患者中，特别是那些 10 岁以下的儿童，关节积液会导致髋关节的剧烈疼痛，无法负重活动及跛行，这是到急诊科就诊的

一个常见原因。患有幼年特发性关节炎的儿童也可能出现关节积液和活动性关节炎症的表现（见第 10 章）。

在超声上可以看到髋板的异常，如股骨上骨骺滑移，通常发生于较年长的儿童，以及 Perthes 病，一种骨骼发育性疾病，会导致股骨头血液供应中断，逐渐破碎和扭曲。对于成人和儿童，用 X 线来检测骨异常是很非常重要的。当临床医生怀疑关节脓毒症导致脓毒性关节炎时，通常需要超声来辅助诊断，因为如果不治疗会导致关节破坏。

超声检查出现关节积液时，股骨颈前部会有一定量的液体，导致关节囊向外移位（凸出）。如前所述，少量的液体是正常的。为了帮助评估关节液的量，可以测量从关节囊到股骨颈的距离。与对侧无症状髋关节进行比较，距离差应小于 2 mm。图 7.27 展示了一位 6 岁患者出现左髋关节积液，与正常的右侧髋关节相比较。关节内液体的深度可能会有助于诊断。

同时在报告中应描述积液的多少，以利于连续性的观察。

如果是单纯的积液，积液呈无回声。内部回声的存在提示脓毒症，但不能确诊，因为

在创伤的情况下，血性关节液有类似的表现。炎症性关节炎导致滑膜增厚也会产生类似脓毒性关节积液的表现。多普勒超声可以帮助区分这两者：炎症性关节炎可能显示滑膜充血，虽然脓毒性关节液中无此表现，但在这个深度，较难使用多普勒超声辅助区分。也可以使用超声探头"充气"关节助于引起混浊液体的运动从而鉴别两者[15]。

超声不能排除感染，如果怀疑感染，可能需要关节穿刺来进一步确诊。对于诊断不明确的患者，应考虑滑膜活检，色素沉着性绒毛结节性滑膜炎、滑膜软骨瘤病和淀粉样蛋白沉积都会导致滑膜肥大[16]。

病例报告——关节积液（图 7.27）

临床病史；6 岁男童，左髋关节疼痛，跛行
超声报告：（与正常右髋关节比较）。左髋关节积液。深度为 5 mm。超声不能排除感染，需要诊断性穿刺。

超声对接受关节置换术的患者有着特别的意义，因为它能够检测到与假体周围感染相关的关节周围积液和水肿，这些在 X 线片上不显影，且在 MRI 上可能被伪影掩盖。然

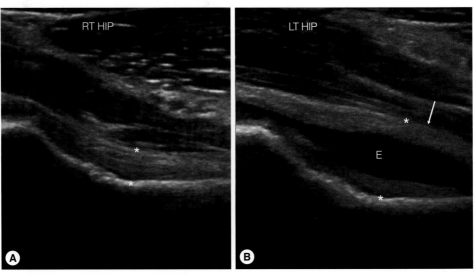

图 7.27　髋关节积液。正常右髋（A）和左髋积液（E）（B）。左侧关节囊凸度增加（箭头）。星号之间显示关节囊至股骨颈的距离

而，少量的积液很容易被遗漏，因此应全面评估关节外侧和后方，对积液进行定位。因关节置换术后假体磨损形成的颗粒所引起的并发症会导致假体松动和肉芽肿性反应性假瘤形成，即在假体附近的软组织增厚。

超声可用于指导髋关节相关疾病的诊断和治疗。可在超声指导下确认针头和注射位置。诊断注射包括关节内局部麻醉以鉴别关节内外的疾病或增强 MRI 钆溶液关节造影。关节内注射包括注射皮质类固醇治疗关节炎、退行性关节炎和炎症性关节炎，或者注射透明质酸[16]。

> **◎ 提示**
>
> 　　记住：即使关节积液在超声上没有显示高回声，也不能排除脓毒症。因为确诊需要抽取关节液，这一点需要在报告中加以解释。

股直肌 / 股四头肌损伤

股直肌（RF）是最常损伤的大腿前方肌肉，因为它最长，并跨越两个关节。通常发生于足球或其他运动中。根据损伤的程度和性质，治疗方法可以从保守（休息、力量和伸展训练）到手术；因此，准确报告损伤的部位和严重程度是很重要的[17, 18]。

RF 的急性骨骺损伤可能发生在骨骼发育不成熟的运动员的 AIIS 处。超声可以证实肌腱撕脱和相关的骨或软骨移位，这可能需要手术治疗。

在更年长的运动员中，损伤部位可能是远端肌腱连接处（图 7.28）、肌腱与肌腹的连接处（称为周围损伤），或在短头的肌腱连接处，称为中央腱膜损伤（图 7.29）。中央腱膜损伤通常需要较长的康复时间。

远端肌腱交界处的慢性损伤表现类似肌腹收缩引起的肿块。

> **病例报告——股直肌中心腱膜损伤（图 7.29）**
>
> 　　临床病史：22 岁，大腿前部疼痛，踢足球后有轻微肿胀 / 擦伤。
>
> 　　超声报告：股直肌中央腱膜处有一处撕裂，伴有少量血肿，大小为 80 mm×40 mm×40 mm。
>
> 　　其余的股四头肌无异常表现。
>
> 　　结论：股直肌中央筋膜撕裂。

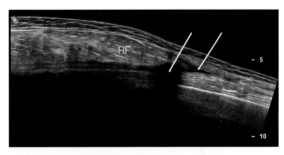

图 7.28　股直肌远端肌腱断裂。纵切面显示股直肌（RF）回缩，远端肌腱连接处完全断裂（箭头）同时显示阴影和模糊

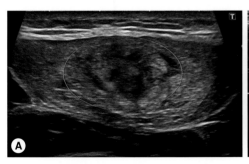
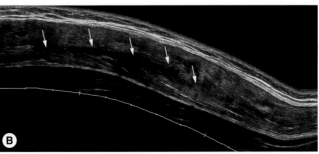

图 7.29　股直肌中央腱膜撕裂。（A）在横切面中央腱膜撕裂用红色圆圈显示。（B）纵切面显示撕裂和血肿的纵向范围（箭头）

运动员的股直肌损伤的分级通常采用MRI影像。有助于治疗和预测何时能够恢复运动[18]。使用超声很难对损伤进行分级，但对描述损伤的部位和范围具有重要意义。当肌肉损伤为急性时，可能出现大量血肿（图7.30）；这一点应该在报告中提到。血肿可能需要几周的时间才能重新吸收，这可以监测愈合进展和纤维化瘢痕组织的形成——特别是在运动中，因为这可能会影响预后。超声也可以发现组织愈合时的并发症，如骨化性肌炎。广泛的肌肉内血肿引起的压力增加可导致肌肉和神经的血流受限制而致骨筋膜室综合征。如果患者患肢中出现严重的疼痛和麻木，则应紧急行手术治疗，如筋膜切开术来减轻压力，防止对肌肉的永久性损伤。

股直肌的长头是肌腱病和羟基磷灰石钙晶体沉积的潜在部位。超声引导下穿刺已经广泛应用于治疗。

大腿前部的挤压（钝器损伤）可致股中间

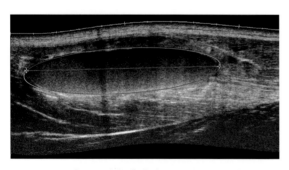

图7.30　股直肌肌肉损伤伴广泛血肿。大腿前纵切面显示股直肌急性血肿（红色圆圈）

肌（股四头肌深部）的挫伤／血肿，因为它和股骨会形成挤压。

（远端股四头肌肌腱的损伤将在第8章中介绍）。

髂腰肌滑囊炎／肌腱病

髂腰肌病变会导致髋关节前屈时的疼痛，在运动员和慢性髋关节疾病患者中更为常见。全髋关节置换术的患者也可能由于瘢痕组织或假体松动导致瘢痕组织增生和撞击而出现髂腰肌病变[19, 20]。

当出现炎症反应时，膨胀的髂腰肌滑囊可能位于髂腰肌复合体的内侧和深处。也可以沿着腹部的腰肌组织延伸，类似腰肌脓肿。充满液体的髂腰肌滑囊会与髋关节相通（图7.31），尤其是慢性髋关节疾病患者。髂腰肌肌腱病会导致肌腱增厚，失去正常纤维结构。

内收肌肌腱病／内收肌撕裂

图7.32所示是一名50岁患内收肌肌腱病的男性患者，伴有右下腹部疼痛。与左侧相比，右侧内收肌起点明显增厚。

很难确定内收肌肌腱病是否是引起症状的原因，因为在无症状侧也可能看到肌腱的增厚。当探头扫查该区域时，因压力造成的疼痛更具有临床意义。

充血可以使用彩色多普勒检测到，但并不一定总是出现。在运动员中，边界不规则和钙化经常出现，这些通常代表慢性变化，且

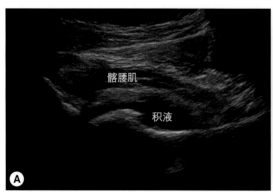

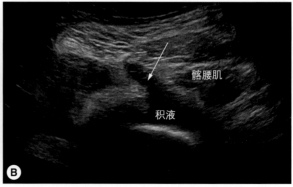

图7.31　髂腰肌滑囊炎伴关节积液。（A）纵切面显示髋关节积液。（B）横切面显示关节腔与髂腰肌滑囊相通（箭头）

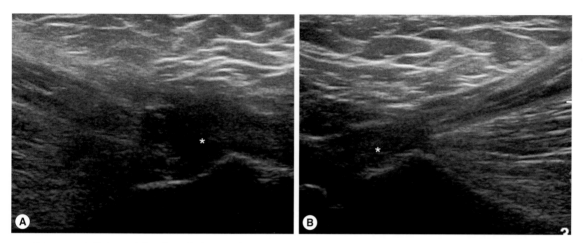

图 7.32 内收肌肌腱病。与正常（B）左侧（＊）相比，（A）右侧内收肌起点（＊）明显增厚和肌腱炎症

往往无症状。肌腱末端的钙化可能是由于次级骨化中心的不完全融合（26 岁前可观察到），因此这种情况可能是正常的。

疼痛最特异的超声特征是肌腱撕裂，表现为靠近骨膜的肌腱深部的无回声区域。这种撕裂通常沿腹直肌和长收肌腱膜向上延续，可能导致肌腱断裂。在急性情况下（通常见于运动员），肌腱断裂会导致长收肌从其骨附着处的显著回缩。

同时在撕裂部位出现血肿（图 7.33）。撕裂的程度取决于肌肉止点的受累程度，应仔细评估。在青少年中肌腱撕裂有可能导致撕脱性骨折。医师需要重点评估破裂的程度，如果是软骨/骨止点撕脱，则需要手术治疗[21]。

耻骨痛的其他原因包括腱膜损伤、耻骨炎和耻骨结节骨髓水肿。这些不能通过超声进行评估，因此该区域疼痛的患者更建议采用 MRI 而不是超声成像。腹股沟局部疝也应被认为是该区域疼痛的一个原因。

病例报告——内收肌撕脱（图 7.33）

病史：40 岁，男性，休闲板球运动员，大腿内侧和腹股沟疼痛。几周前打保龄球时受伤，大腿内侧可触及损伤。内收肌损伤？腹股沟疝？

超声报告：内收肌起点发生撕脱损伤，肌腱回缩，纤维软骨与耻骨相距 46 mm。受伤部位可见血肿。建议手术。

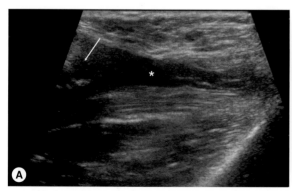
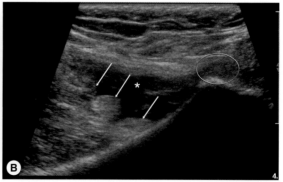

图 7.33 内收肌撕裂。（A 和 B）右大腿内侧纵切面显示内收肌损伤部位的积液/血肿（＊）。可以观察到肌肉回缩（箭头），由于肌肉从耻骨撕裂，其附着的纤维软骨也不再显影（红色圆圈）

大转子疼痛综合征

以前人们认为髋关节外侧的疼痛是由滑囊炎引起的；然而，它已经被证明是由各种情况引起的，现在称为大转子疼痛综合征[22]。疼痛可向外侧放射，临床上很难将它与髋关节疼痛和腰椎疼痛区分开。臀肌无力在女性中更常见，它会导致臀部不稳定，并可能导致 Trendelenburg 步态。髋关节外侧疼痛最常见的原因是臀小肌／臀中肌肌腱病（图 7.34）。包括在肌腱内壁止点处羟基磷灰石钙化沉积（图 7.35）。

转子周围滑囊（滑囊炎）中的液体较少见，积液可能与肌腱撕裂有关。臀中肌／臀小肌肌腱撕裂在骨关节炎、骨折和 20% 的全髋关节置换术合并外展肌修复失败的患者以及田径运动员等高冲击力运动项目中更常见。在图 7.36 是一位 67 岁髋关节外侧疼痛患者，在髂胫束和臀中肌肌腱之间的大转子滑囊可见液体，图 7.37 展示的是肌腱撕裂导致滑囊积液。

病例报告——大转子滑囊炎（社区转诊患者）（图 7.36）

病史：髋关节外侧疼痛。大转子滑囊炎？

超声报告：在髂胫束和臀中肌肌腱之间的大转子滑囊内有少量液体，提示滑囊炎。臀肌肌腱显示完整。

病例报告——臀中肌肌腱撕裂（图 7.37）

病史：74 岁，髋关节外侧疼痛，行走困难。曾行全髋关节置换术，目前康复锻炼中。

超声报告：臀中肌肌腱完全断裂。肌腱末端缩至距离大转子 19 mm 处。臀下滑囊囊内可见液体，与滑囊炎或继发性炎相一致，肌腱断裂。

臀小肌肌腱完整。

髂胫束的增厚和肌腱病可发生在 GT 水平，也可发生在髂嵴处。这种情况在田径和自行车等进行重复运动的运动员中更常见。

大转子疼痛综合征的治疗方法各不相同。肌腱病和滑囊炎更倾向于采取保守措施进行治疗，包括休息、核心肌群和髋关节周围肌

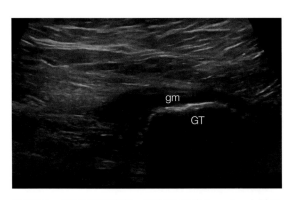

图 7.34　臀中肌肌腱病。臀中肌肌腱（gm），大转子（GT）

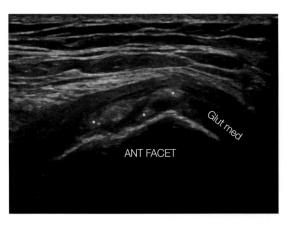

图 7.35　臀小肌肌腱钙化性肌腱病。大转子水平横切面显示臀小肌肌腱中羟基磷灰石钙化（*）沉积

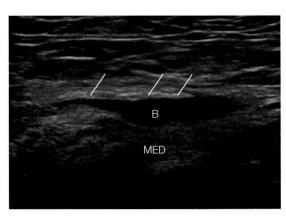

图 7.36　滑囊炎。髂胫束（箭头）和臀中肌肌腱（MED）之间的大转子滑囊（B）中的液体

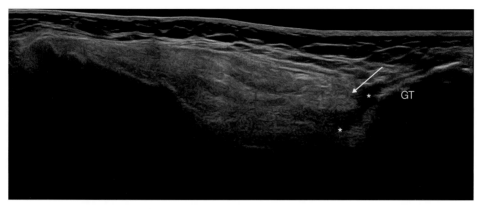

图 7.37　臀中肌肌腱完全断裂，肌腱从大转子（GT）回缩（箭头），并在囊内有液体积聚

肉力量强化、拉伸、局部类固醇 / 血小板血浆注射[23]。手术治疗只用于保守治疗无效的患者，手术方式包括滑囊切除术、髂胫束延长术或臀肌撕裂修补术。通常情况下如果髋关节外侧的超声报告正常，在这种情况下，可以提供诊断性类固醇注射或局部麻醉注射治疗。

需要注意的是：在进行治疗性注射之前和发出超声检查报告时，应该将超声检查结果与患者的症状相联系。病理性的超声表现可能出现在没有症状时或无症状对侧。

腘绳肌腱病变

腘绳肌腱的肌腱起源很难用超声来评估，尤其当患者很胖的时候，因为腘绳肌腱是一个很深的结构。当患者无症状时，超声信号的衰减和肌腱的各向异性伪影可能会显示出慢性肌腱病的特征；因此，与对侧进行比较缺少临床意义。也正是因此，有必要将患者的症状与超声表现联系起来。

坐骨滑囊炎是坐位时疼痛的主要原因，虽然患者在体检时可能有症状，但在超声上可能难以看到滑囊积液或充血。需要超声引导下注射类固醇来治疗。

HMC 的损伤部位和损伤程度的分级类似于 RF。撕脱损伤多见于年轻运动员。对于考虑肌腱修复的外科医生，磁共振成像在准确评估肌腱收缩程度和形态学特征方面优于超声。

HMC 的部分撕裂 / 拉伤主要发生在 BF 的肌腱连接区域，原因在解剖部分中已经描述过。除了运动活动，HMC 损伤的危险因素包括年龄、大腿后部疼痛史（腘绳肌张力和背部相关的疼痛）、膝关节损伤和耻骨骨炎。治疗取决于损伤的级别，因此应准确地描述损伤的部位和范围、有无血肿和瘢痕组织[3, 18]。

图 7.38 显示了一名 45 岁的举重运动员 ST 肌慢性撕裂的图像。损伤发生在扫描前 3 个月，患者在拉伸时反复出现症状（腘绳肌疼痛）。撕裂位于肌肉的表面，只损伤到一小部分的肌肉。建议患者进行特定的物理治疗并减少运动。

> **报告——半膜肌慢性肌肉撕裂（图 7.38 ）**
>
> 病史：45 岁，举重运动员，3 个月前拉伸后感到腘窝疼痛。超声报告：半腱肌肌纤维表面出现小的慢性撕裂信号，撕裂的大小为 36 mm×32 mm ×31 mm，位于大腿近端损伤部位。腘绳肌剩余部分和肌腱起点信号正常。

> ◎ **技巧**
>
> 当报告大腿急性肌肉损伤时，重要的是要识别和报告损伤的类型（如撕脱、肌腱损伤、肌肉内部撕裂）、范围（受伤的肌肉体积的尺寸或比例）以及是否存在血肿。

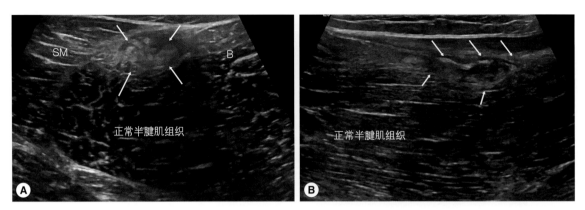

图 7.38　半腱肌撕裂。大腿后方（A）横切面和（B）纵切面。半腱肌表面撕裂（箭头）。B，股二头肌；SM，半膜肌

肌腱断裂综合征

一些患者经历与髂腰肌不稳定和髂胫束紧绷相关的髋关节外侧和前方的疼痛和断裂感。当肌腱由静止状态转变为突然运动时，容易发生断裂。在舞蹈、体操、武术、跑步运动员中较常见，可以使用动态压力超声进行评估[24, 25]。

然而，盂唇撕裂、游离体和髋关节中的骨赘也会导致咔嗒声，因此其他影像学方法也应该考虑以排除这些情况。

正常检查结果的术语[26]

- 髋关节前部无关节积液或滑膜炎表现。如果怀疑关节内病变，需要其他影像学检查进一步确定。
- 髂腰肌肌腱表现正常，无肌腱病或髂腰肌滑囊炎表现。
- 腘绳肌腱在坐骨结节起点处表现正常，无坐骨滑囊炎表现。
- 臀肌腱完整，没有撕裂或肌腱病的迹象。髂胫束表现正常。无转子周围滑膜炎的特征。

（Sara Riley 著　赵润凯 译）

练习题及参考文献

扫描书末二维码获取

膝关节和小腿超声

学习目标

通过对本章的学习，读者应掌握：
- 膝关节和小腿的相关解剖结构。
- 超声技术的基本原理和膝关节 / 小腿的正常超声影像，包括一些超声的技巧和陷阱。
- 膝关节 / 小腿常见的病理类型，包括临床表现、病情处理和报告撰写。
- 其他超声成像特征。

引言

超声可为膝关节和小腿的浅表结构提供极好的分辨率，但超声并不作为膝关节疼痛、关节内结构评估或髌股关节紊乱的常用检查方式。膝关节和小腿主要影像学检查为 X 线平片 / 磁共振（MRI）。

膝关节 / 小腿的超声通常采用高频超声，对于深层或后方的结构，采用较低频率的超声是更好的选择。

膝关节和小腿的解剖

膝关节是由三个间室组成的髁状关节。在股骨髁内侧和外侧、胫骨、股骨和髌骨（髌股关节）之间有透明软骨存在。髌骨（籽骨）的功能是作为一个支点，增加股四头肌腱在膝关节伸展时对股骨的杠杆作用。

关节囊

关节囊为双层结构，外层为纤维结缔组织以稳定关节，内层为滑膜层以润滑关节，前部和后部较薄以实现屈曲和伸展，内侧和外侧较厚以允许小的旋转运动并防止脱位 .

关节囊的外纤维层较为复杂。它附着在股骨髁、胫骨髁以及腓骨小头。在外侧关节囊有腘肌腱穿过。内外侧副韧带是膝关节强有力的稳定结构。内侧副韧带（MCL）于冠状面起自股骨内侧髁，止于胫骨内侧面，由深层和浅层组成；深层纤维与内侧半月板相延续。MCL 远端止于胫骨内侧面，构成鹅足（PA）肌腱的一部分（图 8.1）。外侧副韧带或腓侧副韧带（LCL）起于股骨外侧，向远端与腘肌腱相延续，与股二头肌肌腱一同止于腓骨头外侧（图 8.1）。

髌骨内外侧支持带与髌腱一起构成前关节囊。内外侧髌骨支持带由深层和浅层组成，并与相邻的结构如股内侧肌、股外侧肌、髂胫束、缝匠肌和侧副韧带一起防止髌骨脱位（图 8.1）。

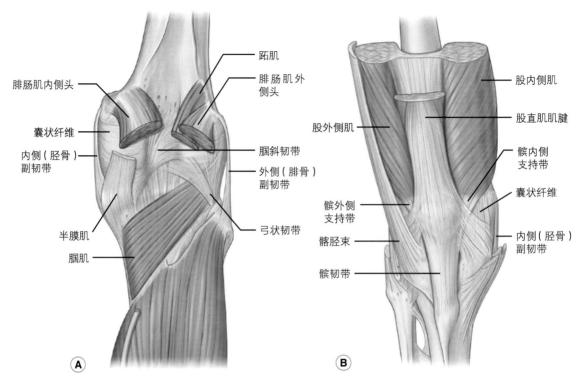

图 8.1   膝关节的前后方解剖。（右）关节囊的后面（A）和前面（B）观：关节周围肌肉和韧带的作用（From Soames R, Pastanga N. Anatomy of Human Movement, Structure and Function. 7th ed. London: Elsevier; 2019; 290 ）

髌骨上方没有外关节囊，只有内滑膜层。

前交叉韧带和后交叉韧带是关节内部稳定结构。作为关节囊内的结构，它们起自股骨连接于胫骨近端。内外侧半月板位于股骨和胫骨之间。这些结构在超声上难以完全显影，因此，当怀疑半月板损伤时应首选 MRI 检查。

关节囊的内滑膜层分布广泛；构成有一个突出的髌骨上隐窝，也称为髌上囊，自髌骨和股骨之间向上延伸，与内外侧关节腔相通。在矢状面上，髌上脂肪垫位于髌上囊和股四头肌腱之间，股前脂肪垫位于髌上囊和股骨之间（图 8.2）。膝下（Hoffa）脂肪垫是位于膝关节前方和髌腱之间的囊内滑膜外脂肪垫（见图 8.2）。这些脂肪垫在膝关节中发挥着重要的力学作用，它们参与构成了膝关节的外形，吸收施加在髌骨和髌腱上的部分压应力，并允许滑膜延展。

滑囊

膝关节周围有许多滑囊，少部分如图 8.2 所示。

前方：
- 如前所述，髌上囊与关节相通。
- 髌前囊位于皮肤和髌骨 / 髌腱之间。
- 皮下 / 浅表髌下囊（髌腱远端前方）位于皮肤和胫骨结节之间。
- 髌下囊位于髌腱和胫骨近端之间。

内侧：
- 鹅足滑囊直达鹅足腱深处。
- 胫骨副韧带囊处于关节线水平，位于 MCL 和半膜肌腱之间，呈倒 U 形。
- MCL 囊位于韧带深层和浅层之间。

外侧：
- 关节囊和腓肠肌外侧头之间。
- 腘肌腱与胫腓骨后部之间。

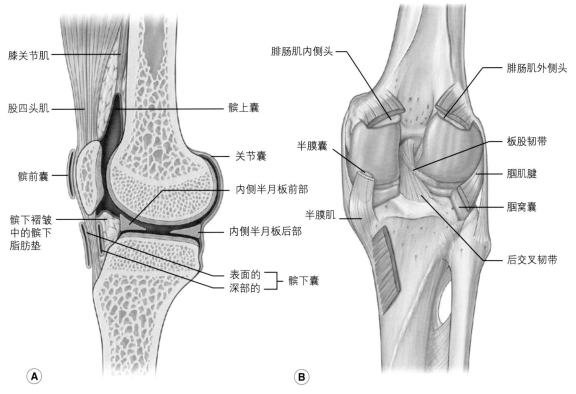

图 8.2　膝关节结构（左膝）。（A）侧面观、（B）后面观的膝关节滑膜和关节囊的结构（From Soames R, Pastanga N. Anatomy of Human Movement, Structure and Function. 7th ed. London: Elsevier; 2019; 293）

后方：

　　半膜肌腱和腓肠肌内侧头之间的腘窝内侧（SMG 囊）通常会有一滑囊。在图 8.2 中显示为两个独立的结构，但其实是一个连续的滑囊。当液体积聚时，称为 Baker 囊肿。在 50% 的成年人中，该囊与膝关节相通，关节液和关节内游离体常聚集于此。

近端胫腓关节

　　在膝关节外侧，近端胫腓关节（TFJ）也是一个非常重要的结构。它是由腓骨小头和胫骨外侧髁构成的微动关节。据报道，64% 的成年人在 MRI 关节成像中显示 TFJ 与膝关节相通，通常称为膝关节的"第四间室"。TFJ 由纤维囊包裹并通过韧带加强[2]。

　　腓总神经与 TFJ 关系密切，腓总神经沿着腘窝的外侧面下降，位于腓骨头和腓骨颈的前外侧面。

肌腱

　　前方的"伸肌装置"由股四头肌（QT）和髌腱（PT）构成。QT 附着于髌骨上极，浅层纤维延伸至髌骨，与附着在胫骨结节的 PT 纤维相延续（见图 8.1）。肌腱表面没有滑膜鞘，而是副腱（见第 2 章）。

　　在膝关节内侧和前方，缝匠肌腱、股薄肌腱、半腱肌腱和 MCL 的远端纤维融合为鹅足腱止于胫骨。在拉丁语中，根据其外形命名为"鹅足"。半膜肌腱附着于胫骨上端内侧面（图 8.3）。在后部，腓肠肌的内侧和外侧头起于股骨髁的后部。

　　从侧面看，股二头肌肌腱的长头有两个臂，这两个臂与 LCL 一起附着于腓骨的外侧，甚至更靠前。

　　股二头肌的短头也有两个附着点：腓骨近端和胫骨近端。腘肌腱起自股骨的外侧，走

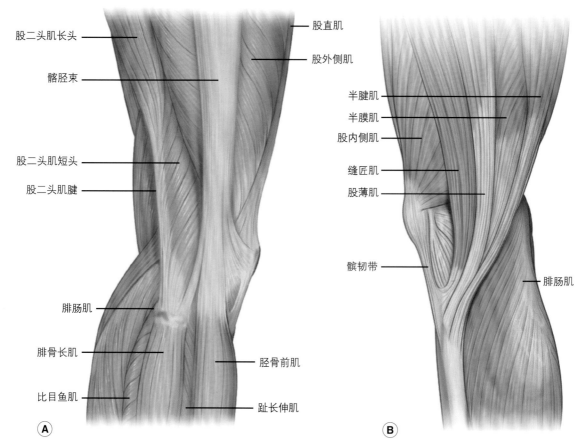

图 8.3   膝关节外侧和内侧肌肉和肌腱的解剖（右腿）。（A）外侧观、（B）内侧观（From Soames R, Pastanga N. Anatomy of Human Movement, Structure and Function. 7th ed. London: Elsevier; 2019; 302）

行于股骨髁内，斜向行进，其肌腹位于胫骨的后侧和胫动静脉之间。在前外侧，髂胫束止于胫骨近端的 Gerdy 结节（见图 8.3）。第 7 章描述了与上述肌腱相关的大腿肌肉组织。

腘窝神经血管束

在腘窝后部，神经血管束包括胫神经、坐骨神经分支以及腘动脉和静脉（图 8.4）。图 8.4 显示了腓总神经的位置。

小腿

小腿的结构可以划分为 4 个骨筋膜室：由腿部骨间膜、横向肌间隔膜和前肌间隔膜分隔（图 8.5）。

前方，由内向外，分别是胫骨前肌、蹈长伸肌和趾长伸肌。神经血管结构包括胫前血管和腓深神经。

外侧有腓骨短肌和腓骨长肌。腓浅神经从腓骨长肌和趾伸肌之间穿行，穿过小腿浅筋膜，逐渐移行为皮下神经。

膝关节后侧浅层：腓肠肌的内侧头、外侧头和比目鱼肌汇合形成跟腱。跖肌起于股骨外上髁腓肠肌外侧头的上方，肌腱很薄，穿行于腓肠肌内侧头、小腿近端的比目鱼肌以及小腿远端的跟腱内侧面上，止于跟骨。内、外侧腓肠肌和比目鱼肌统称为腓肠三头肌。腓肠神经位于这个间室中。

深后部/内侧：从前向后分别是胫骨后肌、趾长屈肌和蹈长屈肌。神经血管束包括胫后血管和神经。

在第 9 章将介绍远端肌腱的相关内容。

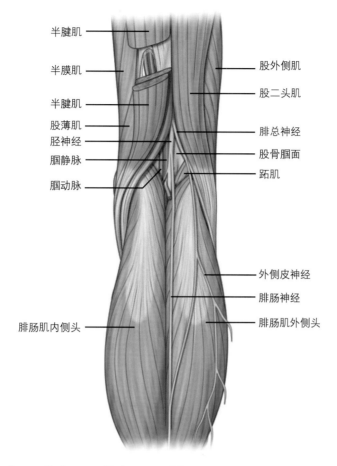

图 8.4 膝后解剖（From Soames R, Pastanga N. Anatomy of Human Movement, Structure and Function. 7th ed. London: Elsevier; 2019; 303）

超声与正常外观

膝关节前面观

患者仰卧，膝关节略微屈曲，在张力下评估伸肌装置，以防止误诊肌腱断裂[3-5]。对于肌腱损伤的患者来说，保持这个位置可能很困难，可以将卷起的毛巾或纸巾卷放在膝关节下方，以确保患者舒适。超声探头沿股四头肌（QT）长轴放置在髌骨上极附近进行纵向扫描（LS）（图 8.6A）。髌腱较宽，因此完整的评估需要在 LS 和横切面（TS）进行从内到外的扫描。

QT 分为四部分：前方的股直肌、后方的股中间肌以及形成中间层的股内侧肌和外侧肌。三层外观由肌腱束之间的脂肪薄层形成（图 8.6B）[6-8]。在 TS（图 8.7）中，应注意避免超声探头小角度的偏差所产生的各向异性[7, 8]。QT 深处，可见髌上囊、股前和髌上脂肪垫。髌上隐窝中存在少量液体是正常的（图 8.6B）。

与成人膝关节相比，图 8.8 显示了儿童膝关节的未分化软骨；这可能会被没有经验的操作员误认为是积液。

探头向下移动，在髌骨上纵行向下检查髌骨，可见髌骨上存在一个几乎无法察觉的连续筋膜，连接股四头肌和髌腱（图 8.9）。

保持膝关节屈曲，将探头移动至髌骨下极下方（图 8.10A），可以看到 PT 从起点至胫骨结节的全长（图 8.9 和图 8.10B）[6]。PT 较宽，需要仔细评估其在 LS 和 TS 中的完整

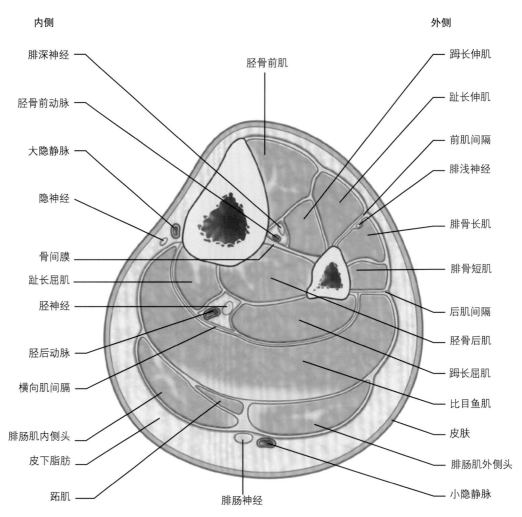

内侧 外侧

腓深神经
胫骨前动脉
大隐静脉
隐神经
骨间膜
趾长屈肌
胫神经
胫后动脉
横向肌间膈
腓肠肌内侧头
皮下脂肪
跖肌

胫骨前肌
腓肠神经

蹞长伸肌
趾长伸肌
前肌间隔
腓浅神经
腓骨长肌
腓骨短肌
后肌间隔
胫骨后肌
蹞长屈肌
比目鱼肌
皮肤
腓肠肌外侧头
小隐静脉

图 8.5 右小腿解剖学横切面（From Soames R, Pastanga N. Anatomy of Human Movement, Structure and Function. 7th ed. London: Elsevier; 2019; 337）

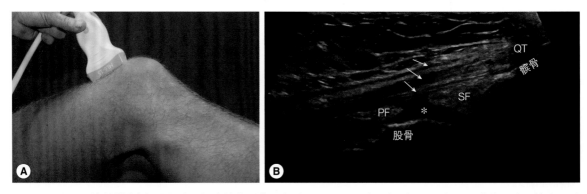

图 8.6 髌上区域的纵向剖面图。（A）膝关节屈曲，探头置于髌骨上方。（B）股四头肌肌腱（QT）。箭头显示三层肌腱、髌上隐窝（*）、股前（PF）脂肪垫和髌上（SF）脂肪垫

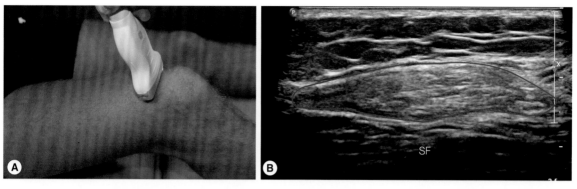

图 8.7　髌上区域的横切面。（A）探头位置，（B）髌上脂肪垫（SF）表面的股四头肌腱（红色轮廓）

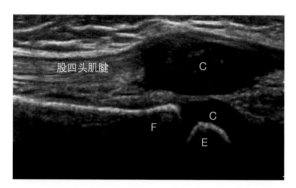

图 8.8　膝关节纵切面。股骨干骺端（F）、骨骺（E）和未分化软骨（C）

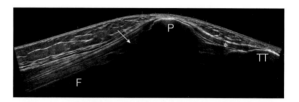

图 8.9　伸肌结构的纵切面。箭头，股四头肌肌腱；*，髌腱；F，股骨；P，髌骨；TT，胫骨结节

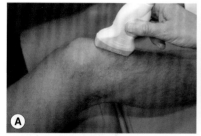

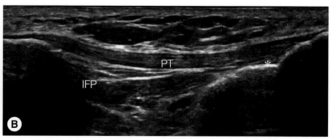

图 8.10　髌下区域纵切面。（A）膝关节屈曲，探头位于髌骨下方，（B）髌腱（PT），Hoffa 脂肪垫（IFP）和髌下滑囊（*）

性（图 8.11）。当检查肌腱病的新生血管时，必须伸直膝关节以放松肌腱，防止小血管受压。在 PT 的表面，皮下层是髌前囊和髌下囊，除非是病理性的，否则是不可见的。在胫骨结节附近，深层的髌下囊含有少量液体可能是正常的表现，与对侧比较有助于判断。

通过将 TS 中的探头从髌骨的内侧和外侧边缘移向股骨髁，可以评估内侧和外侧关节隐窝是否有积液和滑膜炎。髌骨支持带位于关节隐窝的表面（图 8.12）。髌骨脱位通常导致支持带损伤。脱位损伤通常是复杂的，涉及许多结构，包括副韧带、髌股韧带和股四头肌腱的附着纤维，并与骨软骨损伤相关。MRI 是这类损伤的首选影像[10]。

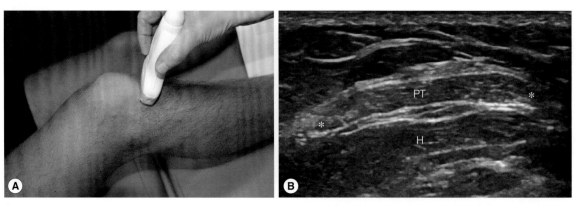

图 8.11　髌下区域横切面。（A）探头位置。（B）髌腱（PT），肌腱的内侧和外侧边缘（＊）、Hoffa 脂肪垫（H）

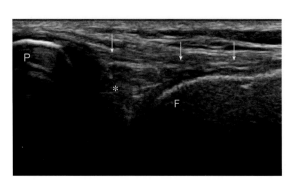

图 8.12　横切面：内侧关节隐窝（＊），髌骨支持带（↓），股骨内侧髁（F），髌骨（P）

图 8.13　屈曲的膝关节横切面。股四头肌肌腱深处的股骨滑车软骨（＊）

在 TS 面可以看到部分股骨滑车软骨，膝关节弯曲 90°，将探头置于髌骨上方，并向下倾斜至股骨髁（图 8.13）。正常软骨的厚度应均匀（2～3 mm）；骨关节炎和晶体关节病（如痛风或假性痛风）可见局灶性变薄和晶体沉积（见第 10 章）。

> **◎ 提示**
>
> 在轻微屈曲位评估伸肌装置是否断裂，以及在肌腱病中新生血管的生成。
> 不要将儿童膝关节软骨误认为积液。

膝关节内侧

患者保持仰卧，膝关节屈曲，髋关节外旋[3-6]。

MCL 沿内侧关节线可见（图 8.14）；为长纤维结构，应沿其长轴在 LS 和 TS 面中扫描。近端 MCL 比远端韧带厚。深层纤维和浅层纤维被一条难以察觉的细回声脂肪带和一个仅在发炎时可见的滑囊分隔开。在 MCL 深处，内侧半月板呈现为三角形和高回声结构。

为了识别鹅足，将探头移向 MCL 远端的前方（图 8.15A）。此处是肌腱附着点并与 MCL 融合。此时，有小血管位于肌腱深处，不要误认为是肌腱病中的新生血管（图 8.15B）。为了更好地观察 PA 腱纤维，如图 8.15C 所示，探头倾斜地向前移动。在 PA 胫骨附着点的近端，TS 中可以单独看到单个肌腱；缝匠肌位于最前方，半腱肌位于最后方，中间是股薄肌（图 8.16）。

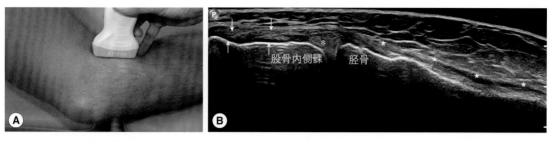

图 8.14　膝关节内侧的纵切面。（ A ）探头的放置。（ B ）内侧副韧带（ MCL ）近端（箭头之间），MCL 远端（ ★ ）、内侧半月板（ ＊ ）

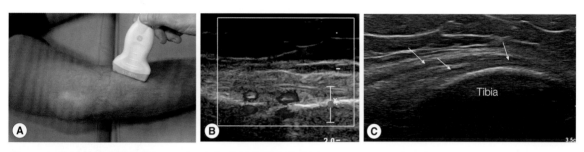

图 8.15　膝关节前内侧的纵切面。（ A ）探头的远端向前旋转。（ B ）正常血管深至鹅足（ PA ）腱 / 内侧副韧带。（ C ）细长的 PA 腱纤维（箭头)

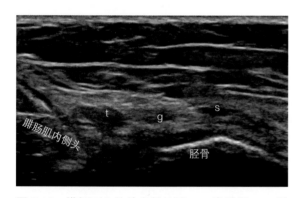

图 8.16　横切面上的单个鹅足腱。t，半腱肌；g，股薄肌；s，缝匠肌

膝关节外侧

仰卧位时，患者髋关节内旋并稍微屈曲膝关节。如果患者髋关节无法充分旋转，可以稍微侧转以方便检查[3-6]。

在纵切面从髌骨外侧边缘开始，当探头向后移动时，髂胫束首先显像。呈现为薄而平的纤维结构，在附着点 Gerdy（胫骨）结节处有轻微扩张（图 8.17 ）

在纵切面向后移动到图 8.18 所示的位置，腘肌腱位于股骨髁外侧凹槽的横向平面中。通过将探头向后移动 90°，对腘肌进行全面评估；改变探头位置有助于避免各向异性。腘肌在纵切面是一个有用的标志，因为它的近端附着在外侧髁表面，所以可以看到 LCL。通过将探头的近端稳定在股骨上并旋转，可以见到 LCL 的远端附着于腓骨（图 8.19 ）。

膝外翻（向外）成角可能是因为韧带没有受到张力，这会造成 LCL 的波浪状外观，类似断裂的表现[7]。将探头锚固在 LCL 远端并将探头的近端向后旋转，在纵切面上识别股二头肌肌腱附着处（见图 8.19C ）。正常肌腱可能由于各向异性而出现肌腱病变的特征。

外侧半月板的前角在关节线外侧处可见，在纵切面上为 LCL 深处的回声结构（见图 8.18B ）。

腓总神经的低回声神经束在腓骨头水平的横切面上扫描可见[7]（图 8.20 ）。通过从该位置稍微向前移动探头，可以识别 TFJ（图 8.21 ）。

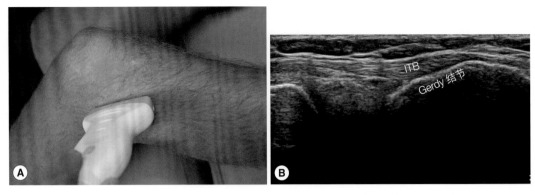

图 8.17 （A）膝前外侧纵切面。（B）髂胫束（ITB）附着

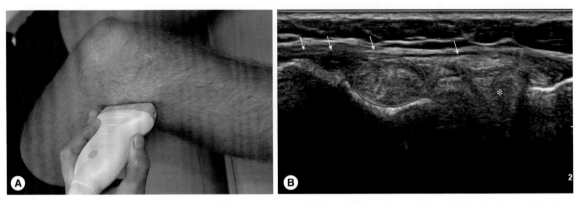

图 8.18 膝关节外侧的纵切面。（A）放置探头，显示（B）外侧副韧带（箭头）、腘窝（红色轮廓）和外侧半月板（*）

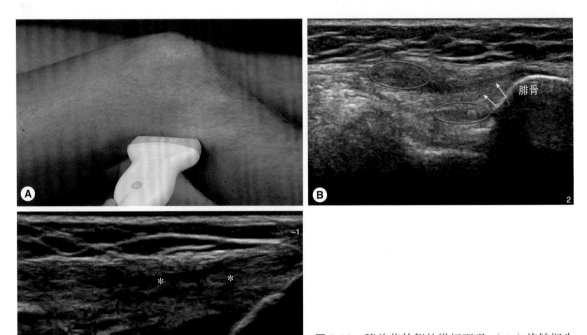

图 8.19 膝关节外侧的纵切面观。（A）旋转探头以显示（B）外侧副韧带的远端附着（箭头）和股二头肌的各向异性（红色轮廓）。（C）股二头肌腱

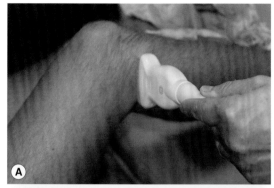

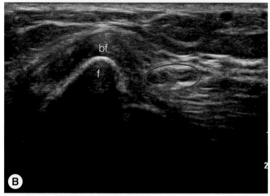

图 8.20　腓总神经的横切面。（A）探头位置。（B）腓骨头（f），腓总神经（红色轮廓）、股二头肌附着（bf）

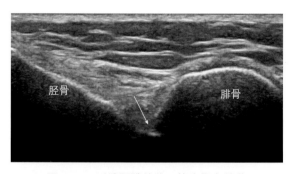

图 8.21　近端胫腓关节。箭头指向关节

膝关节后面观

为了评估膝后窝 / 腘窝（通常用于排除"贝克囊肿"），患者俯卧，膝关节伸直[6]。但这对于老年患者来说可能是困难的，患者处于卧位并在膝关节之间放置枕头可能会获得类似的效果。

有不同的方法可以找到 SMG 滑囊。一种是从小腿近端开始，在横切面识别腓肠肌的两个头（图 8.22）。在腓肠肌内侧头（MHG）向上进入腘窝后，半膜肌腱位于 MHG 的内侧，SMG 囊位于两者之间（图 8.23）。或者，从大腿远端开始，半腱肌腱位于半膜肌的表面（"蛋糕上的樱桃"表现，见第 7 章）。从这里，半膜肌可以向远侧延伸到腘窝，直到其肌腱位于 MHG 的内侧。不要将半膜肌腱和半腱肌

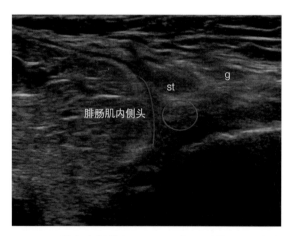

图 8.23　腘窝内侧横切面观。蓝线显示腓肠肌 - 半膜肌滑囊的位置。红圈，半膜肌腱；st，半腱肌；g，股薄肌腱

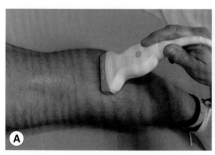

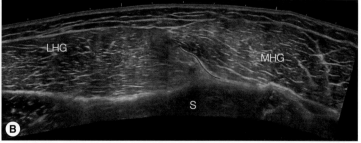

图 8.22　横切面中的左小腿后部。（A）位于小腿近端的探头。（B）腓肠肌、比目鱼肌（S）的内侧（MHG）和外侧（LHG）头，以及跟腱的肌腱连接处（红线）

腱的各向异性误认为是一个小贝克囊肿[7,8]。

在腘窝的 TS 和 LS 中可见腘血管以及胫神经（图 8.24）。膝关节轻微屈曲可以更好地看到腘静脉，因为它在伸展时被压缩。在罕见的情况下，深静脉血栓的形成可能是巨大或破裂的贝克囊肿的并发症，腘动脉瘤应作为腘窝肿块的鉴别诊断[7]。

> ◎ 提示
>
> 在尝试诊断贝克囊肿之前，确保半膜肌腱和腓肠肌内侧头的正确解剖标志清晰可见。

小腿

从踝水平开始在横切面中找到肌腱，可以更容易地识别单个小腿肌肉。向近端移动探头，可以看到肌腱连接。然后可以在 TS 和 LS 检查肌肉。重要的是要认识到肌肉肌腱连接处的正常解剖结构（见第 2 章），这是成年人常见的损伤部位。

病变

关节积液

膝关节积液被视为髌骨上、内侧和外侧关节陷窝的过度液体扩张[12]。在髌上隐窝，液体将髌前脂肪垫和髌上脂肪垫分开（图 8.25）。

屈曲和伸直以及患者位置的变化可能会将液体从关节的一部分移动到另一部分。

> **病例报告——关节积液（急诊科转诊）（图 8.25）**
>
> 现病史：13 岁女性，右膝疼痛，肿胀，CRP 升高。否认外伤史。滑膜炎？
>
> 超声报告：右侧髌上囊内有中等量液体，在多普勒上未发现滑膜肥大或新生血管，对侧膝关节正常。
>
> 结论：右膝关节积液，超声检测不排除感染；如果临床怀疑是败血症，建议进行诊断性穿刺。

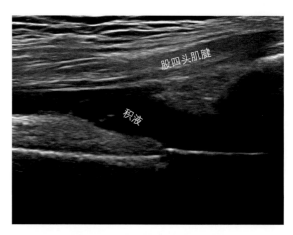

图 8.25 髌上隐窝的关节积液

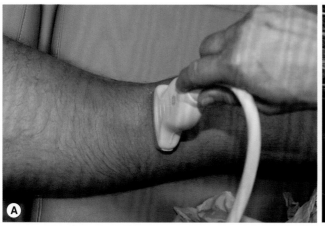

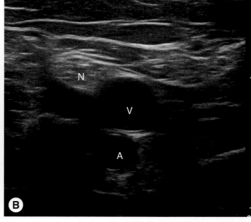

图 8.24 腘窝神经血管束的横切面。（A）位于腘窝中央的探头。（B）腘静脉（V）、动脉（A）和胫神经（N）

与其他关节一样，应注意使用多普勒和液体的可压缩性来区分滑膜肥大和关节脓毒症。在诊断不确定的患者中，超声可用于指导膝关节穿刺。

关节积液很可能是关节内损伤的表现，这可能是暂时的，并不一定表明存在明确的原因。积液可能是症状性的，限制正常功能恢复，在某些情况下，关节穿刺可以作为治疗方法。

在创伤中，超声显示积液可能会怀疑关节内损伤。例如，渗出液中的血液（溶血）表现为弥漫性低回声、血凝块的滞留和收缩。髌上积液内的血液和脂肪（脂肪血凝块）表现为脂肪 - 液体水平，提示膝关节内骨折；超声比 X 线更灵敏。

股四头肌 / 髌腱病变和髌腱断裂

伸膝装置的病变包括肌腱病、肌腱部分或完全断裂。

髌骨病变比股四头肌腱病变更常见。表现为膝关节前部疼痛，近端髌腱病比远端肌腱病更常见。髌骨近端肌腱病，也称为跳跃膝或儿童 Sinding-Larson-Johansson 病，多发生于篮球等涉及跳跃运动的运动员中。髌腱（PT）较宽，近端髌腱病变通常是局灶性的，如图 8.26 所示，存在于中间肌腱的深纤维中。在更晚期的病例中，肌腱可能出现间质的裂缝或撕裂。

肌腱病很难治疗。目前的治疗方法包括休息、生物力学问题的纠正和肌腱的渐进负荷训练。在顽固性肌腱病中，其他选择包括绷

带、横向摩擦按摩、注射富血小板血浆、体外冲击波治疗，最终的治疗方式为手术切除病变肌腱 [13, 14]。

远端 PT 的肌腱病较不常见，通常发生于经常踢腿和跳跃运动的年轻男性中。在发育中的人群，被称为 Osgood-Schlatter 病（OSD）。超声检查可见未分化的软骨和其上肿胀的软组织，以及碎裂的骨化中心和肌腱病。重要的是不要将孤立的"碎裂"与 OSD 等同，因为可能存在继发骨化中心；因此，除非患者有症状，否则不考虑 OSD。

值得一提的是，全膝关节置换术（TKR）后，PT 通常增厚。这可能不是病态，因此应注意不要过度报告。

> **病例报告——近端髌腱病（急诊科转诊）图 8.26**
>
> 现病史：20 岁男性篮球运动员，右膝关节前方疼痛。
>
> 超声报告：右侧近端髌腱深部纤维局灶性肌腱病变，肌腱病变部位有新生血管生成，但无撕裂。

伸膝装置断裂通常是由于受到外力的强力偏心收缩（在伸长的同时收缩）造成的 [10]。这可能发生在高能量事故期间，如车祸和体育活动期间，或在低能量损伤时，如从站立位置跌落膝关节过度屈曲。

髌腱断裂的其他危险因素包括年龄大、重复性损伤、遗传、全身疾病和长期用药。患者报告急性疼痛发作，无法进行直腿抬高

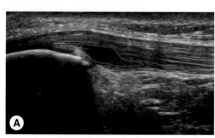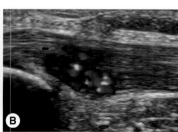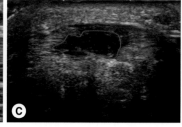

图 8.26　近端髌腱病。（A/B）近端髌腱的纵切面和（C）横切面，显示肌腱病变（红色轮廓）和深纤维新生血管

（SLR）。QT 或 PT 肌腱可触及缺陷或断端，当膝关节肿胀并出现血肿时很难通过触诊诊断。

患者应首选平片检查，以排除骨折。患者的 X 线检查分别在 PT 和 QT 破裂中显示高位髌骨（Alta）或低位髌骨（Baja）；也可能存在骨碎片撕脱。

在年轻患者中，套状撕脱伤可能发生在有软骨或骨软骨撕脱的肌腱，如图 8.27 所示。

区分伸膝装置部分还是完全断裂和（或）股四头肌肌腱连接处的撕裂对于患者的治疗很重要。

部分撕裂应行保守治疗，完全伸直固定，然后进行渐进式活动和强化训练，患者在受伤后 3～6 个月内恢复正常活动。

严重的撕裂（大部分肌腱纤维撕裂）和完全断裂需要手术修复/重新连接肌腱。这通常在受伤后 1～2 周内进行，以获得最佳效果。如果不治疗，将导致股四头肌肌肉萎缩。

在超声上，完全断裂表现为 QT 或 PT 肌腱的全层断裂，肌腱末端分离或肌腱与髌骨撕脱。应报告肌腱末端之间或从收缩肌腱末端到髌骨的距离。

超声评估可能很困难，因为通常存在大量血肿。以下特征可能有助于诊断：

• 收缩肌腱末端存在折射阴影。
• 髌骨肌腱呈波浪状，这是由于髌骨下平移而导致的 QT 完全断裂的继发性征象。这一迹象有助于确认发现肌腱断裂；然而，当膝关节完全伸直时，在未断裂的股四头肌肌腱上也可以看到这种波浪状的外观，因此应在膝关节轻微屈曲的情况谨慎评估。

图 8.28 中显示了一名 75 岁男性的 QT 断裂图像。当患者膝关节屈曲时，股中间肌腱（VI）纤维仍然完整。在张力下，股四头肌肌腱的其余部分已经断裂，联合肌腱末端缩回到离髌骨 3 cm 以上的距离。由于股中间肌腱（VI）纤维仍然完好，髌骨没有向下移动，髌

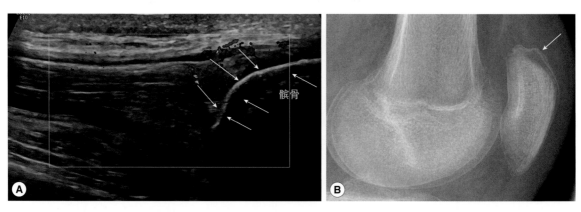

图 8.27　股四头肌肌腱（QT）损伤。箭头显示了超声（A）和（B）X 片上的骨软骨碎片

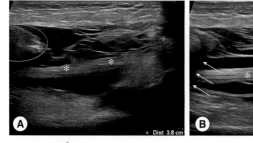
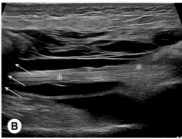
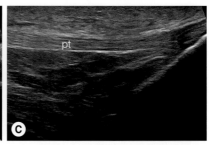

图 8.28　重度股四头肌部分肌腱断裂的纵切面。（A）膝关节伸直,（B）膝关节屈曲，股四头肌肌腱末端断裂（红色轮廓），有影响诊断的阴影（箭头），股中间肌纤维完整（＊）。（C）完整的髌腱（pt）

骨肌腱仍然绷紧。

图 8.29 是一名 70 岁男性的完全 PT 断裂的病例，他摔倒时膝关节过度屈曲。

> **病例报告——重度 QT 部分断裂（急诊科转诊）（图 8.28）**
>
> 现病史：75 岁男性。跌倒后膝关节前部肿胀，膝关节屈曲。PT 无明显缺陷，但不能进行直腿抬高。有慢性肾疾病。
>
> 超声报告：股四头肌腱重度部分断裂。股中间肌肌腱纤维完整，股四头肌肌腱的其余部分断裂。当膝关节伸直时，肌腱末端从髌骨回缩 3.8 cm。髌骨肌腱仍然完好无损。撕裂处有血肿和髌上积液。

> **病例报告——完全 PT 断裂（急诊科转诊）（图 8.29）**
>
> 现病史：70 岁男性。摔倒后膝关节前部肿胀，膝关节屈曲。PT 无明显缺陷，但不能进行直腿抬高。PT 撕裂？
>
> 超声报告：在髌骨下极 1 cm 处，髌腱中部完全断裂。伸膝时肌腱末端之间的间隙为 10 mm，胫骨结节处远端肌腱纤维完整。断裂肌腱表面有机化血肿。
>
> 股四头肌腱完好。

评估慢性撕裂的一个潜在陷阱是瘢痕组织；这会使完全撕裂看起来像是部分撕裂[7,8]。

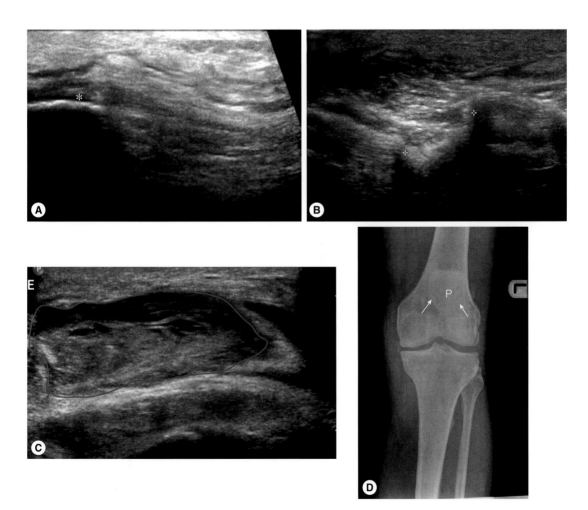

图 8.29　髌腱断裂。（A）附着在髌骨下极的完整肌腱的小残端（*）。（B）断裂的肌腱末端（有影响诊断的阴影）。（C）横切面可见远端肌腱末端浅表血肿（红色轮廓）。（D）X 线片显示髌骨上、外侧移位（P 和箭头）

在创伤患者中，在检查伸膝装置时，在超声上可将髌骨骨折识别为皮质缺陷或阶梯状畸形。两部分的髌骨不应被误认为骨折。这种情况可能出现在上外侧骨化中心未融合时。

> ◎ 提示
>
> 　　股四头肌腱完全断裂的继发征象是低位髌骨和髌骨肌腱的波状轮廓。

脂肪垫损伤／炎症／撞击

　　膝前脂肪垫的病变应被视为膝前关节疼痛和肿胀的另一个原因。屈曲、伸直和旋转运动的重复机械应力会导致炎症、水肿和出血反应从而导致组织改变，导致髌下/Hoffa脂肪垫（IFP）肿胀和弹性丧失。

　　超声可以看到水肿和 IFP 出血；MRI 成像可以更全面地评估病情，并可以评估相关的骨髓水肿和结节形成。治疗方法是休息、抗炎药和加强股内侧肌锻炼，以防止髌骨断裂。图 8.30 显示了一名 25 岁邮递员的脂肪垫撞击和近端 PT 腱病变。

　　要在临床症状的基础上进行影像学检查，因为"异常"表现在无症状患者中很常见。

> **病例报告——IFP 炎症／近端髌腱病（急诊科转诊）（图 8.30）**
>
> 　　现病史：25 岁邮递员。膝关节前部肿胀，难以进行直腿抬高，髌腱断裂/肌腱病。
>
> 　　超声报告：髌腱深部近端纤维存在局灶性病变，尚完整。髌下脂肪垫近端可见明显水肿。
>
> 　　建议进行 MRI 扫描，以更全面地评估相邻骨结构是否有骨髓水肿及应力性骨折。

　　髌前皮下脂肪垫包含多个纤维隔膜，以加强其与皮肤的连接，从而分散机械应力。Morel-Lavallée 闭合性撕脱伤由直接打击或摔倒导致。超声检查时，浆液性液体填满纤维空隙，并可能被包裹。

滑囊炎

　　膝关节周围有许多潜在的滑囊炎或炎症的发病部位，其中一些部位的病变与其他病理情况、肌腱病变和创伤相关。滑囊炎也可能继发于炎性关节炎／痛风[15-17]。

　　膝关节超声最常见的适应证之一是寻找贝克囊肿，如解剖部分所述，贝克囊肿是 SMG 囊内的液体。当液体积聚时会导致膝关节后部出现肿块，患者会感到疼痛和不适。

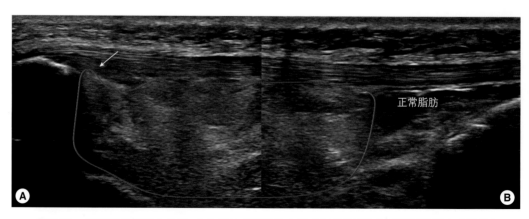

正常脂肪

图 8.30　髌骨下区域的全景图。（A 和 B）脂肪垫水肿（红色轮廓）和近端髌腱病变（箭头）

位置是很重要的一项，在报告为贝克囊肿之前，必须注意确保腘窝囊肿位置的正确（图8.31A）[7,8]。这个区域还有其他的囊腔可能会发炎，腘窝的囊性肉瘤也应考虑。如果与骨关节炎或炎性关节病相关，超声上的滑囊可能具有复杂的外观，可能显示滑膜肥大充血。钙化的"游离体"通常漂浮在积液内（参见风湿病章节）。滑囊可能破裂并导致肿胀，可能会有类似深静脉血栓的症状。在这些患者中，可以看到液体在小腿下方 MHG 的表面积聚。

　　贝克囊肿通常采用保守治疗，也可以在超声引导下穿刺或注射类固醇，但复发率很高[18]。

> **病例报告——贝克囊肿（GP 转诊）（图8.31A/B）**
> 　　现病史：60 岁，腘窝肿块。贝克囊肿？
> 　　超声报告：腓肠肌内侧头和半膜肌腱之间有一个大的囊性病变，大小为 53 mm × 39 mm × 33 mm。
> 　　结论：贝克囊肿。

　　髌前滑囊的慢性损伤发生于经常跪地工作的人群（如地毯装配工、水管工）。在最初

阶段，超声显示髌前脂肪增厚。在中期，脂肪小叶之间可见积液，严重病例中，髌前和髌下区域可见积液。这些病例通常报告为轻度、中度或重度的髌前滑囊炎。

　　在图 8.32 中，显示了一名 40 岁的护理人员因在工作时不得不反复进行跪下这个动作导致的急性 / 慢性髌前滑囊炎。几个月来，她一直忽视膝关节前部的肿胀，直到症状严重。

> **病例报告——髌前滑囊炎（图 8.32）（急症室转诊）**
> 　　现病史：40 岁的护理人员，髌前区肿胀数月？滑囊炎。
> 　　超声报告：髌骨肌腱和髌骨表面有一个大的囊性病变，大小为 53 mm × 15 mm × 38 mm。
> 　　结论：髌前滑囊炎。

半月板撕裂 / 囊肿

　　超声不是诊断半月板疾病的首选方式，因为它无法显示整个半月板；事实上，在超声上未见的更深的半月板撕裂可能更具有临床意义。然而，由半月板退化引起的囊肿可

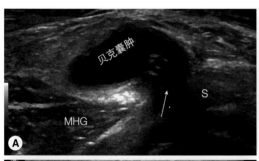
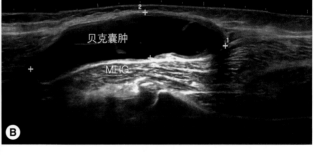
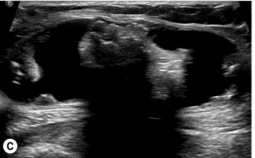

图 8.31　贝克囊肿。（A）贝克囊肿横切面观。箭头所示为扩张囊向关节延伸时的颈部。（B）MHG 浅层囊的纵切面观。（C）横切面显示一个不同的贝克囊肿，内含钙化的游离体。MHG，腓肠肌内侧头；S，半膜肌腱

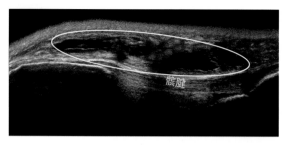

图 8.32　髌前滑囊炎。髌前滑囊炎患者髌腱浅表积液（白色轮廓）

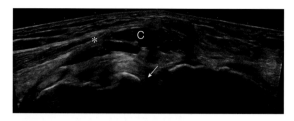

图 8.33　外侧半月板囊肿。室性囊肿（C）使外侧副韧带移位（＊）。外侧半月板的低回声裂缝（箭头）提示撕裂

能是软组织肿胀的原因（图 8.33），在超声上可能会看到半月板浅表部分的撕裂。

病例报告——外侧旁囊肿（急诊科转诊）（图 8.33）

　　现病史：40 岁，膝关节外侧有肿块。

　　超声报告：膝关节外侧有一个大的囊性病变，距 LCL 44 mm×16 mm×22 mm 深，没有新生血管。外侧半月板表面破裂。

　　印象：外侧半月板囊肿伴退行性改变。建议进行 MRI 扫描，以更全面地评估半月板和外侧关节结构。

◎ 提示

　　当评估关节内（如半月板和交叉韧带）的结构时，请记住超声无法评估损伤的全部程度，应考虑应用 MRI。

侧副韧带损伤

　　在外侧，LCL 和二头肌腱相连接，很少单独受伤；因此，通常采用 MRI 成像。

　　MCL 损伤是膝关节最常见的韧带损伤。它们通常是由于膝关节外翻应力或方向突然改变而导致的。患者出现膝关节内侧肿胀和疼痛。详细的病史和体格检查可以评估在施加外翻力时内侧关节的撕裂程度，以帮助诊断；然而，当损伤为慢性或怀疑多处韧带损伤时，MRI 将是首选的影像学检查，尤其是在交叉韧带和半月板也可能受累的复杂损伤中。

超声可能有助于在急性环境下进行初步评估。MCL 损伤的典型超声特征是韧带增厚和回声降低、韧带正常绷紧结构的丧失和周围液体的积聚[19, 20]。外翻应力下内侧关节间隙的动态超声成像可能有用，因为关节间隙加宽的程度与损伤等级有关。扫描对侧 MCL 至关重要，因为与年龄相关的变化很常见。

　　MCL 损伤通常保守治疗，佩戴膝关节支具，然后积极康复。在一些患者中，在受伤的 MCL 近端的股骨髁附近形成骨化（Pelligrini-Steida），可能会出现慢性疼痛。最早认为是撕脱骨折的结果，现在认为是由于钙化血肿，因为受伤后需要数周才能形成钙化。图 8.34 是这种情况的一个很好的例子。由于与慢性 MCL 撕裂和 Pelligrini-Steida 损伤相关的疼痛，该患者在 MCL 区域注射了类固醇。这是在患者跌倒 6 周后通过 X 线和 MRI 诊断的。在受伤最初 8 个月，康复效果不佳。

膝关节其他肌腱病变

　　鹅足腱病会引起与 MCL 扭伤类似的症状，包括关节线以下膝关节内侧的疼痛。患者在爬楼梯或抵抗阻力时可能会感到疼痛。拉伸肌肉也可能导致疼痛。跑步、骑自行车和蛙泳等重复性体育活动会导致肌腱病和滑囊炎；其他危险因素包括膝外翻畸形、扁平足、关节不稳定、糖尿病、骨关节炎和肥胖症。TKR 患者也可能出现这种情况。除了肌腱病的特征外，滑囊炎通常见于 PA 肌腱深处。与无症状侧比较可能有帮助，因为 5% 的无症状膝关节囊中存在液体。应注意充满液体的 PA

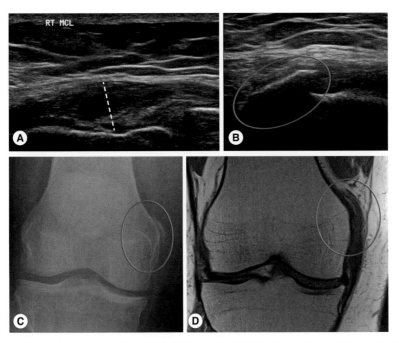

图 8.34 内侧副韧带损伤。(A) MCL 慢性撕裂显示近端纤维增厚(虚线)。(B) 超声、(C) X 线和(D) MRI 上的 Pelligrini-Steida 病变(红色轮廓)。MCL,内侧副韧带

囊的位置,因为内侧半月板囊肿、贝克囊肿和 MCL 滑囊炎也是导致内侧膝关节囊性病变的原因。治疗采用物理疗法,向囊内注射类固醇可能有帮助 [16, 17]。

髂胫束综合征是一种非创伤性过度使用损伤,常见于跑步者和自行车运动员,女性运动员少见。通常认为是由于髂外展肌在膝关节重复屈曲和伸展时导致的。患者在髂胫束附着处出现疼痛。疼痛通常沿着髂胫束向下走行,直到臀部外侧。髂胫束综合征的超声证据包括髂胫束低回声增厚和邻近组织水肿 [3]。

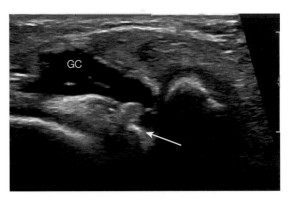

图 8.35 胫腓关节近端的横切面;腱鞘囊肿(GC)(箭头)

近端胫腓关节(TFJ)/腓总神经病变

由于其位于浅表位置,TFJ 的紊乱可表现为可触及的肿块。TFJ 的退行性关节炎可伴随膝关节骨性关节炎或单独发生。神经可能在关节部位分支(图 8.35),这就导致某些情况下可能压迫到腓总神经。

腓总神经分支靠近腓骨颈部,在腓骨骨折中,腓总神经容易受伤,在膝下截肢者的残端可能是神经瘤的好发部位。

TFJ 和腘肌腱经常因车祸或膝关节过度伸展而导致膝关节后外侧角受伤。TFJ 也可能因撞击而受伤,撞击会迫使膝关节向侧面移动。

这种类型的损伤通常需要 MRI 成像,因为可能涉及多个结构,包括后交叉韧带。

有趣的膝关节案例

一名 54 岁的女性，髌骨下区域肿胀疼痛数月。

超声显示在 Hoffa 脂肪垫的膝下区域有一个巨大的囊性肿块，深入髌腱（图 8.36）。超声诊断为髌骨下脂肪垫囊肿。行 MRI 检查评估其与髌骨及周围组织的关系，确认为良性。最终建议进行手术治疗。

在文献中，这些病变非常罕见，通常需要开放手术而不是关节镜手术切除，因为它们位于髌骨下脂肪垫的滑膜外[21]。

网球腿

MHG 的肌腱连接处撕裂（图 8.37B）是一种常见的损伤，常见于打网球的中年运动员，也可由打壁球、滑雪和田径运动引起。这种损伤也可能发生在非体育活动中，例如跑步去赶公共汽车。膝关节的伸展和踝关节的强制背屈似乎是导致受伤的最常见的生物力学原因。患者感到小腿后部突然剧烈疼痛，有一种"啪"的感觉。通常有局部压痛和肿胀。治疗是休息，然后进行渐进式锻炼[22]。

足底肌腱断裂也可能出现类似症状，在

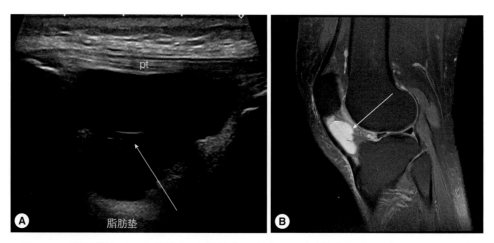

图 8.36　髌下囊肿。（A）髌腱（pt）深处的巨大髌下囊肿（箭头）。（B）病变的 MRI 图像

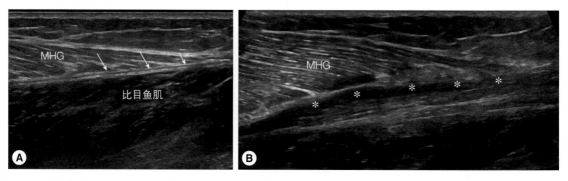

图 8.37　网球腿。（A）MHG（箭头）和比目鱼肌的正常肌腱膜连接的纵切面。（B）纵切面显示慢性撕裂，MHG 肌腱膜连接处的瘢痕组织（*）。MHG，腓肠肌内侧头

检查该损伤时应予以考虑。在这些病例中，需谨慎评估远端跟腱是否受累。

病例报告——网球腿（急诊科转诊）（图 8.37B）

　　现病史：40 岁男性。5 周前和儿子踢足球时感到小腿疼痛。疑似肌肉撕裂，且症状持续，需要进行理疗。

　　超声报告：腓肠肌内侧头的肌腱连接处有一处慢性撕裂，长度 55 mm。

　　跟腱远端完整。

阴性报告结果

　　无关节积液或滑膜炎的证据。

　　腘窝未见实性或囊性病变。无贝克囊肿。腘动脉正常。

　　股四头肌和髌腱外观正常。无肌腱撕裂、钙化或止点炎的表现[23]。

（Sara Riley　著　耿宗洁　译）

练习题及参考文献

扫描书末二维码获取

足踝部超声

学习目标

通过对本章的学习，读者应掌握：

• 足踝部的相关解剖结构
• 超声检查技术和这些结构的正常表现
• 常见的病理改变及其超声表现

引言

　　超声可以用来检查足踝部的很多浅表结构，而且有助于诊断软组织病变。但需要谨记，由于皮质骨的存在，关节内病变无法通过超声检查来排除，且相关韧带也无法完全由超声检查来评估。本章节概述了足踝部结构的解剖以及超声技术在足踝部的应用，并给出常见病变的例子。

患者体位、设备和检查

　　在超声诊断检查时，患者和操作者的舒适度是很重要的。当进行足踝部检查时，患者应坐于检查台上，下肢放于合适的位置进行检查。由于足底皮肤会减低回声，应准备

高频和中频的探头（6～15 MHz）。同时针对一些浅表结构的检查，有必要准备相对低频的探头。预约足踝部超声扫描时应明确位置并应与症状相关。但常常也需要检查同一侧另外一边，比如说检查跟腱内侧和外侧，因为一侧的病变可能影响另一侧，且退行性病变可能症状不明显，但检查可以指导未来的预后和治疗。常见检查位置和症状的原因罗列如下。这并不是一个最详尽的列表，而且并不是所有病变都可以用超声可靠地诊断出来。这些内容会在本章节中详细介绍。

踝关节前方：

• 关节退行性/炎症性疾病、前踝撞击、腱鞘炎

踝关节后方：

• 跟腱病、滑膜炎、肌腱末端炎、后踝撞击、三角骨

踝关节内侧：

• 肌腱病/腱鞘炎、跗骨管综合征、三角韧带损伤

踝关节外侧：

• 肌腱病/腱鞘炎、跗骨窦综合征、距下关节疾病、距腓前韧带损伤、腓骨应力性骨折

足跟底部疼痛：
- 跖筋膜病变、滑膜炎、脂肪垫萎缩、跟骨应力性骨折

中足疼痛：
- 关节退行性 / 炎症性疾病、腱鞘囊肿

前足疼痛：
- 第一跖趾关节：踇外翻或踇僵硬、痛风、关节退行性疾病、籽骨炎
- 第二到第四跖趾关节：Morton 神经瘤、跖板紊乱 / 锤状趾、应力性骨折
- 第五跖趾关节：滑囊炎、关节炎性疾病

踝关节前方和中足背侧

踝关节前方——解剖

踝部有 3 个主要的关节——胫距关节（也称距小腿关节）、距下关节和下胫腓关节（图 9.1）。胫距关节在胫骨远端、腓骨和距骨之间形成了铰链样关节滑动，允许足背伸和跖屈。其关节囊向远端延伸至距骨头和关节前方凹陷，这里包括脂肪垫和深部的距骨关节面上的软骨。

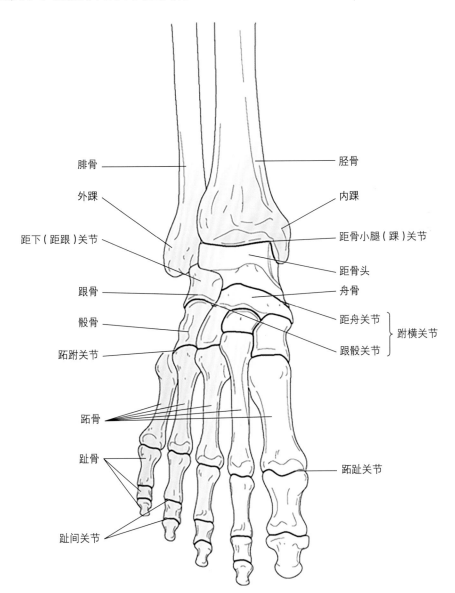

腓骨

外踝

距下（距跟）关节

跟骨

骰骨

跖跗关节

跖骨

趾骨

趾间关节

胫骨

内踝

距骨小腿（踝）关节

距骨头

舟骨

距舟关节 ⎱ 跗横关节

跟骰关节 ⎰

跖趾关节

图 9-1　足踝部前方（From https://musculoskeletalkey.com/measurement-of-range-of-motion-of-the-ankle-and-foot/）

踝关节前方——超声检查

检查踝关节前方时最好将膝关节屈曲，足平放于检查台上。由于骨性结构的重叠，超声检查的空间较小，但可以在纵轴方向清晰观察从内踝到外踝的关节前方凹陷。因此在检查时，应由内向外滑动探头观察整个关节，以排除任何局灶病变（图 9.2A）。可以在伸肌腱或肌肉深面看到脂肪垫（高回声三角形软组织），其覆盖在距骨的关节软骨上（图 9.2B）。

伸肌腱和伸肌支持带——解剖

踝关节前方有 3 根伸肌腱（图 9.3）：

• 胫骨前肌（tibialis anterior, TA）
• 踇长伸肌（extensor hallucis longus, EHL）
• 趾长伸肌（extensor digitorum longus, EDL）

这些肌腱由两个支持带（分布于踝关节前方的横行纤维束）固定。

胫骨前肌腱位于踝关节前方最内侧。其肌肉起自胫骨外侧髁，止于内侧楔骨的跖侧和第一跖骨基底部，从而提供足的背伸和内翻。

胫骨前肌腱的外侧是稍小的踇长屈肌腱，其肌肉起自腓骨前面。该肌腱穿行于上、下伸肌支持带下方，止于踇趾远节趾骨基底部。

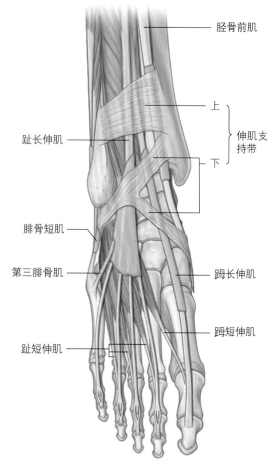

图 9.3 踝关节前方解剖，显示肌腱和支持带

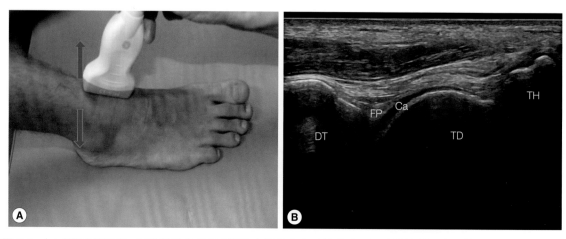

图 9.2 （A）踝关节超声。红色箭头代表超声探头在踝关节表面的移动。（B）踝关节超声影像。胫骨远端（distal tibia, DT）、脂肪垫（fat pad, FP）、软骨（cartilage, Ca）、距骨穹隆（talar dome, TD）

伸肌腱最外侧为联合的趾长屈肌腱，其肌肉起自胫骨外侧髁和骨间膜。该肌腱在下伸肌支持带走行，随后分为 4 束，向远端止于第二到第五趾的远节和中节趾骨。

90% 的人中可能存在一根副肌腱——第三腓骨肌腱[1]，位于趾长伸肌腱的外侧。但它的位置常有变异，因此在影像上难以预测。这个肌腱起自腓骨的中面，穿行于伸肌腱下方，止于第五跖骨基底部。

踝关节前方韧带深面是腓侧神经血管束，它沿着足的背侧继续走行，向跗骨、跖骨的关节分支（图 9.4）。

神经血管束包含胫前动脉和腓深神经。当它向远端走行时，神经从外侧向内侧跨过足背动脉。腓深神经主要负责足的背伸、足趾的伸直并协助主导胫前肌进行足的内翻。

伸肌腱和伸肌支持带——超声检查

将患者置于前述的体位，探头横向放置于内踝稍远端水平面时可以更好地辨认前方韧带、神经血管束和支持带（图 9.5A）。

两个支持带都大约厚 1 mm，并在肌腱上方显示为回声带（图 9.5B）。

横向时可以看到肌腱，并可以朝着其远端止点移动探头来追踪整根肌腱。探头也可以旋转 90° 进行纵向检查（图 9.5C）。

> **◎ 提示**
>
> 在足踝部检查肌腱时，应在水平方向辨认肌腱，检查时从肌腱肌肉连接处至远端止点，以确保检查的肌腱正确。当向上检查至肌腱肌肉连接处时，同时也确定该肌肉的位置。

中足背侧——解剖

在检查中足背侧时，可以看到皮肤和皮下软组织深面的两组浅表肌肉：外在肌群和内在肌群。外在肌群起自下肢，主要负责足的运动，如内翻、外翻、跖屈、背伸。它们的肌腱也如本章前述，位于表面而轻易可见。

主要的内在肌群，趾短伸肌、拇短伸肌，起自足部，主要负责足的精细操作，如每个足趾的跖屈和背伸。

肌肉深层有复杂的骨结构，其中包括 5 个跗骨：舟骨、骰骨、内侧楔骨、中间楔骨、外侧楔骨和 5 个跖骨（图 9.6）。相互关节的关系是复杂的，而且很多无法在超声下看到，但检查中足时可以观察其背侧面。

中足背侧——超声检查

超声下中足最容易观察到的内容是跗骨和跖骨关节的背侧面。如果距骨、舟骨、中间楔骨和第二跖骨对线良好，它们可以用于引导辨认其他相邻关节。

距骨的两个关节面较好辨认，因此推荐从此处开始检查（图 9.7）。检查者也可以选择从某一特定足趾远端开始检查，逐步向近端移动，从而明确哪个关节是有症状的或病理性的。

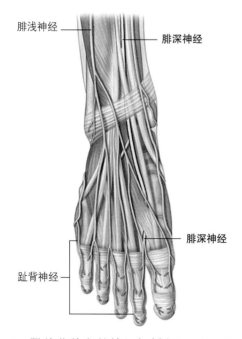

腓浅神经

腓深神经

腓深神经

趾背神经

图 9.4　踝关节前方的神经解剖（From https://link.springer.com/chapter/10.1007/978-3-319-27482-9_69）

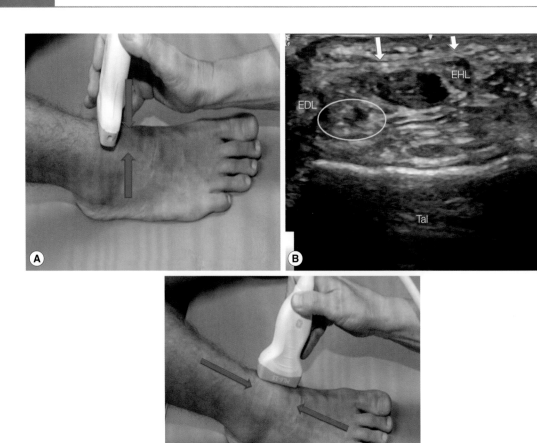

图9.5 （A）踝关节前方软组织的横向超声检查。红色箭头表示探头横跨韧带移动。（B）踝关节前方软组织的横向超声影像。胫骨前肌（tibialis anterior, TA）、跗长伸肌（extensor hallucis longus, EHL）、趾长伸肌（extensor digitorum longus, EDL）、距骨（talus, Tal）、支持带（白色箭头）、腓侧神经血管束（黄色箭头）。（C）踝关节前方软组织的纵向超声检查。红色箭头表示探头沿着韧带移动

> **◎ 提示**
>
> 辨认特定有症状的跗骨关节需要很准确，因为这可能指导将来治疗的关节内注射或手术。中足结构是复杂的，因此要么从近端的距骨开始，要么从远端的相应距骨开始检查，从而准确找到导致疼痛的关节。

踝关节前方和中足背侧——常见病变和临床处理

肌腱病变

前方伸肌腱的退行性改变较少见，其中胫骨前肌腱由于和下伸肌支持带或下方骨赘摩擦而最容易导致肌腱病、肌腱末端病（enthesopathy）（图9.8），最终断裂。其他病因包括创伤、炎症性关节病或系统性疾病，如糖尿病。

肌腱病的超声改变已经在上一章讨论过了。其他超声改变包括低回声、增厚和失去正常纤维结构，后期表现为低回声肌腱劈叉，最终结构连续性丢失，完全撕裂后回缩[2]。

症状的早期治疗包括PRICE（保护protection、休息rest、冰敷ice、压迫compression、

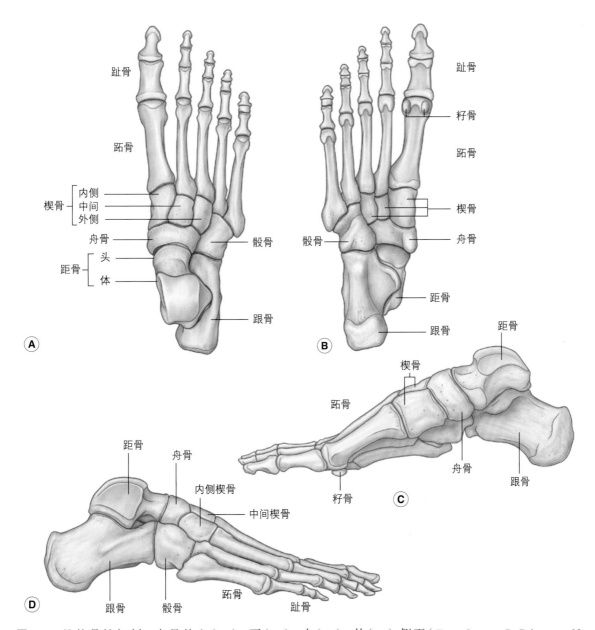

图 9.6　足的骨性解剖。右足的上（A）、下（B）、内（C）、外（D）侧面（From Soames R, Palastange N. Anatomy and Human Movement Structure and Function. 7th ed. London: Elsevier; 2019.）

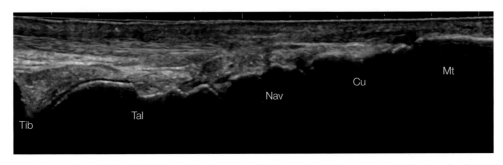

图 9.7　超声全景显示足中轴处骨骼：胫骨（Tib）、距骨（Tal）、舟骨（Nav）、楔骨（Cu）、跖骨（Mt）

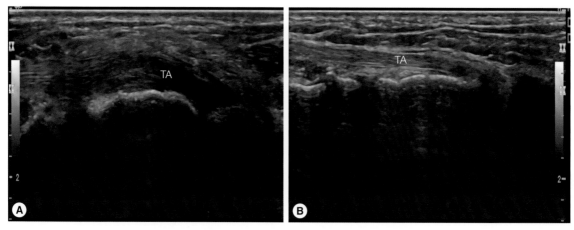

图 9.8　（ A ）胫骨前肌止点肌腱病变的超声影像。肌腱增厚，失去正常的纤维结构。TA，胫骨前肌。（ B ）正常 TA 肌腱止点影像

抬高 elevation ）、非甾体抗炎药、物理治疗、使用矫形器。如果这些治疗方法无效，而且影像上有明显的病理改变，则应该考虑手术治疗 [3]。

关节渗出、滑膜肥大和滑膜炎

　　因为骨结构的阻挡，使用超声检查大关节的价值有限，关节病变是无法排除的。由于超声检查在大关节检查中会造成较高的假阴性结果，因此建议进行进一步检查 [4]。

　　在胫距关节，从踝关节前方凹陷显露脂肪垫时可以看到关节积液或滑膜炎（图 9.9 ）。

　　病因包括创伤、炎症、感染或退行性变。

而且，临床病史可以帮助进行鉴别。单独超声难以排除或确定一个特定的病变，但可以帮助进行穿刺抽液分析。在脂肪垫深处的关节内常见少量液体 [5]，与对侧关节进行对比有助于鉴别诊断。

中足的关节疾病

　　如本章前述，使用超声可以检查复杂的中足骨性解剖结构，也可以辨认中足背侧的相关关节，了解骨赘、滑膜增厚的程度和（或）肌腱末端情况与症状的相关性（图 9.10 ）。由骨关节炎（ osteoarthritis, OA ）引起的疼痛关节里活动性的滑膜炎并不常能在多普勒下看

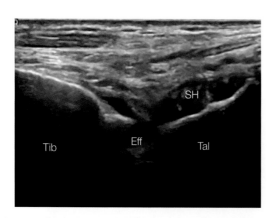

图 9.9　胫（ tibio, Tib ）距（ talar, Tal ）关节滑膜肥大（ synovial hypertrophy, SH ）和渗出（ effusion, Eff ）病例的超声表现

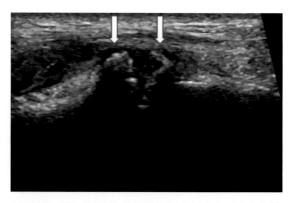

图 9.10　第二跖跗关节骨赘病例的超声表现（白色箭头 ）

到[6]，且不应误认为是炎症性关节炎，如类风湿疾病。其覆盖的肌腱和腓深神经可以被骨赘激惹，在关节或腱鞘背侧常常可见到腱鞘囊肿（见第 11 章）。超声引导下注射类固醇和局部麻醉剂可能对治疗关节疾病的症状有效，如果症状严重且持续，可以通过手术干预进行囊肿穿刺抽吸[7]。

踝关节内侧

屈肌腱、屈肌支持带和跗骨管——解剖

有 3 根屈肌腱位于踝关节内侧（图 9.11）：
- 胫骨后肌（tibialis posterior, TP）
- 趾长屈肌（flexor digitorum longus, FDL）
- 跨长屈肌（flexor hallucis longus, FHL）

这些肌腱被滑膜包裹，滑膜的长度在内踝上下几厘米的范围内。在 20% 的人中，跨长屈肌腱鞘和胫距关节腔相通，囊液可在它们之间相互流动[8]。

胫骨后肌腱是最大、最靠前的肌腱，肌肉起自胫骨后外侧、腓骨后内侧、骨间膜，肌腱形成于内踝稍上方，并从后方穿过，向远端延伸止于舟骨，其额外的分支止于第二、三、四跖骨，第二、三楔骨和骰骨的跖侧。该肌肉主要负责足的跖屈和内翻。

趾长屈肌腱紧贴于胫骨后肌腱后方，在尺寸上稍小。趾长屈肌起自胫骨后方，肌腱在内踝后方走行，位于载距突内侧。其走行沿着足的跖外侧，随后肌腱分为 4 束，止于第二、三、四、五远节趾骨基底部的跖侧。

跨长屈肌腱是 3 根肌腱中最深、最靠后的，其肌肉起自腓骨后侧下 1/3，沿着距骨后方、足的跖侧向远端延伸，最后止于跨趾远节趾骨（图 9.12）。

位于内踝的屈肌腱以及胫后神经血管束被管状纤维包绕形成跗骨管，其顶部为屈肌支持带。该支持带从内踝延伸至跟骨内侧突。跨趾屈肌腱有其单独的支持带。

屈肌腱、支持带和跗骨管——超声检查

检查踝关节内侧时最好在检查台上稍屈曲膝关节并足外旋（图 9.13A）。

将探头的一侧边缘放于内踝，另一侧边缘指向足跟跖侧最后方位置，横向辨认内侧

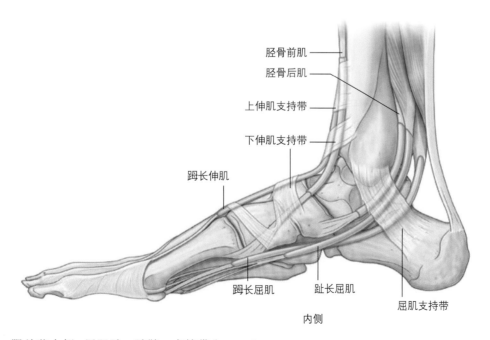

图 9.11　踝关节内侧 - 屈肌腱、腱鞘、支持带（From Soames R, Palastange N. Anatomy and Human Movement Structure and Function. 7th ed. London: Elsevier; 2019.）

肌腱（图 9.13A）。胫骨后肌腱位于内踝、趾长屈肌腱、神经血管束旁。姆长屈肌腱位于神经血管束的更深和更后方（图 9.13B）——它可能很难看到，但屈曲、伸直姆趾时可以动态地辨认。

每根肌腱都应在横向和纵向检查其肌肉 - 肌腱连接处到远端止点全长。无症状患者的胫骨后肌腱远端常常可以看到少量液体，但液体的横切面不应该超过邻近肌腱[9]。

在评估胫骨后肌腱时可能在其远端止点处看到副舟骨，这是正常变异，在 10% 的人群中出现[10]（图 9.14）。

内侧韧带——解剖

踝关节内侧表面，内侧肌腱深部强壮的、宽的、三角形的韧带是三角韧带。三角韧带

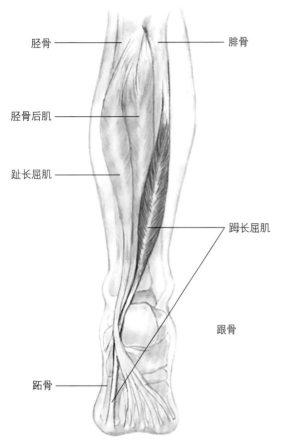

图 9.12 踝关节内侧肌肉 / 肌腱的后侧观（From https://www.sportsinjurybulletin.com/the-flexor-hallucis-longus/ ）

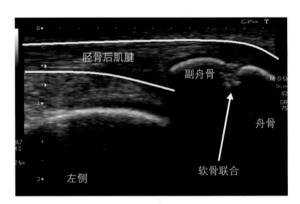

图 9.14 副舟骨的超声影像病例（From https://ankleand-footcentre.com.au/ultrasound-imaging-accessory-navicular-bone/ ）

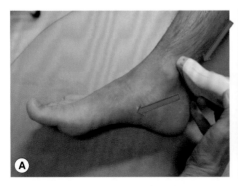
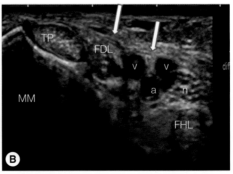

图 9.13 （A）内侧的韧带 / 神经血管束的横向超声检查。红色箭头表示探头沿着肌腱移动的方向。（B）横向超声影像。动脉（artery，A）、趾长屈肌（flexor digitorum longus，FDL）、姆长屈肌（flexor hallucis longus，FHL），内踝（medial malleolus，MM），神经（nerve，n），胫骨后肌（tibialis posterior，TP），静脉（vein，v），白色箭头示屈肌支持带

具有多个束支，主要功能是起到强大的限制作用，限制距骨的外展和旋前。它可以分为浅层和深层的纤维，起自内踝，发散止于距骨、跟骨、舟骨。图 9.15 显示了其中具体的、较小的韧带，但在超声上很难区分。

内侧韧带——超声检查

就像之前描述的，三角韧带复合体常常较难评估，尤其是因为其各组分的分布可能有变异，其超声影像表现为各向异性，因此小的损伤可能会被遗漏。而且有可能存在踝关节外伤后关节内病变，很多医疗机构并不常规在这个区域使用超声检查，而使用磁共振检查（MRI）。

如果使用超声来评估三角韧带，应要求患者保持做内侧踝关节韧带检查时的体位（见图 9.13A），且足稍微背伸。一般建议的检查起始点是将探头的近端边缘放于内踝，随后旋转远端边缘向前和向后来覆盖这个三角形的底边（图 9.16）。

> ◎ **提示**
>
> 　　辨别并解释踝关节周围每根韧带的超声表现是可行的，但有难度。如果患者有明显的症状，且一些韧带有明显的损伤，或超声下未发现明确损伤，那可能损伤的是关节内结构，进行其他影像检查可能更有价值。

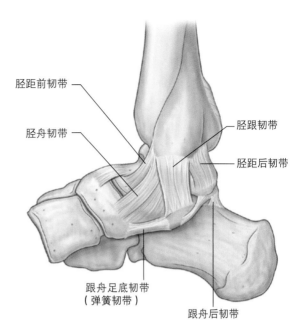

图 9.15　三角韧带

（标注：胫距前韧带、胫舟韧带、胫跟韧带、胫距后韧带、跟舟足底韧带（弹簧韧带）、跟舟后韧带）

常见病变和临床处理

肌腱病

踝关节内侧韧带容易出现病变，因为它们在内踝处弯曲，因此存在压缩力。胫后肌腱是屈肌腱中最容易出现退行性病变的肌腱。其原因是多方面的，外在原因：如生物力学因素、过度使用、邻近骨关节炎改变激惹肌腱；内在原因：如糖尿病、类风湿关节炎或血管性疾病。这些原因也可导致肌腱强度降

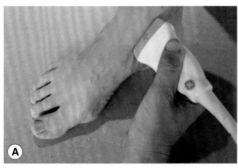

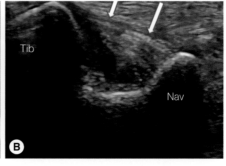

图 9.16　（A）三角韧带胫骨舟骨部分的超声检查，（B）三角韧带胫骨舟骨部分的超声影像。胫骨（Tibia, Tib）、舟骨（navicular, Nav）、韧带（白色箭头）

低，出现水肿、失去正常纤维结构等。狭窄性腱鞘炎表现为滑膜鞘增厚，在多普勒上可以看到充血，伴有或不伴有渗出（图9.17）。

胫后肌腱深度参与足弓的稳定，胫后肌腱失能[11]可以导致平足畸形，最终会导致一些内侧韧带的损害。如果胫后肌腱失能未得到治疗，肌腱会拉伸，变薄，萎缩，随后撕裂（图9.18）。

基于疾病的进程和症状，胫后肌腱失能的早期治疗可能包括PRICE、矫形器、稳定带、偏心运动、止痛药和患者教育[12]。慢性肌腱病的治疗需要调整活动方式和肌腱负荷，这是金标准的一线肌腱治疗方案（见第2章）。如果有活动性的腱鞘炎，可以考虑类固醇注射，但这有可能损害已经发生病变的肌腱，因此需要谨慎。在手术干预前，应尝试所有的保守治疗，包括使用矫形器。对于中度到严重的胫后肌腱失能或撕裂，可能需要考虑手术，包括软组织重建和肌腱转位[11]。

伴有副舟骨的插入性腱病变。2型副舟骨，即副骨与舟骨相连，一般会形成假关节，并伴随临床症状。导致疼痛的原因一般认为是胫后肌腱牵拉导致的结合处反复的张力和剪切力[10]。超声上，副骨可以通过邻近肌腱病变的证据进行识别，与无症状侧相比，多普勒下可以看到血管增生。在手术治疗前的早期治疗可以进行超声引导下的类固醇注射。

跗骨管综合征。跗骨管综合征是一种胫神经或其中分支的卡压性神经病变，可发生于跗骨管内部或稍远端[13]。可能是支持带的压迫、占位性病变如腱鞘囊肿（图9.19）、神经瘤、邻近血管的静脉曲张或邻近肌腱的腱鞘炎。由于神经压迫，可能引起最远到第一、二、四趾的症状。治疗取决于压迫的原因，也包括足生物力学的矫正、腱鞘囊肿的穿刺或手术[13]。

内侧韧带病变

内侧韧带并不常单独受伤，如前所述需要对其他部位进行横断扫描以确保诊断完整性。损伤可以是外翻应力导致的韧带扭伤到部分撕裂、完全撕裂或撕脱损伤（图9.20）[14, 15]。基于受伤的严重性，超声表现会有所不同，从增厚、低回声、水肿的韧带到不太常见的全

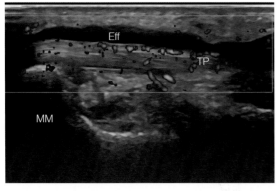

图9.17　胫后肌腱的肌腱病或腱鞘炎的纵向超声影像。内踝（medial malleolus, MM），胫后肌腱（tibialis posterior tendon, TP），渗出（effusion, Eff）

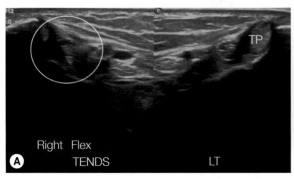
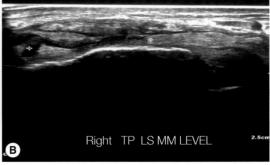

图9.18　（A）胫后肌腱缺如（黄色圆圈）的超声表现，分屏同时显示无症状的左侧正常肌腱（标记为TP）。（B）胫后肌腱撕裂的纵向超声表现——测量显示全层撕裂

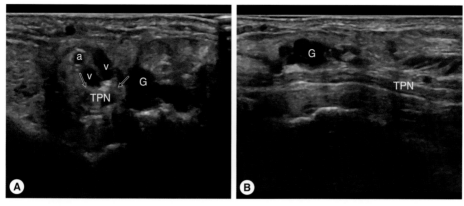

图 9.19　跗骨管腱鞘囊肿压迫神经的（A）横向和（B）纵向超声表现。胫后动脉（a, tibialis posterior artery），腱鞘囊肿（G, ganglion），胫后神经（TPN, tibialis posterior nerve），胫后静脉（v, posterior tibial vein）

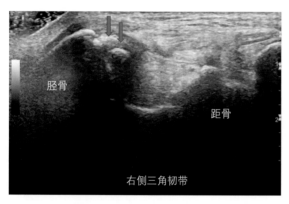

图 9.20　三角韧带损伤的超声检查——胫骨（Tib）韧带的骨性撕脱（蓝色箭头）

层回缩缺陷。由于韧带纤维呈扇状分布，朝向多个方向，其各向异性偶尔会使得细小病变较难诊断，因此有必要与健侧对比。

踝关节外侧

腓骨肌腱和支持带——解剖

两根肌腱都位于踝关节外侧（图 9.21）。它们是：

- 腓骨短肌（Peroneal brevis, PB）腱
- 腓骨长肌（Peroneal longus, PL）腱

腓骨短肌起自腓骨远端 2/3 处，在腓骨尖近端 2~3 cm 处形成肌腱，经过外踝下后方，走行于跟骨外侧面前方，止于第五跖骨基底

部。该肌肉协助足跖屈和外翻。

腓骨长肌起自腓骨头和腓骨上 2/3，走行于腓骨短肌上方，在外踝更近端处形成肌腱。其在腓骨结节处离开腓骨短肌，走行于足底，止于内侧楔骨和第一跖骨基底部的跖侧。腓骨长肌的主要作用是使足跖屈，并协助足外翻。

腓骨短肌和腓骨长肌都走行于共同的滑膜鞘内，该滑膜鞘从外踝尖近端 4 cm 处延伸至远端 1 cm 处，随后在腓骨结节处分成两个独立的滑膜鞘。在远端滑膜鞘内看见液体是正常的[16]。

腓骨肌上、下支持带覆盖了滑膜鞘和肌腱，在稳定肌腱在位方面起到重要作用（见图 9.21）。

10%~13% 的人会有一块辅助肌肉——第四腓骨肌，它起自腓骨的下 1/3、腓骨短肌和（或）腓骨长肌。它的远端止点变化很大，最常见的止点在跟骨的外侧面[17]。

腓骨肌腱和支持带——超声检查

为了进行最佳评估，患者取仰卧位或半卧位，患足内旋。

将探头最前端置于外踝横向检查腓骨肌腱，与后跟呈 45° 夹角（图 9.22A）。两根肌腱都可以沿着其长度从外踝到远端的腓骨结节横向观察（图 9.22B）。腓骨短肌位于外踝的内侧，腓骨长肌稍靠外。

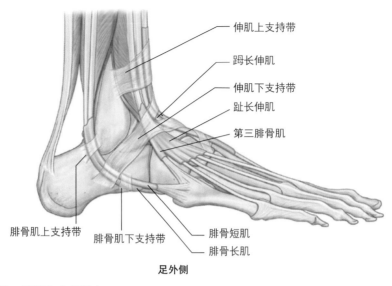

伸肌上支持带
蹬长伸肌
伸肌下支持带
趾长伸肌
第三腓骨肌
腓骨肌上支持带
腓骨肌下支持带
腓骨短肌
腓骨长肌

足外侧

图 9.21　腓骨肌腱、腱鞘和支持带（From Soames R, Palastange N. Anatomy and Human Movement Structure and Function. 7th ed. London: Elsevier; 2019.）

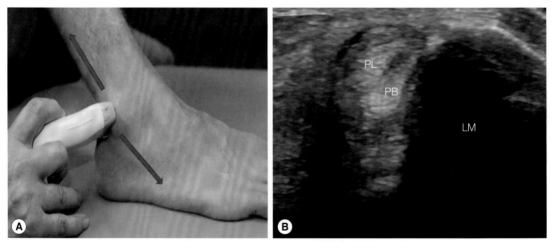

图 9.22　（A）腓骨长肌和腓骨短肌的横向超声检查。红色箭头表示探头沿着肌腱移动。（B）横向超声影像。外踝（LM，lateral malleolus），腓骨短肌（PB，peroneal brevis），腓骨长肌（PL，peroneal longus）

应该从肌腱跟腱连接处到远端止点横向检查这两根肌腱，随后应该旋转探头 90° 来纵向观察肌腱（图 9.23A）。腓骨长肌远端难以观察到，且不易损伤。腓骨短肌的远端最常受伤，可以检查到第五跖骨基底部的止点（图 9.23B）。

外侧韧带——解剖

踝关节外侧有 4 根韧带起着重要稳定作用（图 9.24）：

- 下胫腓前韧带（anterior inferior tibiofibular ligament，AiTFL）：在胫骨、腓骨远端的相邻边缘之间。
- 距腓前韧带（anterior talofibular ligament，ATFL）：从腓骨外踝 / 前踝向前内侧走行至距骨面。
- 跟腓韧带（calcaneofibular ligament，CFL）：从外踝 / 后踝尖向下走行至跟骨。

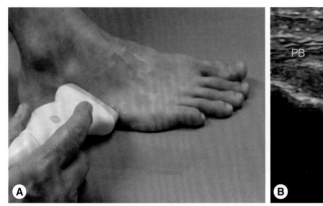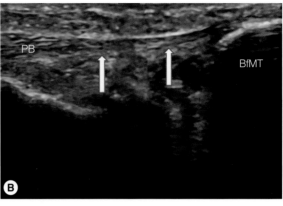

图 9.23 　（A）腓骨短肌（peroneal brevis，PB）止点的纵向超声检查。（B）腓骨短肌止点的超声影像。腓骨短肌（PB，白色箭头处），第五跖骨基底部（base of fifth metatarsal，BfMT）

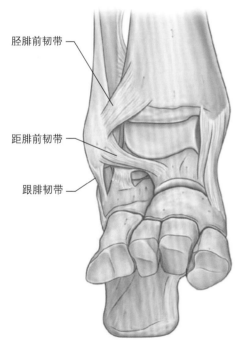

图 9.24 　外侧韧带复合体的解剖（From Soames R, Palastange N. Anatomy and Human Movement Structure and Function. 7th ed. London: Elsevier; 2019.）

- 距腓后下韧带（posterior inferior talofibular ligament，PTFL）：比距腓前韧带更难看到，很少在踝关节扭伤中受损。这个韧带并不是踝关节外侧的常规检查内容[18, 19]。

外侧韧带——超声检查

　　患者应仰卧于检查床上，膝关节屈曲，足底平放于检查床上。

　　将探头放于外踝的前方可以最好地评估距腓前韧带，探头朝向与足底平行（图 9.25A）。可以看到一根规则的线性结构横跨距骨和腓骨之间的间隙（图 9.25B）。建议将踝放置于稍内翻位置以检查韧带的完整性。

　　为了观察下胫腓前韧带，需要在上述位置上，保持探头后缘位于外踝，逆时针旋转前缘直到胫骨，此时较薄的下胫腓前韧带位于两骨之间（图 9.26）。

　　评估跟腓韧带的话，患者需要稍向内旋转踝关节。探头放置于外踝后缘的远方以横向显示腓骨肌腱（图 9.27A）。随后探头沿着肌腱向远处移动直到看到几乎水平的跟腓韧带，其位于肌腱深部、跟骨表面（图 9.27B）。可以背伸踝关节以降低其各向异性，从而观察韧带的腓骨端[20]（图 9.27C）。

📶 提示

　　在检查时拉伸韧带和肌腱可以降低其各向异性，从而更容易识别。

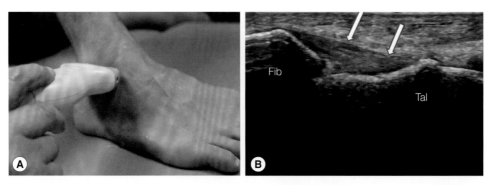

图9.25 （A）距腓前韧带的超声检查。（B）距腓前韧带的超声影像（白色箭头）。腓骨（Fib，fibula）；距骨（Tal，talus）

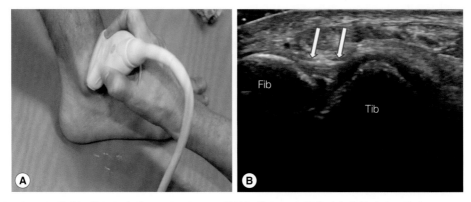

图9.26 （A）下胫腓前韧带的超声检查。（B）下胫腓前韧带的超声影像（白色箭头）。腓骨（Fib，fibula）；距骨（Tal，talus）

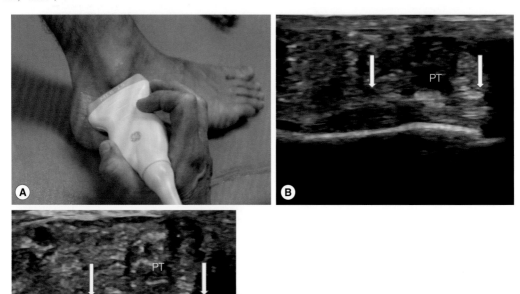

图9.27 （A）跟腓韧带的超声检查。（B）跟腓韧带的超声影像（白色箭头）。腓骨肌腱（PT，peroneal tendons）。（C）踝关节背伸时跟腓韧带的超声影像（白色箭头），腓骨肌腱（PT）。此时各向异性降低，腓骨肌腱抬高

踝关节外侧——常见病变和临床处理

肌腱病变

和踝关节内侧肌腱相似，有很多原因会导致外侧肌腱的病变。但在外侧面特别重要的是腓骨长肌对腓骨短肌的撞击，这通常是由于生物力学因素导致的。在肌腱病的早期至轻症期，腓骨短肌开始出现变大、水肿、横向扫描显示逐渐呈现 U 形，包裹其中的腓骨长肌通常是正常形态的。超声中一般称为"日月"（"sun and moon"）征（图 9.28）。如果不治疗，腓骨短肌可能会发生纵向分裂，这会使鞘内出现 3 根肌腱，最终腓骨短肌的一部分或两部分会完全撕裂[21]。

插入性肌腱病和骨性撕脱也可能发生在腓骨短肌的止点处——第五跖骨基底部，这常常是创伤造成的。该处的其他病变包括第五跖骨基底部骨折、第三腓骨（如果存在的话）肌腱病 / 末端病和跖侧的跖筋膜外侧端的末端病。腓骨肌腱和腱鞘的炎症可能和内侧肌腱的病理过程相似。病因包括较差的生物力学、创伤、过度负荷或感染性关节病。根据疾病的严重程度，超声可能显示肌腱和（或）腱鞘增厚，伴或不伴渗出、充血（图 9.29）。

肌腱病和腱鞘炎的一般治疗方法包括PRICE、非甾体抗炎药物、休息、改变生活方式、在严重病例使用前足外侧支撑的矫形器。对于难治的病例，可能需要使用踝关节的固

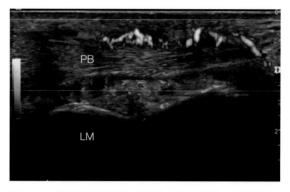

图 9.29　腓骨肌腱腱鞘炎的纵向超声检查。腓骨短肌（PB，peroneus brevis）；外踝（LM，lateral malleolus）

定设备。手术治疗包括滑膜切除、治疗邻近病因的手术，如腓骨肌结节切除[22]。

外侧韧带病变

由于过度内翻导致外侧韧带扭伤在踝关节损伤中最常见，大部分情况下累及距腓前韧带[20]。如果损伤其他韧带的话，一般是跟腓韧带。下胫腓前韧带损伤较少见，常提示存在关节内病变或不稳定[20]。在多发韧带损伤的病例中，应适当进行多个横切面检查。

由于损伤程度不同，韧带在超声下的表现可能有多种，从轻微的水肿和增厚、小的缺损，到完全撕裂或撕脱。全层撕裂表现为韧带连续性中断产生的低回声区域或韧带止点处骨面的完全撕脱（图 9.30）。

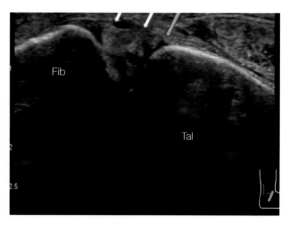

图 9.30　距腓前韧带（anterior talofibular ligament，ATFL）撕裂的超声表现。腓骨（fibula，Fib），距骨（talus，Tal），距腓前韧带（ATFL）白色箭头，撕裂处（蓝色箭头）

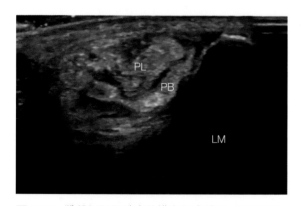

图 9.28　腓骨短肌肌腱病的横向超声检查："日月征"。腓骨短肌（PB，peroneal brevis）；腓骨长肌（PL，peroneal longus）；内踝（MM，medial malleolus）

给予肌腱张力从而动态评估韧带可以帮助诊断撕裂。

一般认为急性踝关节扭伤可以通过非手术方法而治疗成功。手术的指征一般是不稳定性的踝关节骨折、骨软骨缺损（osteochondral defects，OCD）、游离体或腓骨肌撕裂，需要基于患者的个体情况来分析。

踝关节后方

解剖

跟腱位于胫骨远端的后方，是人体最强壮、最厚的肌腱，最大可以承受 17 倍体重。它有 12 ~ 15 cm 长、1.2 ~ 2.5 cm 宽。男性跟腱的横切面比女性大。其由腓肠肌和比目鱼肌组成，近端较平、较宽，远端在止于跟骨后方的最后 4 cm 逐渐变圆（图 9.31）。

肌腱逐步向下走行时会旋转 90°，当肌腱融入时，内侧纤维附着于其后方。这种旋转赋予了肌腱弹性能力，每次拉伸后可以回弹。跟腱的内侧、外侧和后方被高度血管化的膜性结构包裹——腱旁组织，它向近端分布在肌肉肌腱连接处筋膜，向远端可到达跟骨外膜。

研究显示，跟腱在距其止点 2 ~ 6 cm 处存在一个相对缺血区，此处具有最大的旋转

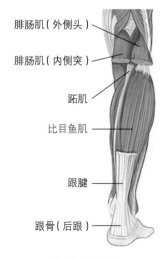

腓肠肌（外侧头）

腓肠肌（内侧突）

跖肌

比目鱼肌

跟腱

跟骨（后跟）

图 9.31　跟腱

应力[23]。正常情况下，血管无法从腱旁组织穿透至跟腱组织。跟腱远端深部是一个脂肪垫，其位于跟腱和姆长屈肌之间，称为 Kager 脂肪垫。

跖肌是一根退化了的肌肉，在 7% ~ 20% 的人群中并不存在[24]。它的肌腹较小，肌腱较长、较薄，参与组成小腿的后浅间室。肌肉起自股骨外侧髁上线，向下、内方向走行，其细长的肌腱经过跟腱的内侧，止于跟骨。解剖学研究显示其跟骨处止点与跟腱止点不同[24]，因此在跟腱断裂时，跖肌腱可保持完好。较少的情况下，跖肌腱可单独断裂。

跟腱远端区域可以看到两个滑囊（图 9.32）。跟骨后滑囊位于跟腱前下方、跟骨的后上面和 Kager 脂肪垫之间。正常情况下，其内有一些液体，可以降低跟腱与骨之间的运动摩擦。跟骨皮下滑囊是后天性滑囊，较为表浅，位于后方，跟腱及其覆盖皮肤之间。

超声检查

超声检查跟腱和跖肌（如果存在的话）时，一般让患者俯卧，足放松，垂于床尾。这可以完全看到小腿和足后跟，并在动态扫描中移动足部。

探头应横向放置于小腿后方，稍高于后跟（图 9.33A），此时可以清晰地看到跟腱（图 9.33B）。随后可以从近端的肌腱肌肉连接处扫描至远端的止点。随后旋转探头 90°，从近端到远端纵向显示跟腱（图 9.34）。

跟腱在纵向显示下是有回声的、线性的纤维结构，其从肌肉肌腱连接处到中段的深度不断增加，随后到止点处深度变化不大。最大的前后直径不应超过 6 mm[25]，因为双侧异常的情况不常见，所以与对侧对比很重要。

应使用彩色 / 功率多普勒来检查跟腱是否存在异常的新生血管。注意，在使用多普勒时应将跟腱置于放松状态，因为压力可能会掩盖一些小的新生血管。

可以看到跟骨后滑囊位于跟腱远端深部，邻近于跟骨的上缘，常含有一些液体。跟腱

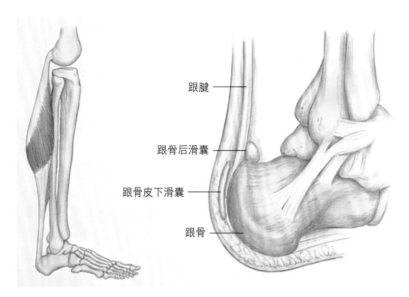

图 9.32　跟腱远端周围滑囊（ From https://www.webmd.com/fitness-exercise/picture-of-the-achilles-tendon#1 ）

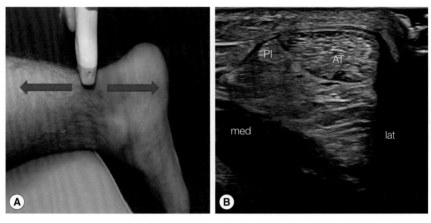

图 9.33　（ A ）跟腱和跖肌腱的横向超声检查。红色箭头表示探头沿着韧带移动。（ B ）跟腱和跖肌腱的横向超声影像。跟腱（ AT，Achilles tendon ）；跖肌腱（ Pl，plantaris tendon ）

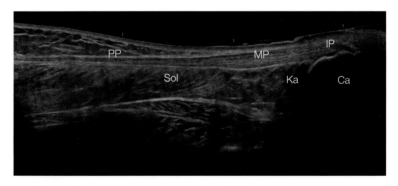

图 9.34　跟腱纵向全长影像。跟骨（ Ca，Calcaneum ）；止点部分（ IP，insertional portion ）；Kager 脂肪垫（ Ka，Kager's fat pad ）；中段（ MP，midportion ）；跟腱近端部分（ PP，proximal portion of the Achilles tendon ）；比目鱼肌（ Sol，soleus muscle ）

浅表滑囊在正常情况下可能看不到，但位于皮肤和跟腱远端之间。因为滑囊很容易被压缩，因此应将探头轻轻置于被检查处且使用较多的凝胶（图9.35）。

常见病变和临床处理

跟腱病

第2章讨论过了病变肌腱的常见超声表现，其可以是急性的也可以是慢性的，可能由内在原因引起，也可能存在外在病因。

跟腱特别容易出现肌腱病，这可能与过度使用、生物力学较差和一些系统性疾病以及药物使用（如奎诺酮类药物和长期使用糖皮质激素）有关[26]。

临床上，跟腱病的主要症状是疼痛，伴有全层或局灶性增厚。"非插入性跟腱病"是指影响跟腱中1/3的退行性改变，"插入性跟腱病"是指跟腱远端1/3肌腱的变化[27]。远端的病变也有可能是炎症性关节病累及远端止点，或其他系统性疾病，如痛风或高脂血症，在跟腱的表现[28]。跟腱病在超声上表现为增厚、失去正常纤维形态、由于水肿而相对低回声（图9.36）。

跟腱受累处常常可见新生血管，这是血供增加的结果，可以帮助跟腱基质的再生，并与疼痛有关[29]（图9.37）。

基于跟腱的病变范围和严重程度，很多非手术治疗方法是有循证依据的。保守方法

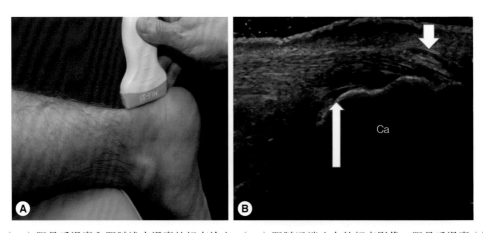

图9.35 （A）跟骨后滑囊和跟腱浅表滑囊的超声检查。（B）跟腱远端止点的超声影像：跟骨后滑囊（长箭头）、跟腱浅表滑囊（短箭头）、跟骨（calcaneus，Ca）

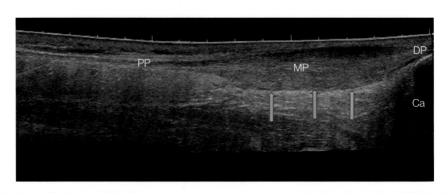

图9.36 跟腱中1/3的非插入性跟腱病（Achilles tendinopathy，AT）的超声表现，呈明显的纺锤形增厚的跟腱，在近端和跟骨前远端止点处具有相对正常的跟腱深度。蓝色箭头，增厚的跟腱。跟骨（Ca，calcaneus）；跟腱远端（DP，distal portion）；中段（MP，midportion）；近端（PP，proximal portion）

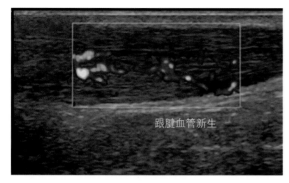

图 9.37　功率多普勒上看到跟腱血管新生的超声检查

中早期的 PRICE、理疗和使用矫形器应作为一线治疗[30]，随后进行跟腱负重（见第 2 章），可能需要几个月才能达到理想的结果。

更新一些的治疗方法，比如体外超声波、富血小板血浆、冷冻疗法、促生长药物注射，理论上可以诱导愈合过程[31]，但临床证据显示成功率变化很大。有时大量盐水注射可以从跟腱上剥去入侵血管和相邻神经，从而减轻疼痛[32]。但是一般认为这些治疗方法有造成跟腱断裂的风险，因此需要转诊后由专科医师执行。类固醇注射被认为有极大的跟腱断裂的风险，目前很少使用。外科手术可用于插入性跟腱病，以移除退变组织和相关钙化灶，在某些情况下可使用跟腱移植。但是由于临床结果不同，目前还没有治疗的金标准[31]。

跟腱撕裂

如前所述，跟腱的损伤常发生在中远端，在跟骨止点近端的 2 ~ 6 cm。对此有几种理论，其中一种是认为该区域血供相对较差[33]。另一个常见的损伤和撕裂部位是肌肉肌腱连接处，尤其是腓肠肌内侧头（见第 8 章），应始终将该区域纳入跟腱评估。

部分撕裂常表现为跟腱内的纤维断裂或囊性退变（图 9.38），并可继续进展为跟腱组织全层的缺损，这常常是由于相对较低的冲击创伤造成的。

如果撕裂出现较晚且存在明显血肿，识别全层撕裂的边缘是很困难的；但撕裂边缘一般有折射伪影，这可以帮助检查者判断损伤程度（图 9.39）。

动态影像可能也会有帮助。因为在扫描过程中足的被动活动或小腿肌肉的温和挤压（Thompson 试验）可能有助于识别撕裂的肌腱末端之间的间隙，因为断裂肌腱的一个末端不会越过对侧。

当跟腱撕裂时，跖肌腱的完整性具有重要临床意义。如果跖肌腱完整，它可以支撑弱化的跟腱，这会让临床上诊断跟腱断裂更为困难，且有病例因完整跖肌腱的存在而未在临床上诊断跟腱断裂。超声有助于证实或排

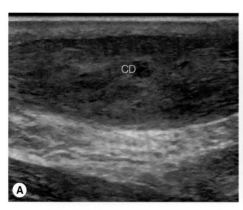
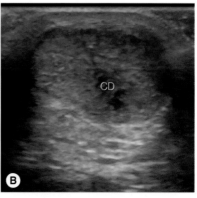

图 9.38　跟腱病的囊性退变（cystic degeneration，CD）的纵向（A）和横向（B）超声表现

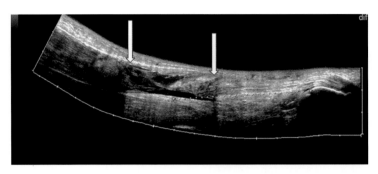

图 9.39 全层撕裂的超声全景图像显示在损伤部位边缘存在折射伪影（白色箭头）。测量跟骨上缘到撕裂肌腱远端边缘的距离

除这一点。也可以取跖肌腱来替换手、足的断裂肌腱。对于这些病例，可以事先使用超声判断跖肌腱是否存在[34]。

跟腱完全撕裂的治疗包括保守治疗或手术治疗，需要基于影像学表现和临床特点如患者年龄、并发症等来做决定。

保守治疗应包括使用鞋具稳定足部，并让足部维持在跖屈位对合断端，促进愈合。

手术应包括对跟腱的清创和缝合或进行肌腱移植。手术成功与否取决于撕裂的大小、肌腱受累的程度和肌腱疾病的严重性。

准确评估跟腱撕裂情况有助于手术医师进行临床判断[35]。为了更好地判断肌腱病程度，应该计算并记录撕裂处距离跟骨的位置：患者俯卧，足放松，测量撕裂肌腱的远端边缘到跟骨上缘的距离（见图 9.39）。

为了判断跟腱断端的间距，足应保持正中位，测量跟腱近端和远端的残端距离（图 9.40）。

随后足应放置在跖屈位（图 9.41），观察跟腱断端是否移动（图 9.42），或 Kager 脂肪垫是否疝出至间隙，这在保守治疗中会影响愈合（图 9.43）。

> ◎ **提示**
>
> 　　数个世纪以来，骨科医师需要从跟腱撕裂的超声扫描中获得客观数据，以帮助选择治疗方案。这包括撕裂的位置、大小和剩余跟腱情况。

有时需要对术后的跟腱进行超声评估，来判断跟腱是否完整。术后的跟腱尽管无症状，但在超声上会显示异常，并常常可以看

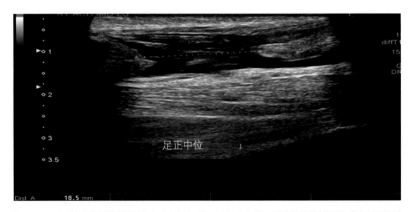

图 9.40 跟腱全层撕裂的纵向超声表现。足正中位下测量跟腱断端之间的距离

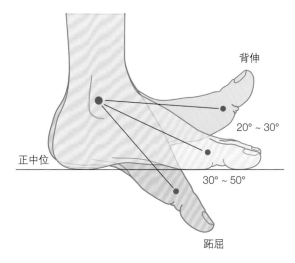

图 9.41　足从背伸移向跖屈（From Soames R, Palastange N. Anatomy and Human Movement Structure and Function. 7th ed. London: Elsevier; 2019.）

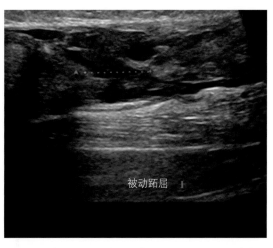

图 9.42　与图 9.40 同一患者，足跖屈时，跟腱断端之间距离减少

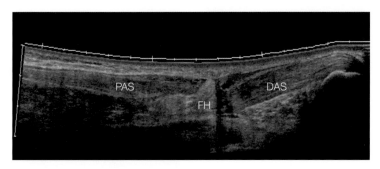

图 9.43　全层跟腱撕裂的超声全景影像，Kager 脂肪垫疝出至跟腱断端间隙。跟腱远端残端（DAS，Distal Achilles stump）；脂肪疝（FH，fat herniation）；跟腱近端残端（PAS，proximal Achilles stump）

到缝合材料。踝关节跖屈时，超声的动态扫描可以排除任何跟腱术后的并发症[35]。

跟腱周围炎、跟骨后滑囊炎、跟骨皮下滑囊炎

跟腱周围炎是一种由于力学或系统性病因引起的炎症情况。它可能是由于跟腱与腱周组织的摩擦引起的过度使用劳损，也可能是一种血清阴性的炎性关节炎[36]。超声表现包括跟腱表浅的低回声增厚和腱周组织充血——表现常常很细微，因此建议和无症状的对侧进行对比。

跟骨后和跟腱皮下滑囊炎与过劳有关，

可以同时存在跟腱病或炎症[37, 38]。超声表现包括滑囊渗出和（或）充血，常常伴有血管侵入相邻肌腱（图 9.44 和图 9.45）。

超声引导的穿刺和（或）类固醇注射可以用来治疗疼痛和水肿等症状，同时需要治疗潜在的病因以避免复发。

跟腱末端病和 Haglund 病

跟腱末端病指的是跟腱纤维插入跟骨处的任何病变，超声改变包括纤维软骨和跟骨骨面的不规则性，以及肌腱水肿，纤维结构丧失，合并或不合并相关的钙化、骨刺和血管增多。

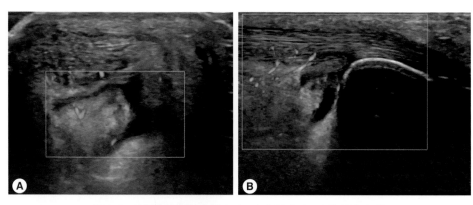

图 9.44　跟骨后滑囊炎横向（A）和纵向（B）的超声表现

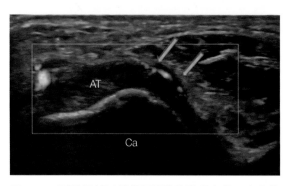

图 9.45　覆盖跟腱远端的跟腱浅表滑囊炎的血流多普勒横向超声表现。跟腱（AT, Achilles tendon）；蓝色箭头，充血的跟腱浅表滑囊；跟骨（Ca, Calcaneus）

这些表现可单独出现，但在一种特殊的非炎症性情况下——"Haglund"综合征，可以有以下一系列改变[38]：

- 跟腱止点近端、跟骨结节后上的肥大增生——Haglund 畸形
- 跟骨后方滑囊炎
- 跟腱远端前方的肌腱病（图 9.46 和图 9.47）。

仅有跟骨骨刺不是 Haglund 综合征的表现，这在无症状的患者中很常见。

休息和其他保守治疗方法，如使用抗炎药物和矫形器可以用于治疗这些情况，但如果症状持续，可能需要考虑手术治疗[38]。

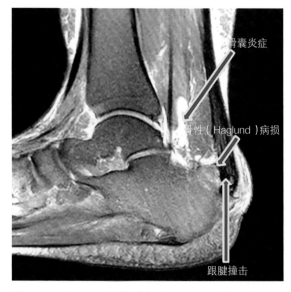

图 9.46　"Haglund"综合征在 MRI 上的表现（From Vaishya R, Agarwal AK, Azizi AT, Vijay V. Haglund's syndrome: a commonly seen mysterious condition. Cureus. 2016; 8(10): e820. doi:10.7759/cureus.820）

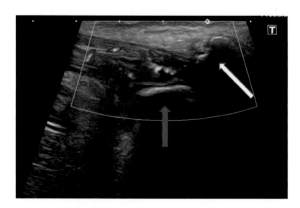

图 9.47　跟腱远端的 Haglund 畸形合并血管新生的超声表现。跟骨后结节肥大突出的 Haglund 畸形（红色箭头）、跟腱止点的钙化骨刺（白色箭头）

足跟底部

解剖

跖筋膜或跖腱膜是一个强壮的纤维结构，连接跟骨跖侧到足趾，维持足纵弓，并为步行时维持正常步态提供动态作用。

跖筋膜起自跟骨内侧结节，形成三束：内侧束、外侧束和中间束。中间束构成了跖筋膜的主要部分[1]。

其向远延伸分为 5 支，止于跖骨头的韧带、肌腱和跖板。内侧束覆盖肌肉，止于姆趾，而外侧束止于第五跖骨的跖侧和外侧，止点靠近腓骨短肌或第三腓骨肌（图 9.48）。

年轻人的跟腱与跖筋膜于后跟处相连，但老年时不再连接。

除了跖筋膜，还有 10 根内在肌位于足底，分为 4 层。它们的作用是稳定足部，协助足的运动。

超声检查

检查足底筋膜时，患者应仰卧，足跟放置于检查床的垫子上；或俯卧，足悬于检查床之外（图 9.49）。

足跟皮肤会显著减弱超声波，因此需要 7 ~ 10 MHz 频率的探头。

可以看到筋膜是一个平滑、线性、高回声结构，在近端最厚，远端于表浅处变薄（图

浅表解剖

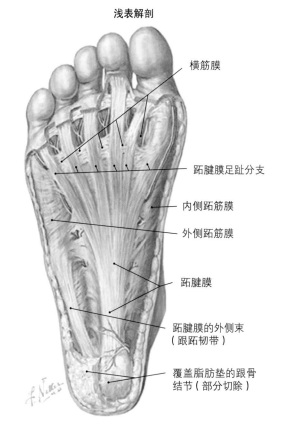

图 9.48　跖筋膜束（From https://netterimages.com/sole-of-foot-superficial-dissection-labeled-hansen-ca-2e-general-anatomy-frank-h-netter-40194.html）

9.50）。正常足底筋膜一般最大厚度为 4 mm，尽管不同身高和体重的患者会有不同。有必要在纵向摆动探头，从而让筋膜与超声波束相垂直，而避免各向异性。

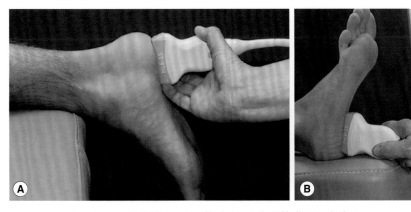

图 9.49　患者俯卧（A）和仰卧（B）位跖筋膜的超声检查

沿着足底跟部横向移动探头以完整观察三束筋膜，并找到跟腱最大厚度处，也就是跟骨结节附近。也应该评估筋膜的深度、纤维结构和回声强度（见图 9.50）。

> ◎ 提示
>
> 足底筋膜炎通常是足跟疼痛史后的一个临床诊断。超声检查通常用于证实筋膜增厚和水肿的诊断。筋膜病变或筋膜炎是一种自限性疾病，但即使疼痛缓解，超声上的表现仍可存在。

常见病变和临床处理

足底筋膜炎或筋膜病

足底筋膜近端止点处的疼痛和结构改变是一种常见的主诉，影响了大约 10% 的中年人。在组织学和影像学上，常发现该处出现增厚、水肿、退行性结构改变，而不是炎症改变。因此近年来开始使用足底筋膜病变来代替"足底筋膜炎"这一常用名词[39]。足底筋膜病变一般认为和反复的创伤有关，病因包括生物力学因素、肥胖、过度使用和不好的鞋具。它是一种自限性疾病，但可能需要多年来好转，常常对活动、生活质量造成显著影响。

在超声检查中，厚度超过 4 mm 并伴有相关特征，如相对低回声、原纤维结构丢失、疼痛等特征，则考虑足底筋膜病变[39]（图 9.51）。在模棱两可的病例中，可以和对侧对比判断。

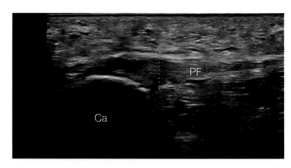

图 9.51 足底筋膜病变的超声影像。跟骨（Ca，Calcaneus）；足底筋膜（PF，plantar fascia）

筋膜中间和内侧的近端 1/3 最常受累及。跟骨跖侧面骨赘被认为和筋膜病变有关，但它仅在有症状的个体中常见，且无特异性。其他和筋膜病变相关的改变包括炎症性关节炎，如银屑病性关节炎（见第 10 章）。

早期由高负荷力量训练组成的简单渐进性运动方案有助于快速减轻疼痛，改善功能[40]。其他保守治疗方法包括矫形鞋、超声引导下类固醇或富血小板血浆注射，可以缓解症状，但也需要一定时间让症状消失。对于顽固的病例，可能需要手术治疗，需要对跟骨止点远端进行松解[41]。

足底纤维瘤

纤维结节（足底纤维、足底纤维瘤或 Ledderhose 病）可以发生在足底筋膜内，常位于中段或远端，且并不疼痛。这些结节类似于手掌的 Dupuytren 挛缩，表现为低回声、局部增厚，与足底筋膜相连[39]（图 9.52）。在多

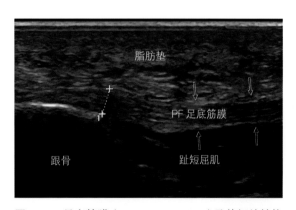

图 9.50 足底筋膜（Plantar Fascia, PF）及其相关结构的超声影像

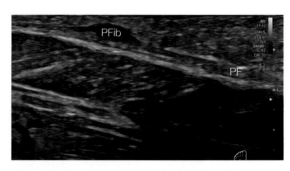

图 9.52 足底纤维瘤的纵向超声影像。足底筋膜炎（PF，Plantar fascia）；足底纤维瘤（PFib，plantar fibroma）

普勒评估中，这些病变内通常可见少量或无内部血管分布。因此，如果发现血供明显，可能存在其他病因，需要进一步完善 MRI。

如果是有症状的，基于结节的位置，大部分患者对保守治疗（矫形鞋和 / 或物理治疗）有效。手术选择通常用于更具侵袭性的病变，包括局部切除、广泛局部切除和完全足底筋膜切除[39]。

前足

解剖

前足有 5 个跖骨（metatarsals, MTs）与远端趾骨关节连接，形成跖趾关节（metatarso-phalangeal joints, MTPjs）。除了跗趾，趾骨具有两个关节，近端的近节趾间关节（proximal interphalangeal, PIPjs）和远端的远节趾间关节（distal interphalangeal, DIPjs），跗趾只有一个趾间关节（interphalangeal joint, IPj）（图 9.53）。除了这些大骨，还有很多籽骨协助功能，位置可变，多位于第一跖骨头跖侧。

伸肌腱和屈肌腱分别位于趾骨的背侧和跖侧，其止于对应的远节趾骨。

每个跖趾关节跖侧有跖板（plantar plate, PP），是一种纤维软骨结构，类似于手的掌板，随着跖骨头跖侧的关节囊和屈肌腱屈伸。

跖板止于足趾近节趾骨的基底部，帮助稳定关节，强壮且能够承受一定的压力，同时允许关节背屈和跖屈（图 9.54）。

在各足趾之间，跖骨头横韧带背侧是趾间神经。在这一水平面上与神经相邻且较深的是跖骨间滑囊（图 9.55）。

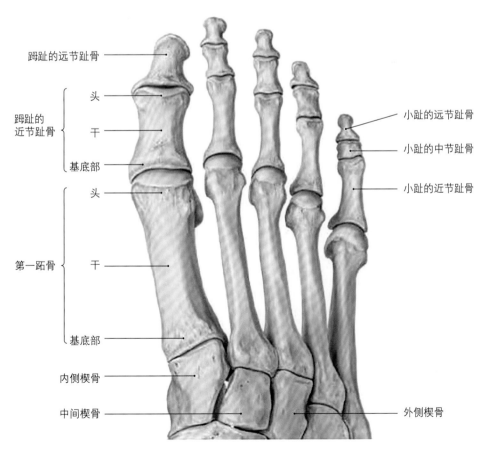

图 9.53 前足的骨性解剖

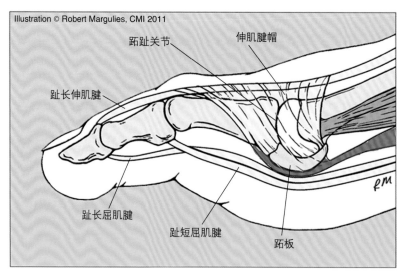

图 9.54   前足跖骨的关节解剖（From https://regenexx.com/blog/flexor-hallucis-longus-tendon-pain/）

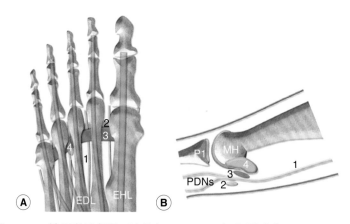

图 9.55   前足解剖和 Morton 神经瘤示意图。趾骨（P1, Phalanx）；跖骨头（MH, Metatarsal head）（1，趾间神经；2，Morton 神经瘤；3，横韧带；4，趾间滑囊）。趾长屈肌（EDL, Extensor digitorum longus）；姆长伸肌（EHL, extensor hallucis longus）；趾固有神经（PDNs, proper digital nerves）（From https://www.semanticscholar.org/paper/Practical-US-of-the-forefoot-Bianchi/c4d79376ca7700e831c385c67dcff6e02d4485b7#extracted）

超声检查

为了评估前足背侧结构，患者可以仰卧或膝关节屈曲 90°，足底平放于检查床上以获得最大的稳定。从中足开始，探头向远端移动至跖骨干、跖趾关节、趾间关节和伸肌腱，可以对中足和前掌的背侧进行纵向评估（图 9.56A、B）。旋转探头 90° 来进行横向观察。

选用合适的窄面探头来降低频率穿透软组织，从背侧面向跖侧面观察趾间间隙（图

9.57A）。这对于考虑为神经瘤的患者而言是一种可以看到趾间神经血管束和趾间滑囊的方法（图 9.57B）。

随后要求患者伸直膝关节，后跟置于检查台上以观察到前足跖侧。从这个角度，内外侧方向移动探头可以看到屈肌腱、跖板、关节面和跖间间隙（图 9.58、图 9.59）。

在检查足底侧面时，可以在足底间隙的背侧加压。这可以增宽足底间隙，降低软组织的深度从而优化图像。可以在横向超声检

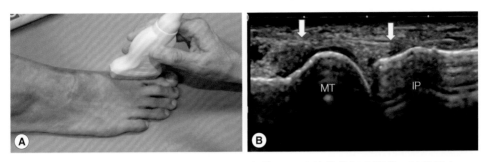

图 9.56 （A）第一跖趾关节背侧的纵向超声检查。（B）第一跖趾关节的超声影像。趾骨干（IP，Phalangeal shaft）；跖骨头（MT，metatarsal head）；白色箭头，伸肌腱

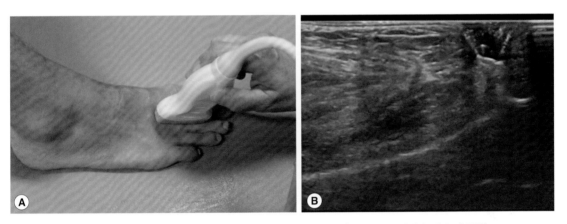

图 9.57 （A）第二跖间间隙背侧的超声检查。（B）第二跖间间隙背侧的超声影像

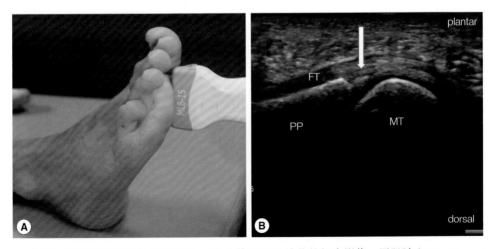

图 9.58 （A）第二跖趾关节跖侧的超声检查。（B）第二跖趾关节的超声影像。屈肌腱（FT，Flexor tendon）；跖骨头（MT，metatarsal head）；近节趾骨（PP，proximal phalanx）；白色箭头，跖板

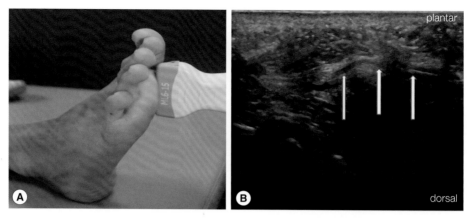

图 9.59　（A）趾间间隙跖侧的纵向超声检查。（B）趾间间隙跖侧的纵向超声影像。趾间神经（白色箭头）

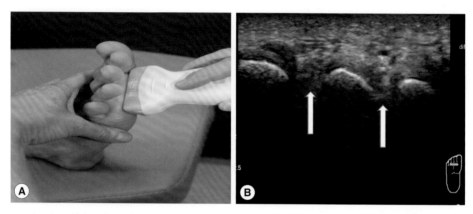

图 9.60　（A）跖骨头跖侧的横向超声检查。（B）跖骨头跖侧的横向超声影像。趾间间隙（白色箭头）

查时，横向挤压前足以动态评估足底间隙（图 9.60）。

常见病变和临床处理
Morton 神经瘤和跖间滑囊炎

Morton 神经瘤是一种趾间足底神经髓鞘的良性增厚。它最常见于第二、三和第三、四跖骨头跖间，在其他间隙不常出现[42]。

症状包括第二、三或四趾的严重疼痛、刺痛、麻木，以及踩在鹅卵石上的感觉。

Morton 神经瘤的超声检查可以从足的背侧或跖侧进行，两个方法都是有用的。神经靠近足的跖侧，但足底皮肤和跖侧软组织比背侧更容易导致声波衰减，因此这需要更低频率的探头，但会损害图像分辨率。

神经瘤是位于跖骨头之间，深至跖骨间横韧带的一个边界相对清晰、低回声、不可压缩或部分压缩的病损（图 9.61）。

检查时建议先从跖侧开始，探头先纵向放置，一旦辨认病变则改为横向。在横向检查时，可做跖骨挤压试验，会看到病变从跖骨头跖间鼓起，有典型的弹响声，又称为 Mulder 弹响。如果从跖侧看病变不明显，则建议从背侧重新扫描，这是因为它们可能较难看到。如果看到了，则应该在 3 个平面进行扫描，其中在纵切面上测量 2 次，在横切面上测量 1 次。

Morton 神经瘤与跖间滑囊渗出合并存在并不罕见（图 9.62）。在超声上，这两种结构可能很难区分，因此常称为神经瘤 - 滑囊复合体，比单独称神经瘤更为准确。与手术中的

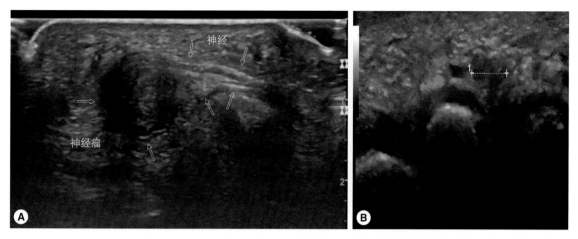

图 9.61　Morton 神经瘤（A）纵向和（B）横向的超声检查

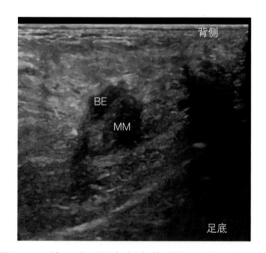

图 9.62　神经瘤 - 滑囊复合体背侧的纵向超声检查。滑囊渗出（BE，Bursal effusion）；Morton 神经瘤（MN，Morton's neuroma）

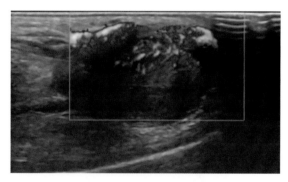

图 9.63　严重的趾间滑囊炎在多普勒下背侧显示明显的血供：纵向切面超声检查影像

实际神经瘤相比，这种组合可能会导致扫描时过大估计神经瘤尺寸[43]。超声测量前对趾间病损进行加压可能有助于解决这个问题。

　　如果病损较大较圆，而不是神经瘤的正常纺锤形，且多普勒显示内在血供，则医生需要考虑潜在病因可能是炎症性关节炎（图 9.63）（见第 10 章）。

　　Morton 神经瘤的治疗最早是保守方法，包括更换鞋具或矫形鞋，以及在某些医疗机构进行局部类固醇或酒精注射。手术治疗包括从背侧或跖侧进行神经切除术、神经溶解

术[43]。但是，术后有可能出现神经回缩失败，神经残端会增大，形成球状，随后黏附在邻近骨和软组织上，导致牵引神经炎（traction neuritis），常称为残端神经瘤[39]。

> ◎ 提示
>
> 　　从背侧检查跖间间隙对于跖侧检查方法是很好的补充，可以排除间隙内的神经瘤或滑囊。

关节炎

　　如前强调的，超声可以发现浅表关节的退行性和炎症性关节病变，如足的跖趾关节、趾间关节，因为它们较为容易观察到。渗出物在无症状跖趾关节中很常见，应该通过超

声波以及正确使用一些系统功能，尤其是多普勒（见第 10 章），将其与关节滑膜肥大或关节滑膜炎区分开来。

第一跖趾关节是受骨关节炎影响最大的关节。第二跖趾关节的骨关节炎可能是由于关节囊受损而引起（见跖板部分）。在有症状关节中，超声改变包括骨赘形成，合并或不合并急性滑膜炎（图 9.64）。滑膜炎在剩余跖趾关节或趾间关节中不常见，如果出现的话，应排除炎症性疾病（见第 10 章）。超声引导下的注射可以帮助缓解症状，协助其他保守治疗。

影像学发现跖板撕裂比以前想象得更常见，最常发生在第二跖趾关节[44]，因为当更大更强壮的第一跖趾关节出现关节炎时，相对较小的第二跖趾关节承受更多的应力。小的跖板撕裂可能仅造成轻微疼痛而无明显足趾畸形，但大的缺损，不管是否合并近端趾骨基底部的撕脱，都可能造成跖骨头跖侧的明显局部疼痛，随后造成进行性畸形，最终导致跖趾关节的脱位和足趾锤状趾改变（图 9.65）。

这种锤状趾改变随后会产生跖趾关节的异常磨损，可造成急性滑膜炎合并骨性改变（见图 9.64）。锤状趾在其他趾也可能出现，但远没有第二跖趾关节常见[44]。

超声上仔细检查跖骨关节囊的跖板可以发现跖板上的低回声缺损，大小可不一，合并或不合并远节趾骨基底部的骨性撕脱（图 9.66）。

跖板损伤的保守治疗方法包括用条带或矫形器稳定关节，如果出现滑膜炎，口服抗炎药物降低关节压力。跖板很难自我修复，当保守治疗无效时，可能需要手术治疗来实现足够满意的稳定并减轻疼痛[45]。

应力性骨折

高分辨率超声已经被证明在趾骨应力性骨折放射学明显改变前的早期诊断中具有很

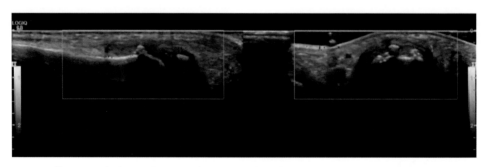

图 9.64 第二跖趾关节跖板撕裂后骨关节炎的超声影像。（A）纵向和（B）横向显示跖板损伤

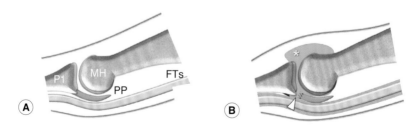

图 9.65 （A）正常跖趾关节（metatarsophalangeal, MTP）和（B）跖板断裂的矢状位图示。屈肌腱（FTs, Flexor tendons）；跖骨头（MH, metatarsal head）；近节趾骨（P1, proximal phalanx）；关节跖板（PP, joint plantar plate）（From https://www.semanticscholar.org/paper/Practical-US-of-the-forefoot-Bianchi/c4d79376ca7700e831c385c67dcff6e02d4485b7#extracted）

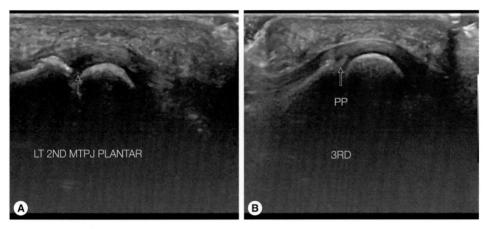

图 9.66 （A）纵向超声影像。黄色箭头显示第二跖趾关节（metatarsophalangeal joint，MTPj）和跖板（plantar plate，PP）的低回声撕裂。（B）黄色箭头显示第三跖趾关节跖板完整

高的准确性，尽管 X 线仍是一线影像学方法，但有经验的医生可能会在骨折移位出现前发现骨折。在这些病例中，临床病史至关重要，对于伴有或不伴有淤伤的突然剧烈疼痛导致持续症状的报告应提醒医生对跖骨进行扫描。

超声检查的早期表现可能包括骨膜增厚、隆起或骨皮质断裂，由于骨愈合，多普勒检查显示有明显新生血管。这些表现可能很微小，且皮质骨中断不明显，直到骨折出现移位（图 9.67）。由于血肿，可以在骨膜旁看到邻近软组织改变和水肿。基于初诊的情况，可以考虑进一步影像学检查和或向骨科医师转诊。

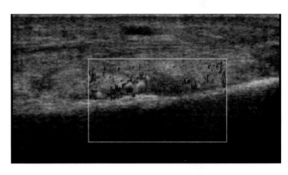

图 9.67 第三跖骨干微小骨折合并骨膜增厚和充血的纵向超声影像

随着时间变化，相比于未损伤跖骨，损伤的跖骨可出现增厚的骨痂和骨面的凹陷。

（Andrew Longmead，Alison Hall 著 喻 健译）

练习题及参考文献

扫描书末二维码获取

> ◎ 提示
>
> 前足急性疼痛的患者使用超声检查常可发现应力性骨折。它们难以在 X 线片上诊断，除非有骨折处的移动。超声可以发现其中骨膜和邻近软组织的微小改变。

超声在风湿病中的应用

学习目标

- 了解各种炎症性关节炎，用于治疗关节炎的药物，以及诊断性超声在炎症性关节炎中的作用。
- 了解炎症性关节炎超声成像的局限性和缺陷，以及如何利用良好的设备和系统设置使超声的准确性最大化。
- 识别炎症性关节炎相关病理的超声特征和临床表现。
- 获得常规风湿病患者超声扫描规范流程所需的信息。

引言

2000 年以来，超声技术和设备快速发展，使得微小结构的可视化和微血管水平的低速血流检测成为可能。超声能够检测软组织和骨表面的病理改变，使用多普勒可以评估血流，再加上其费用低、易获得，使得超声被广泛用于检测和监测炎症性疾病，如炎症性关节炎（inflammatory arthritis, IA）。

诊断性扫描可由经过训练的风湿科医生进行，也可以要求超声科对具有风湿病症状的患者进行扫描。除专科应用外，超声在肌肉骨骼（musculoskeletal, MSK）领域的使用更加广泛，这导致意料之外的病症被频繁检出。因此，对所有肌骨超声从业者来说，拥有识别和解释 IA 特征的基础知识和技能，了解如何报告它们，以及如何使用适当的患者路径促进及时的专家转诊非常重要。

大多数用于检测或排除 IA 的超声方案都集中在手和足的关节，这是由于小关节受累是诊断和分型的关键部分。虽然较大的关节，如肩、髋或膝关节，也可能受累，但超声在检测关节内病理的局限性和某些超声表现缺乏特异性，导致许多扫查方案将大关节排除在外。

考虑到这一点，本章旨在涵盖在大多数方案中常规扫描的手和足的小关节，只简要地介绍一些比较合适的大关节。

风湿病学肌肉骨骼疾病背景

术语"关节炎"被用来形容一个或多个关节的疼痛、肿胀和（或）僵硬。最常见的关节炎类型是骨关节炎（osteoarthritis, OA），中老年人常见，手、膝关节和髋关节最常受累。据估计，在美国，1/8 的人为有症状的 OA 患者、OA 也是全球范围内导致残疾的一个首要原因[1]。OA 被认为是一种"全关节"疾病，关节软骨损伤可导致软骨下骨、韧带和关节囊的改变[2]。

炎症性多发性关节炎是一组疾病的总称，包括类风湿关节炎（rheumatoid arthritis, RA）和脊柱关节病［如强直性脊柱炎和银屑病关节炎（psoriatic arthritis, PsA）］。在这些疾病中，免疫系统功能障碍导致滑膜或关节起止点（肌腱或韧带连接骨的地方）内的炎症。这会导致关节疼痛、僵硬和肿胀，如果不及时治疗，可能会导致骨质损伤（侵蚀）和软骨丢失。

类风湿关节炎

RA 是最常见的 IA，患病率约为 0.67%，这意味着在英国大约有 40 万人患有 RA[3]。RA 在女性中的患病率是男性的 2 倍，且患病率随年龄增长而升高[3]。典型的类风湿关节炎会引起小关节对称性多发性关节炎，通常影响手部掌指关节（metacarpophalangeal, MCP）和近端指间关节（proximal interphalangeal joint, PIPj）[4]。

脊柱关节病

脊椎关节病是指一系列同时影响关节和肌腱附着点的疾病。当主要影响背部和骨盆时，其被称为轴性脊椎关节病（axial spondyloarthritis, Ax-SpA）；主要影响周围关节时，称作周围性脊椎关节病（peripheral SpA）。周围性脊椎关节病包括 PsA、感染后反应性关节炎和与炎症性肠病（如克罗恩病或溃疡性结肠炎）相关的肠病性关节炎[5]。

与 RA 不同，周围性 SpA 通常不对称，可表现为关节疼痛、肿胀和肌腱起止点的持续性疼痛，或整个手指肿胀（称为指炎）。

银屑病关节炎

PsA 是一种周围性脊柱关节病，常与皮肤银屑病相关。虽然不是所有的 PsA 患者都有活动性皮肤银屑病，但许多人都有皮肤或银屑病的个人或家族病史。然而，仅有约 30% 的皮肤银屑病患者会表现出 PsA 的临床征象。根据所使用的定义而不同，PsA 的患病率为 0.1% ~ 0.3%，PsA 对男性和女性的影响相当，发病高峰在 30 ~ 55 岁[6]。

结晶性关节病

结晶性关节病是由关节内或软组织中晶体沉积所导致的一组疾病。结晶性关节病可能是无症状的，也可能引发关节或肌腱周围疼痛、发红和肿胀的急性发作。最常见的两种结晶性关节病是痛风［由单钠尿酸盐（monosodium urate, MSU）晶体引起］和假性痛风［由焦磷酸钙晶体沉积（calcium pyrophosphate crystal deposition, CPPD）引起］。

痛风

痛风是最常见的结晶性 IA，男性比女性更常见，患病率随年龄增长而升高。由于高尿酸血症越来越频发，痛风也变得越来越常见[7]。

痛风通常影响足部（特别是 MTP 关节）、膝关节和肘关节。痛风可能与皮肤尿酸盐晶体沉积（俗称痛风石）有关。MSU 晶体通常沉积于软骨表面，在超声上表现出典型的"双轮廓"征。

焦磷酸钙关节炎

当焦磷酸钙晶体沉积于关节软骨时，晶体沉积可导致急性关节炎（急性 CPPD 关节病），在 X 线平片上可表现为纤维软骨内的钙化。尽管其他关节也会受到影响，CPPD 关节炎更倾向于累及膝关节、手腕和脚踝。CPPD 对男性和女性的影响相当，且在 60 岁以下的人群中并不常见[8]。

在偏振光显微镜下，从受累关节中抽取滑膜液助于区分结晶性关节病的类型。

炎症性关节炎研究

IA 没有单一的诊断方法——准确的诊断

取决于结合临床病史和相关研究支持的检查。

在血液测试方面，炎症标记物如红细胞沉降率（ESR）、C-反应蛋白（CRP）或血浆黏稠度（plasma viscosity, PV）都可用于指示炎症程度并监测治疗反应。血清尿酸通常在痛风患者中升高，但在痛风急性发作时这一指标可能并不可靠，因为在慢性肾病患者（伴有高尿酸血症）中也可能升高。

免疫学化验也可能有帮助，尽管没有一种是诊断性的。常用的免疫学化验包括类风湿因子（rheumatoid factor, RF），这是一种自身抗体，是免疫系统产生的一种对抗人体组织的蛋白质。然而，RF阳性并不一定表明RA的存在，这是由于RF可能在有其他炎症情况的人群和高达5%的老年人中都表现为阳性。此外，被诊断为RA的患者可能血液中并没有RF，这被称作血清反应阴性RA。瓜氨酸化蛋白抗体（antibodies to citrullinated protein, ACPA），对RA的特异性要高得多（特异性为90%~96%），尽管这些抗体在RA发生进展前就可能已经存在了很多年。像RF一样，它们不能诊断疾病，因为只有大约60%的RA患者有这些抗体[9]。

虽然临床上经常要对患者进行手、足X线片检查（X线片上出现典型骨侵蚀是不良预后的一种标志），但在疾病早期，手、足的平片表现可能是正常的。

治疗

在过去20年里，IA的临床治疗发生了革命性的变化，出现了高度靶向的生物制剂治疗方法和更积极地使用传统疾病的改良治疗方法（如甲氨蝶呤，单独或联合使用）。RA临床治疗指南[10, 11]突出了"treat-to-target"策略（T2T）的重要性，该策略提倡使用复合疾病活动度评分[如疾病活动度评分-28（Disease Activity Score-28, DAS28）][12]等来监测疾病活动度，并将治疗从常规疾病调节剂（如甲氨蝶呤）逐步升级到生物制剂，直到降低疾病活动度或得到临床缓解。与治疗RA相似的治疗方法现在也被应用于治疗脊椎关节病和PsA[13]。

肌骨超声的临床相关性

建立诊断

多关节疼痛的患者可以有许多可能的诊断。虽然临床检验被认为是检测关节炎症的首选方法[14]，但超声灵敏度更高，特别是在疾病早期患者尚未出现符合临床诊断标准的症状时（或者也可以称为亚临床阶段）[4]。

因此，诊断性超声已成为另一种风湿病的常规诊疗工具，其可由一系列临床医务工作者执行，包括超声医生、护士、风湿病学家和放射科医生。

阳性的超声结果（例如，中度或重度炎症和骨侵蚀）是IA的良好预测指标[11]。尽管这些不是特定于某一种疾病[15]，病理改变的分布情况将有助于诊断。这些将在本章后面讨论。

监测治疗反应

肌骨超声（musculoskeletal ultrasound, MSUS）在监测与RA相关的治疗反应方面的作用被研究得最多，尽管其也被用于研究其他疾病，如PsA[16]。

评估对治疗的反应通常基于使用疾病活动度评分（如DAS28）[10]对关节炎症的临床评估。有人对联合应用MSUS进行了研究[17, 18]，但研究结果表明无论是在临床还是影像学结果上，联合应用MSUS并不优于单独的严格临床管理。

鉴于此，尽管英国RA临床指南强调，超声不应被常规应用于监测RA患者的疾病活动度[5]，在临床不确定性的情况下，它是有帮助的，例如，当炎症标志物升高，但关节很少有压痛或肿胀，并且检测到活动性炎症且可能迫切需要增加药物治疗时。相反，对于有严重关节损伤的患者，如果临床关节压痛可能与活动性炎症无关，而是与机械问题有关，则手术干预可能更合适。

确定临床缓解和治疗成功并停药的可能性

T2T 治疗 RA 的最终目的是达到疾病缓解。通常针对临床上无压痛或肿胀关节，以及在 DAS-28 评分某一阈值范围内的患者。然而，已有研究表明，大约 44% 处于临床缓解期的患者在 MSUS 上有持续性炎症的表现[19]，这是很重要的，因为它不仅可以预测影像学上的疾病进展[20]，还可以预测在生物制剂治疗停止后疾病复发的可能性[21]。考虑到生物制剂的成本和疾病复发对患者的影响，MSUS 提供了一种可能的方法，可以更准确地预测哪些患者适合减量治疗，以及哪些患者（尽管表现出临床缓解，但超声证据显示疾病仍在活动期）在减量治疗时面临疾病恶化的风险。

风湿性疾病相关超声病理表现

本节将根据 Outcome Measures in Rheumatology（OMERACT）[22]（一个促进 MSK 和自身免疫性疾病共识发展的国际委员会）对超声病理的定义，对风湿病的超声病理表现进行描述。

由于 IA 是一种慢性自身免疫性疾病，其中滑膜是炎症反应的主要部位，因此，对于医生来说，了解关节相关的滑膜、肌腱和滑囊的解剖位置以及与这些结构相关的炎症病理的超声表现都是很重要的。

积液

积液（图 10.1）是指关节、黏液囊或肌腱鞘等解剖结构内存在的异常液体，这在超声上被定义为："异常低回声或无回声（相对于皮下脂肪，但有时可能是等回声或高回声）的关节内物体，可移位，可压缩，但不显示多普勒信号。"[22]

少量、无症状的关节积液可发生在健康人身上，在超声检查中也通常可被发现。即使发现了大量的关节液（图 10.2），它们的存在也相对来说是孤立的、非特异性的，几

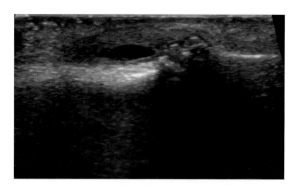

图 10.1 近端指间关节关节囊内积液

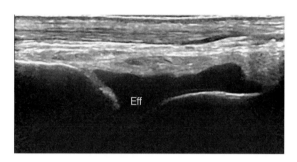

图 10.2 胫距关节大量积液（Eff）

乎无法据此得出存在特定潜在病理改变的结论[23]。除了各种关节炎外，鉴别诊断还包括运动过量、创伤或感染。

滑膜肥大

多种疾病（如炎症、感染、退行性变、创伤、出血和肿瘤）可引起附着于关节或软组织的滑膜发生水肿、增生和肥大。这些都有可能损伤邻近的软骨或肌腱，并可能导致不可逆的关节破坏[24]或肌腱断裂。图 10.3A 展现了正常掌指关节（metacarpophalangeal joint，MCPJ），图 10.3B 显示了滑膜肥大的 MCPJ。

超声上对滑膜肥厚 / 增生的公认定义是："关节内组织异常低回声（相对于皮下脂肪，但有时可能是等回声或高回声），不可移位，压缩性差，可能表现出多普勒信号。"[22]

然而，单纯滑膜肥大的意义尚不明确。在研究中，健康对照的关节也出现了轻度滑膜肥大[25]，特别是那些承受更大机械压力的关节，如拇指和蹈趾。即便是中度滑膜肥大也

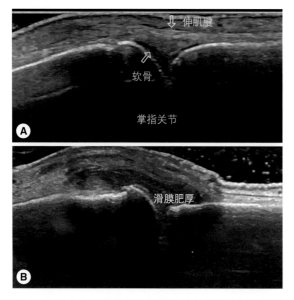

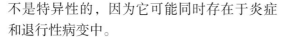

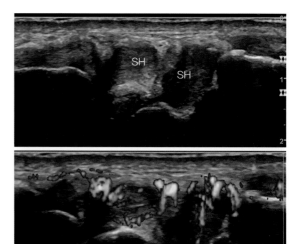

图 10.3 （A）正常纵向观 MCPJ。（B）MCPJ 中滑膜异常肥厚

图 10.4 （A）手腕滑膜肥厚。（B）同一手腕的多普勒能量图。SH：滑膜肥厚

不是特异性的，因为它可能同时存在于炎症和退行性病变中。

正如 OMERACT 定义所述，同样重要的是要考虑到肥厚的滑膜可能表现为相对于周围组织的低回声，但也可能是高回声或等回声，这两种情况都很难在单纯的灰度扫描中进行区分，这对诊断活动性炎症（滑膜炎）很重要。

滑膜炎

"滑膜炎"一词通常是指滑膜肥大的活动性炎症状态，暗示着正在发展/持续的可能导致破坏性变化的活动性炎症性疾病[26]。

在超声检查中，活动性的滑膜炎是通过滑膜组织中彩色部分或能量多普勒上有无新生血管确定的（图 10.4）。

如前所述，滑膜肥厚在超声上通常表现得十分明显（如图 10.4A 所示），但也会出现等回声且难以与正常组织区分的情况，在这些情况下，关节囊内多普勒信号增强可能成为诊断的关键（图 10.5）。

鉴于此，为了进行彻底的检查以诊断或排除活动性滑膜炎，同时使用灰度和彩色或能量多普勒扫描所有相关关节是至关重要的。

> ◎ 提示
>
> 滑膜肥大/活动性滑膜炎在灰度图像上并不总是很明显。重要的是要使用经过灵敏度设置的彩色/能量多普勒捕获所有关节的低速血流。

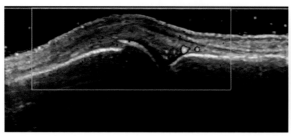

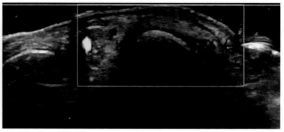

图 10.5 等回声滑膜肥厚能量多普勒图

腱鞘炎

腱鞘炎的定义和生理学在第 3 章中描述，它可能与 IA 有关，但发病原因也包括感染、过度使用或损伤。不管病因是什么，如果不及时治疗，都可能导致肌腱断裂，给患者带来巨大痛苦。

正常状态下，肌腱鞘几乎不能在超声上被检测到，它被看作是肌腱周围的一个薄的低回声带。一旦发炎，腱鞘变得越来越低回声，增厚并可能在多普勒上显示出内部血管分布（图 10.6）。

超声对腱鞘炎的公认定义是："低回声或无回声的增厚组织，肌腱鞘内有或无液体，在互相垂直的两个平面上可见，可表现多普勒信号。"[22]

值得注意的是，并不是所有的肌腱都被腱鞘包绕，并且炎症的超声表现也各不相同。例如，在 MCPjs 上的手指伸肌腱仅有一个位于肌腱背表面并未完全包绕肌腱的腱旁组织。没有腱鞘的肌腱发炎时会有更多弥漫性周围水肿炎症性表现，因为炎性液体不是包裹性的（图 10.7）。这些表现被称为"腱旁炎"或"筋膜旁炎"，而不是"腱鞘炎"[27]。

肌腱起止点炎

肌腱起止点炎是某些血清学阴性 IA（例

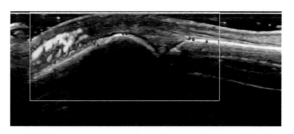

图 10.7 掌指关节近端的伸肌腱旁炎

如 PsA）的特征表现，可能导致关节和肌腱损伤。肌腱起止点，即肌腱或韧带插入骨的部位，这是一个复杂的区域，不仅涉及韧带 / 肌腱和软骨组织，有时也会影响到滑囊组织。

起止点炎被认为是肌腱起止点滑囊的炎症，可能引起超声上的炎症表现[28]。起止点炎在临床上仍然难以评估，也可能发生在重复性劳损中，因此超声表现、症状和临床病史之间的相关性至关重要。

超声对肌腱起止点炎的公认定义是："异常低回声（正常纤维结构的丢失）和（或）骨附着处肌腱或韧带的增厚（可能偶尔包含与钙化点相似的高回声病灶），可见于相互垂直的两个平面，可显示多普勒信号和（或）包括起止点骨增生、侵蚀或不平整在内的骨变化。"[22]

常见部位包括手指中指骨基底部的伸肌腱附着点（图 10.8），这可能被误认为是 PIPj 滑膜炎或退行性病变；以及踝关节后端的跟腱附着点（图 10.9）。

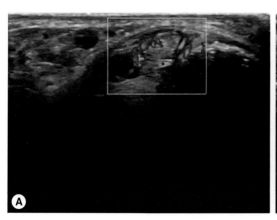

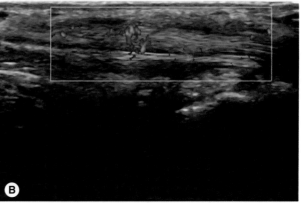

图 10.6 尺侧腕伸肌腱和鞘腱炎（A）横切面和（B）纵切面表现

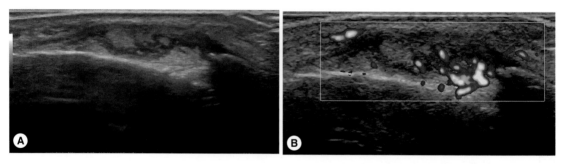

图 10.8　近端指间关节伸肌腱束活动性肌腱起止点炎无（A）和有（B）能量多普勒扫描

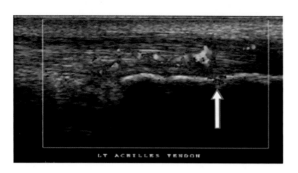

图 10.9　跟腱附着点活跃的起止点炎合并骨侵蚀（白色箭头）。多普勒信号在跟腱疾病中相对来说非常常见，但骨侵蚀的出现和缺乏明显的生物力学病因为诊断提供了帮助

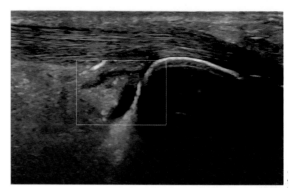

图 10.10　脊柱关节病患者足跟部黏液囊炎充血及积液

黏液囊炎

"黏液囊炎"指的是黏液囊异常膨胀，滑膜增厚和（或）积液，伴或不伴黏液囊壁充血。

黏液囊炎可出现在退行性或生物力学疾病中，如 Haglund 综合征（见第 9 章）、肩峰下疼痛综合征（见第 3 章），以及脊椎关节病，因此影像学发现与临床表现关联是必要的。图 10.10 示脊柱关节病患者的足跟骨黏液囊炎。

骨侵蚀

如前所述，IA 以关节滑膜慢性炎症为特征，随着疾病进展，可能影响关节软骨和关节边缘的骨组织，从而引起侵蚀性改变（图 10.11）。

超声上公认的骨侵蚀定义是："在相互垂直的两个平面上可见的关节内骨表面不连续。"[22]

骨侵蚀被认为是 IA 不良预后的特征，并暗示更严重的疾病[26]。上述治疗策略的目的是阻断软组织炎症，防止或抑制邻近骨侵蚀和关节损伤的发展，因此，对骨侵蚀的检测和监测非常重要。长久以来，X 线片一直被用来检测和监测侵蚀，但现在已经证明，超声可以在 X 线片可见之前就发现骨侵蚀[29]，这可能有助于早期诊断。然而，大多数关节的某些区域难以用传感器接触到，使侵蚀难以被排除；因此，X 线平片仍然广泛用于示踪骨科疾病的进展。

研究表明，多普勒检测侵蚀灶内的血流（图 10.12）可提示正在发生的活跃的骨破坏[30]，这在评估当前治疗的疗效时很重要，及时向转诊者报告这一点也很重要。

骨赘

骨赘是在关节线周围形成的骨突出物，

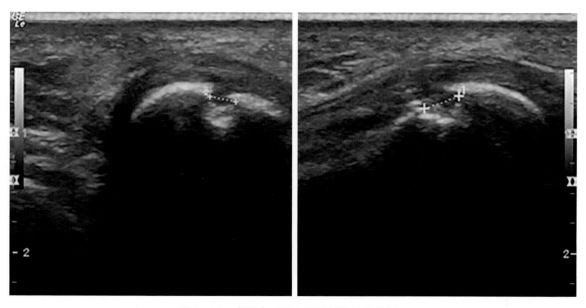

图 10.11　在两个平面上可见的掌骨头骨侵蚀

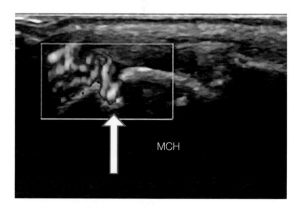

图 10.12　多普勒上可见的掌骨头（MCH）活跃骨侵蚀灶（白色箭头）

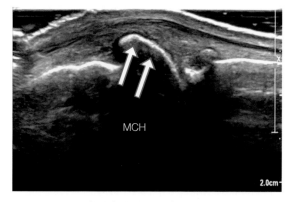

图 10.13　掌骨头（MCH）大骨赘（白色箭头）

通常与软骨损伤有关。

　　除了关节间隙狭窄和软骨下硬化外，骨赘也是骨关节炎的主要诊断标准之一。

　　尽管一直以来骨关节炎的诊断和监测主要依赖 X 线平片，但退行性骨改变在超声上通常可见（图 10.13），并可能成为鉴别诊断的一部分。因此，重要的是要识别骨表现，但也要同时鉴别可能发生在疾病的某些阶段的软组织变化。

　　现在已经了解的是，滑膜炎在 OA 某些阶段的细胞水平上发挥着重要作用 [31]，因为关节滑膜肥大，可能表现出与 IA 类似的多普勒信号增强和积液。这在特定关节如手腕、拇指 CMCj、跗骨关节背侧面和第一跖趾关节中最为明显，重要的是，在有症状的 OA 患者中，多普勒显示有活动性滑膜炎的退行性变不会被误认为是炎症性关节炎，如风湿性关节炎。

大关节疾病

作为一种一线工具，超声可被用于临床难以评估的大关节。然而，局限性也包括无法深入到骨头等结构中，这在寻找肩、肘、臀和膝关节的炎症表现时有特殊意义。

滑膜肥厚或积液的存在可能有助于关节炎的诊断，但它并不特定于炎症性疾病，如果没有也不能排除关节疾病。虽然黏液囊炎常见于 IA，但在肩峰下疼痛综合征患者的肩关节周围也常有报道（图 10.14），单凭超声很难鉴别这两种诊断。

因此，对于大关节，为了减少检查次数，或者当超声检查显示 IA 阴性或不能提供足够的信息时，在这方面通常需要谨慎考虑超声以外的成像方式。

图 10.15 显示了膝关节髌上黏液囊的积液和滑膜增生，但这些表现的鉴别诊断广泛，并且超声对关节组织的穿透有限，这意味着主要的替代成像措施，如 MRI 可能更加合适。

虽然彩色多普勒或能量多普勒已被证明可以可靠地检测小的、浅表关节的活动性滑膜炎，但在大的、较深的关节中使用多普勒则存在很多问题，并且多普勒的应用依赖于设备可检测到的多普勒信号深度以及机器操作者的有效控制。图 10.16 显示了活动性 RA 患者的盂肱关节中明显的滑膜肥大。

在能量多普勒中，尽管有大量的控制操作，如颜色频率、增益和脉冲重复频率（PRF），血流也可能不能被检测到。其中一个原因可能是浅层肌肉发生明显的脂肪萎缩而造成超声束衰减并减少了其穿透。

针对手足小关节的超声设备及系统设置

手足扫描的具体技术在第 5 章和第 9 章中有很好的介绍，但在对风湿科转诊患者进行扫描时，采用一些小的调整可能是有用的。

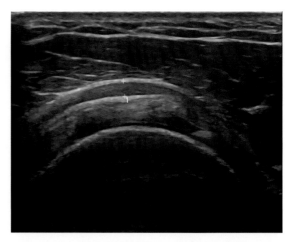

图 10.14　有症状的肩峰下 / 三角肌下黏液囊（黄色标尺），测量直径 2.5 mm，报告为"黏液囊炎"

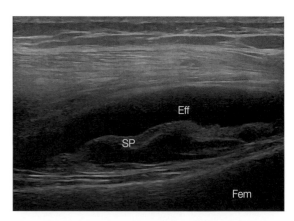

图 10.15　X 线平片上 OA 患者髌上黏液囊积液（Eff）与滑膜增生（synovial proliferation, SP）

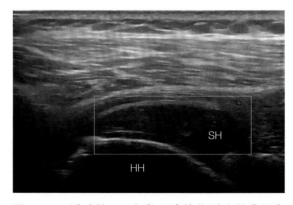

图 10.16　活动性 RA 患者盂肱关节严重滑膜肥大（synovial hypertrophy, SH），多普勒上无血管分布。HH，肱骨头

转诊者的期望主要在 IA 的诊断或排除上，虽然将造成该症状的其他原因可视化是有用的，但就扫描次数和操作者的专业知识而言，这可能是不切实际的。鉴于此，应制订具体的扫描和报告方案，与转诊者讨论，并将其作为这些患者的扫描标准。

患者体位

在任何超声检查中，患者的舒适度是至关重要的。扫描多个关节可能很耗时，而且为了帮助诊断可能涉及到身体的多个区域，需要调整扫描技术以适应患者的需要。一种简单的调整方法是将患者的体位从图 10.17A 中所示的位置改为图 10.17B 中显示的位置。

这确保了患者和超声医生都在一个更符合人体工程学的舒适位置上。

患者的手可以放松地放在膝关节上的枕头上，以免影响关节和软组织内的血液流动。通常，扫描足部时，保持膝关节屈曲，脚掌平放在沙发上以保持稳定。

> **◎ 提示**
>
> 确保你和你的患者都很舒适。扫描可能需要一些时间，特别是需要扫描多个关节时。让患者坐在沙发上，便于扫描多个关节，而不会使患者感到疲劳。

扫描技术

与所有的超声检查一样，应该采用系统的方法来评估每个结构，特别是在筛查早期疾病的迹象时，可能只有微小的变化。每个关节和肌腱应在纵向和横向平面上分别进行扫描（图 10.18），从一个平面到另一个平面。

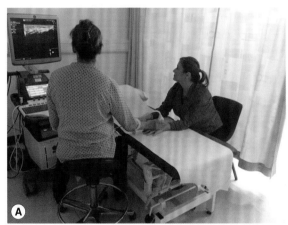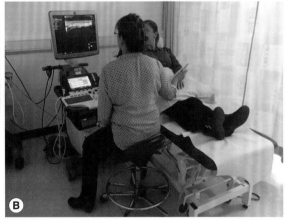

图 10.17　从体位（A）到体位（B）的改变可以帮助患者感到舒适

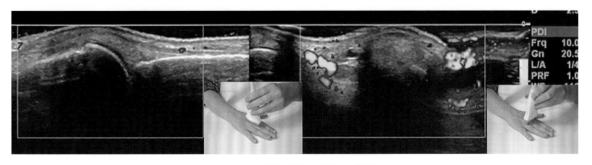

图 10.18　掌指关节纵向观及横向观

系统设置

超声系统的设置必须适当，并允许在密度相似的组织之间进行区分，以便产生高分辨率的图像。高分辨率成像需要高频（在10~18 MHz）线性探头，而像"曲棍球棒"这样的小型传感器可以用于评估手、足的小关节。

灰度控制如频率、动态范围和总体增益（见第1章）必须适当使用。

检查预设可能有助于确保患者之间设置的标准化，但如果需要，应该在设备公司应用专家的帮助下构建。其中一些设置可能需要修改，以适应特定的关节、患者的身体状态或者是超声特征的检测，因此操作人员必须具备做这件事的技能和知识。

分屏

分屏功能可用于比较同一关节或软组织结构的两个平面，以便确认该结构的内部活动（图10.19）或在结构变化微小时与对侧关节进行比较。

目前有两种多普勒超声模式用于检测活动性滑膜炎，即彩色和功率多普勒。二者都可以使用，并且在现代设备中，二者检测低流量的灵敏度通常没有明显的区别。

特殊多普勒功能

使用多普勒最重要的方面是在系统内设置正确的参数［即：低脉冲重复频率（pulsed repetition frequency, PRF）、适当的增益和壁滤波器］。如果没有超声方面的专业知识，这将是很困难的。适当的培训也是必不可少的。有几种多普勒功能可能会影响检测滑膜内血流的灵敏度。

一些功能在预设检查过程中被设置，然后很少更改，但在每次检查过程中都应不断使用其他功能，以确保准确检测血流情况。

多普勒取样框大小

一般的建议是，多普勒取样框应该从感兴趣的最深区域，一直延伸到皮肤表面，以显示所有可能在下层组织结构中引起伪彩色信号的浅表血管[32]。然而，如果这样做，大型、血流迅速的血管位于大型多普勒取样框内，系统将使用高度的处理能力，这在中低端系统中，可能会影响对小型、较深血管的检测。将取样框尺寸缩小到感兴趣的区域，可能会增加系统检测该区域内低血流信号的灵敏度。此外，虚拟的、大型、快速流动血管的可视化可能会分散操作人员的注意力，使他们的眼睛从感兴趣的区域转移，使那里的细微血流难以发现。

脉冲重复频率（PRF）/壁滤波器

这些控制元件通常是相互连接的，更改其中一个将自动改变另一个。它们通过过滤掉不必要的信号来影响彩色和能量多普勒的

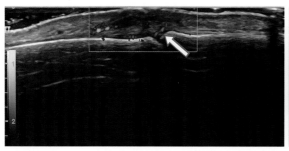
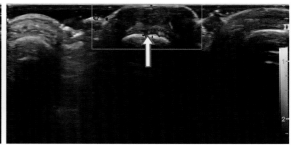

图10.19　近端指间关节的纵切面和横切面，显示在两个平面上的肌腱起止点（白色箭头）处存在多普勒信号

灵敏度。高 PRF 应被用于检测高速血流以便过滤伪信号，例如在心脏检查中。同样，低 PRF 将使用较少的过滤器，并检测低速血流，如滑膜炎、腱鞘炎或滑囊炎中的血管。机器制造商可能会对低流量预设不同的阈值，因此对系统有深入的了解是很重要的。

多普勒增益

与灰度增益类似，提高多普勒增益会放大屏幕上看到的信号，而减少多普勒增益可能会将信号降低到操作员看不到的水平。标准的做法是提高多普勒增益，达到使取样框充满颜色的程度，然后慢慢减少，直到看到真正的血流。这确保了低流速血流信号的检测，即便结构在皮肤表面的深度发生了变化（图 10.20）。

多普勒频率

在灰度成像中，光束的频率是最重要的因素之一，特别是在进行较深层结构成像时，为了穿透深层组织，频率必须降低。这与在深部关节中使用多普勒功能时类似，其中颜色频率应以类似的方式减少；然而，应该记住，降低频率以牺牲分辨率为代价实现了更多的穿透，虽然可以检测到血流，但血管的图像质量可能会降低。

> ◎ **提示**
>
> 扫描小关节时，定位探头为获得良好的关节图像，应选择具有适当多普勒取样框的能量 / 彩色多普勒功能。降低探头压力，然后增加彩色 / 能量多普勒增益，直到屏幕上出现伪影。然后慢慢减少增益，直到伪影消失。然后移动探头穿过整个关节覆盖所有区域。

不足

超声扫描 IA 的不足包括扫描技术差、使用不正确的设备设置，以及缺乏对当前治疗效果的评价。

技术与设备设置的不足

良好的超声检查对于准确评估关节滑膜炎至关重要。过大的压力会压迫关节滑膜炎或腱鞘炎的小血管，导致多普勒信号消失。牢固的探头夹持并使用厚耦合剂凝胶作为支座也有助于消除血管压迫。

由于多普勒经常被用于检测活动性炎症的存在，因此至关重要的是所使用的超声系统要足够敏感以便能够检测到低血流，并优化设置以避免漏诊（见前文）。

滑膜肥厚在灰度图像上与相邻关节组织相比，可能表现出相对低回声，因此操作探

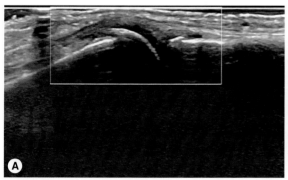
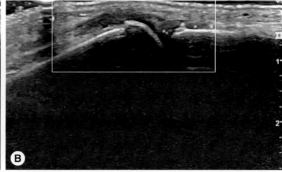

图 10.20 （A）显示掌指关节，在掌指关节上方有一个能量多普勒取样框。脉冲重复频率设置为检测低流量，多普勒取样框覆盖关节，多普勒增益设置为 22.5。图像上未见多普勒信号。（B）除了多普勒增益增加到 29.5 外，其余图像和参数均不变。在此图像中，可以看到关节内的血流

头以消除任何各向异性是很重要的（见第 1 章），因为这可能模拟关节内的病理变化。图 10.21 给出了相同关节的视图，显示了探头角度轻微改变对成像的影响。图 10.21A 显示探头与关节之间的角度适当。图 10.21B 显示了探头的角度引起相同关节的各向异性。

> ◎ 提示
>
> 　　确保超声系统的设置适合于被检测滑膜内的低血流。如果不确定，请向相关公司的应用程序专家寻求帮助。当进行系统设置时，需要一个活动性滑膜炎的患者进行辅助。

现有治疗措施解释上的不足

　　类固醇（口服、肌注或输液）无论是用于治疗炎症性疾病或并发问题，如哮喘、支气管扩张和慢性阻塞性肺疾病，都会暂时减轻滑膜炎症状[33]。风湿科临床医生可能在患者

接受检查时使用类固醇作为缓解症状的临时措施，但临床医生可能不清楚类固醇对影像学检查的影响。因此，在应用超声对活动性滑膜炎进行检测或分级时，考虑类固醇的使用是很重要的。图 10.22 显示了一例 RA 患者使用类固醇对多普勒血流的影响。

　　因此，建议在任何类固醇干预后至少 6 周再行安排超声检查。如果不能做到这一点，超声医生应该在报告中添加注释，以确保转诊者知道，例如，"患者报告他们正在服用口服类固醇 / 最近关节内或肌肉内曾使用类固醇。这可能会减少扫描所见的 IA 的超声特征。如果有持续的临床担忧，建议使用任何类固醇 6 周后重新扫描。"

　　一些研究表明，长期使用非甾体类抗炎药（NSAIDs）也会出现类似问题，这可能更难处理，因为它们被广泛使用，并且是缓解疼痛所必需的。限制非甾体抗炎药的使用可能是不现实的，因此在问诊时，应仔细询问患

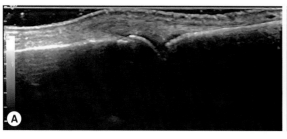
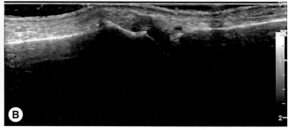

图 10.21 （A）正常掌指关节。（B）探头的角度会导致各向异性，从而出现低回声滑膜肥大

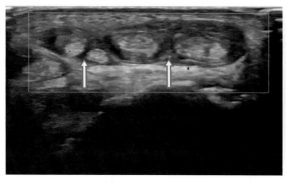
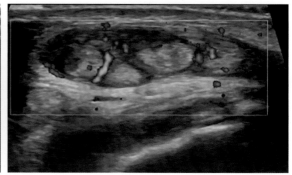

图 10.22 （A）前期接受过 5 天类固醇肌内注射患者的伸肌腱。显示肌腱周围存在滑膜肥大的证据（白色箭头），但多普勒信号不可见。（B）类固醇肌内注射 6 周后，可见同一肌腱鞘表现出多普勒信号恢复

者是否有长期使用非甾体抗炎药的情况。在这些情况下，报告时应考虑无多普勒信号且没有明显原因的滑膜增生区域，可能需要重新扫描[34]。

特殊的炎症性关节炎相关的超声表现

　　虽然很难将某些超声表现与特定的炎症性关节炎区分开来，但仍然有一些超声表现可能有助于确定诊断。

类风湿关节炎

　　众所周知，风湿性关节炎通常影响腕关节、掌指关节和手部的近端指间关节以及肌腱鞘，并且通常是对称分布的[4]。早期超声表现可能包括积液和滑膜增厚，但由于这些表现在年龄或相关的改变中很常见，因此多普勒超声可见的是显著活动性滑膜炎或腱滑膜

炎位点的特异性存在，或这些关节的侵蚀性骨改变。图 10.23 显示示指掌指关节活动性滑膜炎的能量多普勒表现。

疾病的分级与评分

　　为了帮助临床医生确定适当的治疗方案，并为研究提供数据，现在已有几种分级 / 评分系统来量化活动性关节滑膜炎。

　　这些分级系统在灰度或多普勒变化上附加一个数值（通常是 0 ~ 3 ），或者以类似的方式使用描述性术语，如"正常、轻度、中度、严重"。虽然数字化的分级系统对临床研究中的重复扫描很有用，但患者和报告人都必须理解其解释，而且大多数报告现在都是电子的，可以被多个医疗保健专业人员获取，因此，描述性更强的分级与评分体系可能更安全。

滑膜肥大的灰度分级

　　在某些情况下，将滑膜增厚单独分级作为对治疗的反应可能在临床上是更合适的，但由于滑膜增厚在健康受试者中普遍存在[35]，因此仅用灰度分级可能会导致解释困难，并且通常仅局限于研究。通常，无明显原因的高度滑膜肥厚可能提醒超声医生对特定的关节进行彩色多普勒检查。灰度滑膜增厚的例子见图 10.24A ~ D。

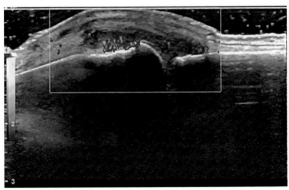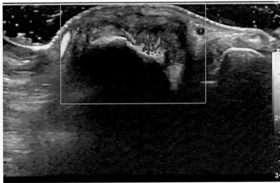

图 10.23　能量多普勒下示指掌指关节的活动性滑膜炎

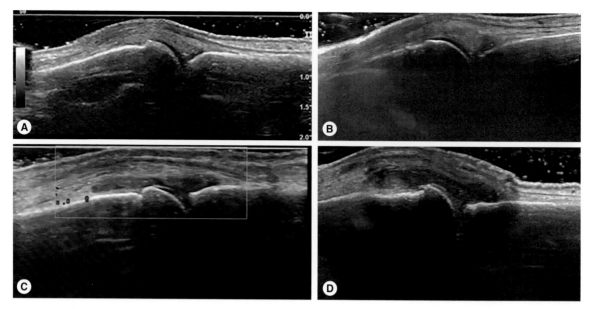

图 10.24 （A）滑膜无增厚：分级 0。（B）轻微滑膜增厚：分级 1。（C）中度滑膜增厚：分级 2。（D）严重滑膜增厚：分级 3

活动性滑膜炎的彩色 / 能量多普勒分级

已有大量研究使用多普勒超声对活动性滑膜炎定量和半定量评分系统进行分级，以便减少操作者的依赖性[36,37]，并辅助连续扫描来监测治疗反应。有关这方面有很多好的文本，但由于本章针对的是提供临床风湿病服务的从业者，而不是研究人员，因此本章基于 Szkudlarek 及其同事的工作[36] 采用在本领域被广泛使用的实用方法。

图 10.25 使用关节的纵向和横向图像示例了一个半定量评分体系，分值介于 0（正常）到 3（严重）之间。理论，关节内的任何多普勒信号都是通过扫描关节全宽度的纵向平面来检测的，在关节横切面上进行确认，然后进行分级 / 评分。这为转诊者提供了活动严重程度的提示，有助于诊断或跟踪治疗反应。

脊柱关节病

最常见的脊椎关节病之一是 PsA，由于症状相对随机，以及对银屑病和 PsA 之间的联系缺乏了解，在初级保健中可能很难发现

PsA。除了关节滑膜炎，像 PsA 这样的脊椎关节病通常会影响关节周围的肌腱和肌腱起止点。超声的常见表现包括无明显生物力学原因的跟腱病 / 肌腱病（特别是糜烂性）、足底筋膜炎和指炎[38]。图 10.26 显示 21 岁患者跟腱止点处活动性糜烂性炎。

由于这些病理并非特定于 PsA，超声表现与银屑病病史（或家族史）之间的联系可能在扫描过程中得出，并在报告中体现。

更具体的超声表现包括肌腱旁炎 / 腱旁炎，在跟腱浅表周围或伸肌腱在手的掌指关节上延伸的地方（图 10.27）。表现包括肌腱周围软组织的低回声增宽和弥漫性充血。如果多普勒超声取像框没有延伸到掌指关节的近端，那么在扫描手部时很容易错过这一点。

有症状的骨关节炎患者的近端指间关节活动性滑膜炎很常见，但如果没有骨赘，并且在指端可见多普勒血流，则可能是血清阴性炎症性关节炎，如 PsA[39]。图 10.28 显示了 PsA 患者的近端指间关节伸肌腱炎。

PsA 附着点炎的一个典型部位是手指的远端指间关节，但由于该区域相对较小，且 OA

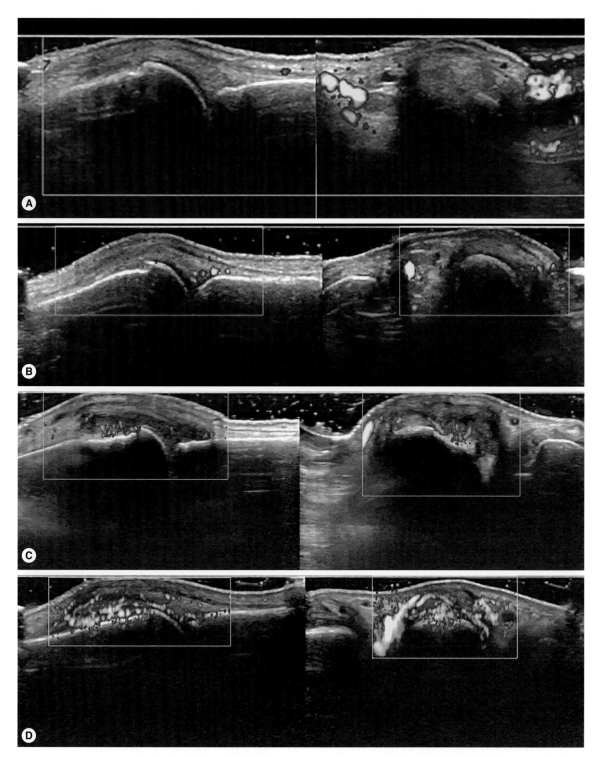

图 10.25 （A）正常 / 分级 0：滑膜中无血流信号。（B）轻度 / 分级 1：滑膜中存在单个血管或一个交汇型血管。
（C）中度 / 分级 2：滑膜中少于 50% 的区域存在血管。（D）重度 / 分级 3：超过 50% 以上的滑膜区域存在血管

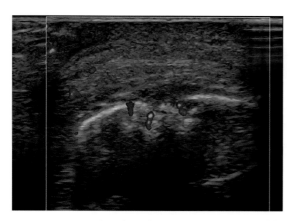

图 10.26　21 岁患者跟腱活跃的侵蚀性起止点炎

常见骨赘，用超声很难扫描。此外，一些银屑病甲癣（指甲受累）患者的甲床血管非常丰富，这可能会使活动性附着点炎的检测复杂化[38]。由于这些困难，通常将远端指间关节

排除在扫描方案之外，以免增加假阳性结果。

　　在足部，SpA 的常见部位是第五跖趾关节，此处可能显示滑膜炎和骨侵蚀的证据（图 10.29）。在有症状的 OA 中第一跖趾关节出现活跃性滑膜炎相对常见，但在第五跖趾关节出现退行性改变则不常见，因而此处的滑膜炎可能是 SpA 的结果。

> ◎ 提示
>
> 　　如果超声检查显示有活动性附着点炎，但无明显生物力学病因，且检查结果提示类风湿因子阴性，询问患者银屑病史或家族史可能有助于诊断。以 PsA 诊断作为报告的结论可能并不合适，但添加诸如"患者报告有银屑病病史，超声表现支持血清阴性 IA 的诊断"这样的短语可能会有所帮助。

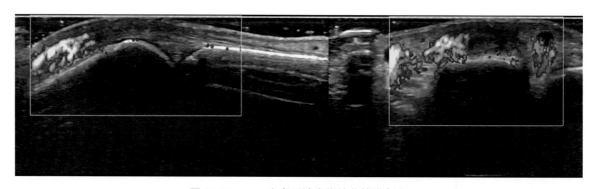

图 10.27　PsA 患者近端掌指关节筋膜旁炎

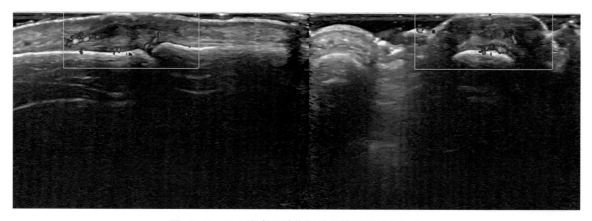

图 10.28　PsA 患者近端指间关节伸肌腱起止点炎

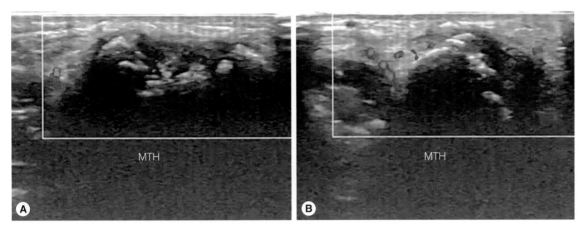

图 10.29　PsA 患者第五跖趾关节活动性侵蚀性改变的纵向观（A）以及横切面（B）图像。MTH，跖骨头

痛风

痛风的常见超声表现是"双轮廓"征象。这种表现是由于在关节低回声的软骨表面沉积了一层高回声的 MSU 晶体，最常见于第一跖骨头和膝关节股骨髁[40]（图 10.30）。

必须注意不要混淆真正的双轮廓征和软骨表面伪影，其只有在光束垂直于软骨表面时才能看到，如图 10.31 所示。这种征象在有关节积液时更为明显。

MSU 晶体也可能在软组织内聚集形成痛风结节，在控制不良的疾病中，痛风结节可在关节囊和肌腱内形成，如图 10.32。

痛风结节可无症状，但可在软组织内可引发炎症反应，引起急性疼痛，如腱鞘炎（图10.33）。

焦磷酸钙关节炎——假性痛风

假性痛风通常出现特定晶体关节病的症状，部位与痛风一样，常见的表现是手腕三角纤维软骨（图 10.34）和半月板内的 CPPD，通常在 X 线片上可见。这些沉积物在超声上可能比痛风结节更密集，但同样可能引发邻近滑膜炎，因为它们刺激了周围组织结构。

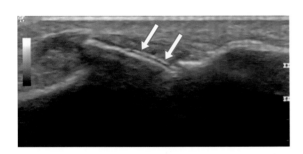

图 10.30　痛风患者第一跖骨头的"双轮廓"征（白色箭头）

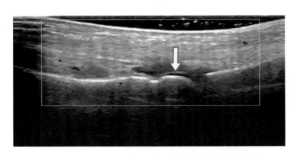

图 10.31　跖骨头软骨表面伪影（白色箭头）

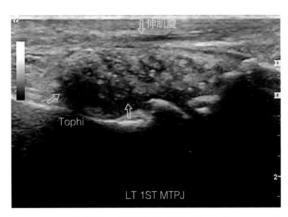

图 10.32　左侧第一跖趾关节囊的痛风结节（Tophi）

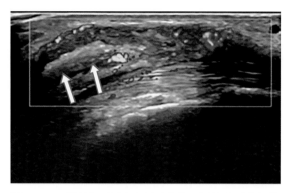

图 10.33   腓骨肌腱（白色箭头）内痛风结节引发长期腱鞘炎——肌腱及肌腱鞘充血

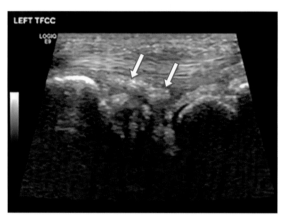

图 10.34   假性痛风。手腕的三角纤维软骨复合体中 CPPD 沉积

由于两种关节病都可能出现双轮廓征，晶体的实际位置仅有细微差异，因此很难区分两者，特别是在手的小关节周围采用中低端超声系统时，如图 10.35 所示。

双轮廓征缺乏特异性可能是由于操作者、患者或设备的问题，如果有疑问，建议报告中使用更常规的"晶体关节病"更为合适，以便让转诊者结合临床结果和血液结果给出更明确的诊断。

> ◎ 提示
>
> 痛风和 CPPD 的超声表现可能相似——病理部位可能有助于诊断——因此在报告中使用一般术语"晶体关节病"可能更安全，以便转诊者结合临床。

操作流程

哪些患者？

国家健康和临床优化研究所（National Institute for Health and Clinical Excellence, NICE）公布了具体标准，以协助怀疑患有炎症性疾病的初级诊疗患者早期转诊进行风湿病专科检查[10]。全科医生（general practitioner, GP）要求的任何诊断测试，如超声或 MRI，以寻找 IA 的征象，都不应延误有症状的患者转诊给风湿病专家。

鉴于此，放射科不鼓励全科医生和其他非专业服务机构在没有事先进行风湿病评估的情况下将有症状的患者转到超声扫描。但重要的是，接受全科医生推荐的 MSK 扫描的从业者要了解炎症性疾病的常见超声表现，以

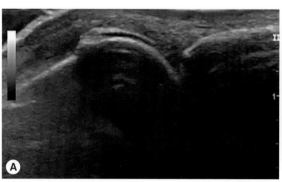

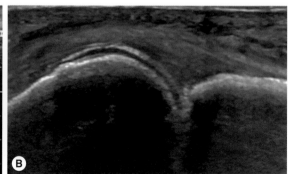

图 10.35   （A）显示距骨头确诊的 CPPD。（B）显示距骨头确诊的 MSU

便他们能够提醒转诊者：意料之外的潜在 IA 可能是引发症状的原因。

为了对患者进行适当的管理，风湿病专家可在特定情况下需要参考任何影像学检查。一般来说，临床上模棱两可的病例需要 MSUS，因为那些表现出明显阳性或阴性征象的病例相对容易处理。

哪些关节？

鉴于诊断扫描的时间往往有限，对成像科室的要求也不断增加，因此，要平衡检测图像上微小、细微变化的需求与扫描每位患者适当关节所需的时间。

有人试图确定最可能反映炎症活动阶段 / 程度的关节，并将扫描的关节限制在症状最严重的关节，从而缩短检查时间并使扫描更集中 [41]。然而，到目前为止仍旧没有达成一致。扫描方案也是根据各自实际情况制订，不同的医院间可能会有所不同。因此，超声操作人员和风湿科医生要保持密切的联系和沟通，以便达成一致的期望，这一点是至关重要的。

关节扫描的数量可以根据患者的临床病史和疾病状况来确定。如果超声被用来帮助诊断临床症状不明确的内源性 IA，为了寻找细微变化可能需要更多的时间。然而，如果患者知道自己患有的疾病，而扫描被用于评估当前的疾病活动度和治疗效果，则检查可能仅限于少数关节，特别是最初的几个关节有明显症状时。

研究表明，超声可以比临床检查发现更多的单关节滑膜炎，并经常将诊断从少关节关节炎改变为多关节关节炎，这可能对疾病管理有重要的意义 [42]。根据这项研究，对单纯有症状的关节进行扫描似乎很可能经常遗漏 IA 病例。除了小关节外，研究已经证明了伸肌 [特别是尺腕伸肌（ECU）] 和屈肌腱滑膜炎作为早期 RA 进展的预测因子的重要性 [43]；因此，在常规扫描中包括肌腱似乎是合乎逻辑的。

人们对关节扫描的方面也进行了讨论，大多数研究表明，当从手部小关节的背侧成像时，多普勒信号更容易被检测到 [44]。大多数中心均应用背侧成像，因为扫描屈肌腱时可以看到手掌的侧面。

IA 累及足部非常常见，但症状可能会因病理而混淆，这些病理不一定是炎症性 Morton 神经瘤，足底筋膜病和 Haglund 综合征相对常见。如果这些病理可能是当前症状的原因，那么识别它们通常是有帮助的，但这将取决于操作员的培训、经验以及扫描允许的时间。一种实用和标准化的操作方法见下述。

风湿病患者扫描流程举例

手 / 腕：
- 腕关节背侧，包括桡尺关节、桡腕关节、尺腕关节和腕关节。
- 伸肌腱——特别是 ECU。
- MCP 和 PIPjs 的背侧面。
- 手腕 / 腕管。
- 屈肌腱。

足 / 踝：
- 背侧胫距关节。
- 踝内侧和外侧肌腱。
- 若怀疑血清阴性疾病，跟腱和足底筋膜嵌入点。
- MTPjs——背侧为滑膜炎，跖面为侵蚀灶。

纵向从内侧到外侧边缘扫描关节，横向扫描关节，覆盖关节宽度。

寻找：
- 滑膜肥厚
- 积液
- 骨侵蚀
- 退行性改变

使用彩色 / 能量多普勒重复扫描。

寻找：
- 活动性滑膜炎——如果存在，根据指南进行分级。

图像储存

与所有超声检查一样，强烈建议进行图像储存，其他安排应当遵循国家指南[45]。

作为常规的风湿病学超声扫描，标准的手和腕扫描应当至少包括以下图像：

- 彩色取样框下纵向观腕背和腕关节。
- 彩色取样框下 ECU 肌腱。
- 彩色取样框下纵向观所有 MCPjs。
- 彩色取样框下纵向观所有 PIPjs。

- 彩色取样框下的屈肌腱。

与所有诊断性超声扫描一样，在标准方案的基础上，如有可能，应在两个平面上显示所有病变。所有图片都应该正确标注。

（Alison Hall, Samantha Hider 著   张雁磊 译）

参考文献

扫描书末二维码获取

软组织肿块超声

学习目标

通过对本章的学习，读者应掌握：
• 采用规范流程对软组织肿块进行超声检查。
• 阐述常见的软组织肿块的超声特征。
• 根据特定的超声特征，采用适宜的诊疗指南管理患者。

引言

对新发或变化的软组织肿块（soft tissue mass，STM）患者使用超声进行初步分诊越来越普遍，在肌肉骨骼（musculoskeletal，MSK）超声诊断中占很大比例。

由于源于不同部位的肿物在数量及超声特征等方面存在较大差异，导致软组织病变超声评估比较复杂[1]。检查人员应尽可能多地了解该部位软组织肿块的研究进展和管理指南。

各国的软组织肉瘤管理指南可以为各科室提供信息，使其能够制订适用的软组织肿块临床和成像评估方案，实现合理诊疗[2]。虽然大多数软组织肿块是良性的；但对于少部分的恶性肿瘤来说，快速识别和诊断极其重要，而超声影像正是病变分类的常用手段之一。

建议具有以下临床特征的软组织肿块患者直接转诊至软组织肉瘤（soft tissue sarcoma，STS）多学科团队（multidisciplinary team，MDT）进行进一步诊疗：
• 肿物生长迅速
• 肿物定位较深
• 伴疼痛
• 肿物尺寸大于 5~7 cm
• 既往肿物切除后复发

然而，实际的临床评估是很有挑战性的，良性和恶性肿块在表现上有相当大的重叠。

在临床上，建议将软组织肿块的影像检查由特定的具有相应专业知识的人员去做。在许多情况下，软组织肿块一般见于以下诊断，例如，肌疝、副腱或创伤后肌肉/肌腱复合体形成的可触及肿块。因此，擅长进行 MSK 超声检查的人员更适合进行软组织肿块检查。

软组织肿块的超声分型

超声检查非常适合软组织肿块的诊断，有助于确认是否是良性的，以及非特异性肿块患者的临床管理，并可进一步确保患者的精确诊疗方案[3]。对通过快速通道、2周等待服务通道（2-week wait service，2ww）的存在可疑症状的患者，严格且准确的转诊分流至关重要[4]。对于恶性肿瘤可疑度低的患者，可以采用非急诊方式进行常规超声评估。

对于新发的或有病情变化的软组织肿块患者，超声和磁共振成像（MRI）是用于诊断和管理的主要影像检查手段。检查人员必须充分了解每种方式的优点和局限性[5]。

超声能有效区分实性和囊性病变，并且能快速识别各种不需要进一步处理的良性软组织肿块。总体来说，对于大多数外围和浅表肿块，超声检查可提供必要的信息。

部分软组织肿块的表现缺乏特异性，其中位置深、体积大者，需要通过 MRI 进行进一步评估。在小于 2 cm 的小病变中，通常 MRI 可提供的额外信息很少，此时应考虑由受过适当培训的医生进行广泛切除活检[5]。

其他影像学特征一样值得关注，如 X 线片和 CT 检查结果。这些检查提供了关于软组织肿块内骨化和钙化情况，以及其与底层骨的关系及对底层骨的影响。

超声检查

以下介绍了如何进行软组织肿块超声检查以及如何进行肿块性质的描述。

设备

浅表肿块应使用 6 ~ 15 MHz 的高频线性探头进行检查。操作中应使用尽可能高的频率。但对于更深、更大的病变，检查人员可能需要使用较低频率的探头（9 MHz）以便于深度穿透。对于较小的浅表病变或难以触及的病变，应考虑使用曲棍球棒式探头。所有检查中均应使用彩色或能量多普勒来评估肿块内的血管形成情况。在检查浅表肿块期间，检查人员应保持最小的探头压力，以确保可以检测到小病变中的血管分布。在超声检查过程中，通过增加耦合剂使用量可以提高检测精准度。在一些较深的病变中，可小心按压，这样可以减少病变位置和探针之间的组织厚度，提高可视化水平。在正交平面中应获得至少 2 张灰度图像，以确保能在 3 个平面中测量病变。应妥善保存这些图像以及相应的多普勒图像，以备必要时查验。

临床病史

如前所述，单纯通过临床表现或成像结果判断软组织肿块中的恶性肿瘤可能会很困难，而误诊的后果无论对患者还是医务人员来说都是非常严重的。从患者的临床病史中可以寻找一些线索，这可能有助于超声医生解释超声检查结果。可向患者提出的问题如：

- 病变出现多久了？
- 它的大小变化快吗？
- 触摸会痛吗？
- 它是移动的吗？
- 有受伤史吗？
- 该部位有分泌物吗？
- 有切除史吗？是复发吗？

长期存在且无变化的病变通常是良性的；但一个慢性病变突然体积变化或出现疼痛，应该引起怀疑。新发、复发或快速生长的病变应注意恶性肿瘤可能[4]。不过，良性病变伴有出血、炎症或感染时，也可能出现增大。未经治疗的恶性病变不会缩小，除非伴有相应的出血。对于常见的，有创伤史并继发软组织肿胀的患者，对其损伤后良性血肿的诊断应谨慎。先前存在的恶性病变，内部血管系统紊乱，因创伤而加重可能会出血。而良性血肿将在之后的随访检查中逐渐缩小，但这可能需要几个月的时间，具体取决于血肿的大小[6]。

对于常见的大小不一的腱鞘囊肿，结合在手、腕和足周的多发部位，往往在检查之前检查人员就可以做出一定诊断。

一般来说，可活动的病变通常是良性的，大多恶性病变由于其浸润性，往往固定在周围组织上。神经鞘瘤倾向于在垂直于神经的轴上移动，但在长轴上固定。

定位

超声具有良好的空间分辨率，可以识别许多病变的起源，尤其是当病变区较为浅表时。扫描前对病变进行触诊是有帮助的，因为它可以引导检查人员确定病变的位置和深度，还可以允许对皮肤潜在或点状的病变进行检查。检查时应注意以下几点：

- 病变是否位于皮下软组织内？
- 是否位于肌层？
- 是否与血管或神经有关？
- 病变源于关节还是腱鞘？
- 病变源于筋膜还是与筋膜结构相关？

多数良性病变位于皮下软组织内，但需要谨慎评估。任何在检查中具有不确定或相关特征的皮下病变仍需进一步检查，检查人员应了解相应的诊疗和管理方法。筋膜深处的所有病变都需要进一步检查及适当的后续转诊[6]。

某些病变可以通过其所在位置进行诊断，这部分将在下一节中进行讨论。

在任何情况下，通过软组织病变与其周围血管和神经血管束的接近程度来描述软组织病变的位置都是很好的做法，以便在需要手术时进行规划[6]。

灰度表现

检查人员应考虑以下事项：

- 软组织肿块完全是囊性的吗？
- 病变是同质的还是异质的？
- 是否具有特征性的外观？
- 是否存在混淆诊断的伪影（囊肿中的近场伪影）或有用的伪影，如脏声影（提示存在气体）？

如果单独看，一些软组织病变的灰度可能会导致诊断的不确定性。一些混合回声的良性病变可能表现出与恶性病变相同的特征。在这些情况下，检查人员在检查过程中考虑病变的其他表现特征是很重要的。如果病变表现出其他不确定的特征，则检查人员应考虑建议患者行进一步影像检查或转诊，以及专科

活检。对可疑的实性病变应谨慎治疗，并需要进一步的影像或专家评估及组织活检。并非所有的恶性软组织肿块都是肉瘤，例如，淋巴结肿块的诊疗就有不同的临床方法。

关节或腱鞘中的单纯囊性病变，且无其他不确定的特征，这种情况下病变很少是恶性的。在这些情况下，检查人员不需要进一步成像就可以做出较乐观的诊断。但应该考虑到一些小的恶性囊性肉瘤可能也具有良性特征[6]。

病变边界

检查人员应考虑以下事项：

- 病变是否有明确的平滑边界？
- 病变是否不规则且不明确？
- 病变是否与组织平面交叉？

大多数良性软组织病变具有清晰、明确的边界；然而，许多肉瘤被筋膜局限时也可以表现出明确的界限，所以这不应该单独用作判别标准。同样，一些良性疾病，如纤维瘤病、子宫内膜异位症、脂肪坏死和某些炎症性肿块，边界不明确，可能存在诊断不确定性。应结合患者详尽的临床病史谨慎检查。

任何穿过组织平面的病变都应考虑恶性肿瘤，并需要进一步评估[5]。

钙化和骨化

检查人员应考虑以下内容：

- 既往该部位是否有创伤？
- 患者是否在该部位有定期注射史？
- 钙化位置在哪里[7]？

软组织内钙化的发生可能有多种原因，包括先前的损伤、注射、特发性原因或该部位既往侵入性操作[8]。检查人员在进行超声检查时应考虑到这一点。一些良性软组织病变，如毛母细胞瘤，通常表现为特征性的内部钙化。

与羟基磷灰石沉积病（如钙化性肌腱病）相关的肌腱或囊内可见与肿块或肿胀相关的钙化。一些胶原蛋白疾病会导致手指软组织

钙化。组织损伤之后可能发生营养不良钙化，例如良性血管畸形内血栓中的静脉石。

骨化表现为组织骨皮质化，可发生于外伤后或结缔组织疾病。恶性骨肉瘤也会导致软组织骨化。这些特征只能通过射线照片发现，当超声检查怀疑骨化或钙化时，这些检查是必须的（图 11.1）。

偶尔会有明显的软组织肿块与下方的骨骼相关（如骨软骨瘤）。虽然超声可以识别并诊断软骨帽，但仍需要 X 线片来观察整个病变情况。

血管化

检查人员应考虑以下事项：

- 病变内是否有血管分布？
- 血管分布是花状的、分支的还是无序的？
- 病变是否紧靠血管？
- 病变是否已经充分评估了低流量血管？（其易被忽视）

使用具有适当流量设置的彩色和能量多普勒可以检测内部血管，这对于所有软组织肿块的评估都很重要。但确诊仍需进一步检查，单纯的血管化并不是恶性肿瘤的预测因素。某些病变中血管的存在有助于鉴别诊断（如血管瘤、血管畸形、动脉瘤）。在检查过程中，检查人员应尽量减少压迫，以避免闭塞血流；

加大凝胶使用量有助于精确观察。

恶性病变可表现为内部血管组织紊乱。但病变内的血管也可能会导致误诊，一些软组织肉瘤可能几乎没有明显的血流信号，或者可能在中央坏死。相反，一些良性病变如血管瘤和神经鞘瘤，可能高度血管化[7]。

病变和血管的毗邻程度应详细描述，以便之后的外科治疗中注意出血风险。

动态评估

检查人员应考虑病变相对于周围结构的位置变化。例如，当关节屈曲或伸展时，与肌腱相关的肿块会发生移动。

压迫关节附近囊性肿块可以区分腱鞘囊肿和单纯的关节积液，腱鞘囊肿受压时变化不大，而单纯的关节积液在施加压力或移动关节时会分散。

如前所述，检查时小心加压可以通过改变最小化病变和探头之间的组织厚度来改善一些较深病变的可视化，但在使用多普勒评估血管情况时，则不要进行压迫。

疝是导致腹壁或腹股沟肿块的常见原因（见第 6 章），这些肿块是由肌肉筋膜缺陷引起的。应使用压迫/松解技术来促进疝内容物从筋膜范围内排出，轻柔的压迫可评估疝的复位情况。

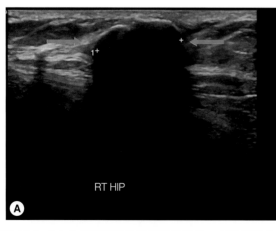
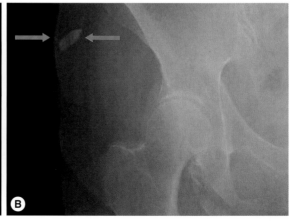

图 11.1 （A）超声显示的营养不良钙化：皮下组织内的钙化病变（箭头）显示强烈的后方声学阴影。（B）营养不良钙化 X 线表现：同一患者的 X 线图像证实了软组织内良性的营养不良性钙化（箭头）

检查后事项

一旦进行了超声检查，检查人员就必须很好地了解对患者最合适的后续管理。检查后，软组织肿块的超声特征通常分为三类：

A.完全良性

这类不需要进一步的措施。

示例包括：（其中一些将在稍后讨论）

- 单纯囊肿、滑膜囊 / 腱鞘囊肿
- 浅表脂肪瘤
- 血管畸形
- 异物
- 浅表纤维瘤，如足底和手掌纤维瘤（在相关章节中讨论）
- 莫顿神经瘤（在第 9 章中讨论）
- 正常淋巴结[1]

在一些情况下，可以间断进行超声复查。许多医疗机构都会进行 8 ~ 10 周的超声随访，以检查创伤后血肿是否已经消退[6]。检查人员应了解当地针对这类患者的治疗指南。血肿和扫描血肿的潜在风险将在本章后面详细讨论。

B.暂未确定良 / 恶性

这些软组织肿块的特征需要通过 MRI 或组织活检进行进一步评估。不确定的特征包括：

- 相关组织钙化
- 尺寸大于 5 ~ 7 cm
- 深至浅肌筋膜
- 交叉组织平面
- 内部不均匀或内部血肿，但无外伤史
- 内部血管化[1]

C.恶性的

这些软组织肿块具有恶性肿瘤的阳性特征，需要进一步成像以进行分期[1, 6]。这些特征将在本章稍后描述。

皮下组织的正常解剖和超声特征

与超声扫描的所有区域一样，了解被检查组织的解剖结构和正常超声特征非常重要。皮肤层包括表皮——较薄的皮肤外层以及真皮——包括结缔组织层的更深的组织结构。这两层在超声上无法区分，显示为一层薄的高回声层。

深层是皮下组织，由低回声脂肪组织组成，中间夹有明亮的结缔组织的线性条纹，与皮肤平行。通常可以在其中看到静脉和神经。

肌肉筋膜可以深入到围绕下层肌肉的皮下组织，在超声波上可以看到一层薄而不间断的高回声覆盖物（图 11.2）。

脂肪瘤

脂肪瘤是超声检查中最常见的软组织病变。它们可以在身体的任何部位发现，多发于腹部、背部和肩部的皮下软组织内。大多数皮下脂肪瘤是良性的，恶性皮下脂肪瘤很少见，但这种情况一旦发生应予以足够重视[9]。

临床上，大多数良性脂肪瘤表现为无绒毛、生长缓慢、可移动的肿块，触诊时柔软。在许多情况下，患者可能有不止一个脂肪瘤。相比之下，恶性脂肪瘤（脂肪肉瘤）更多是位置较深且固定的。

良性脂肪瘤的超声特征各不相同。在灰度上，脂肪瘤对周围软组织可能表现为高回声、低回声或等回声（图 11.3）。在大多数情况下，

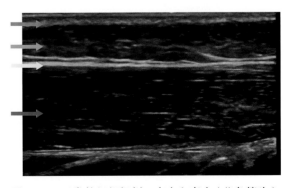

图 11.2　正常软组织解剖。表皮和真皮（蓝色箭头）、皮下软组织（绿色箭头）、肌肉筋膜（黄色箭头）和肌腹（红色箭头）

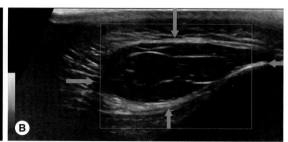

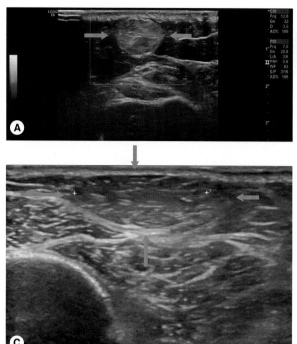

图 11.3　单纯性皮下脂肪瘤（蓝色箭头）。（A）高回声；（B）低回声；（C）等回声

脂肪瘤是位于皮下组织或筋膜间平面内的明确的椭圆形病变（图 11.3B），包含薄间隔（小于 2 mm），在彩色或能量多普勒上显示没有或只有极小的内部间隔血管。此类可以报告为良性病变。较大的多叶脂肪瘤可能无法确定，并且随着恶性潜能的增加，具有良性特征但大于 5 ~ 7 cm 的浅表性脂肪瘤应转诊至肿瘤科进行复查（通常不通过 2 周的常规转诊途径）。这部分患者应该在当地诊室进行后续的长期超声随访，确保及时发现变化。

值得关注的超声特征包括大于 2 mm 的厚间隔或结节、内部血管和外周血管数量增加、新生血管组织紊乱以及外周水肿。这些病变的确诊需要进一步的 MRI 成像或肉瘤 MDT[2]。在初级诊所或分级就诊过程中，即使是浅表病变，也需要根据专家建议进行诊疗[5]。必须将超声特征与当地诊疗指南相结合，遵循正确的临床路径来管理脂肪瘤。

脂肪瘤在筋膜层深处较少见，可以表现为肌间或肌内脂肪瘤或非典型脂肪瘤，多呈现浸润肌肉的形状和超声特征，很难与肌肉本身区分开来。当肌肉很大时，与无症状侧进行比较可能有助于定位。由于有时只能检查到最浅的小叶，所有的肌内脂肪瘤不论大小都应转诊至肉瘤专科进一步诊疗，并结合 MRI 评估实际的病变范围[9]（图 11.4）。

软组织肉瘤（STS）是一种罕见的癌症，起源于连接、支持和包围其他身体结构的组织。可能受到软组织肉瘤影响的组织包括脂肪、肌肉、血管、深层皮肤组织、肌腱、韧带和关节内膜，它们可以发生在身体的任何地方，并且存在 50 多种软组织肉瘤亚型。超声在这些肿瘤的诊断和治疗中所起的作用在本章前面已经有所论述，尽管超声不能通过病变的位置来确定肿瘤的亚型，但某些情况下可以发现原发部位。脂肪肉瘤是最常见的类型之一。

脂肪肉瘤的相关特征包括：

- 脂肪团内紊乱的多普勒信号
- 深层脂肪瘤内的非脂肪组织结节区
- 边缘呈侵袭性
- 不均匀深层物质[4]（图 11.5）

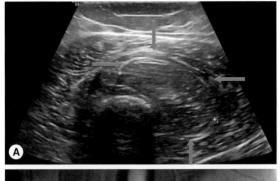

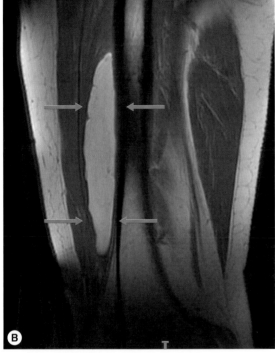

图 11.4 （A）桡股间深层肌内脂肪瘤（蓝色箭头）；（B）同一肌内脂肪瘤的 MRI 扫描（箭头）

滑膜肉瘤

滑膜肉瘤也是软组织肉瘤最常见的亚型之一，超声检查具有一定的挑战性。

滑膜肉瘤多见于四肢，尤其是年轻人的腘窝，是一种中高级别的恶性肿瘤，也是第四常见的软组织肉瘤。它们占全世界所有原发性软组织恶性肿瘤的 2.5% ~ 10.5%。病变通常不在关节腔内，多位于关节附近。与其他肿块相比，手术切除后复发率较高。尽管许多肿块可以早期发现，但由于绝大多数关节周围病变是良性的，有时无法第一时间准确诊断。

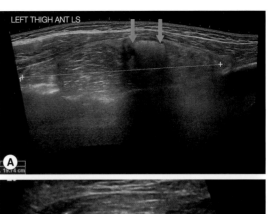

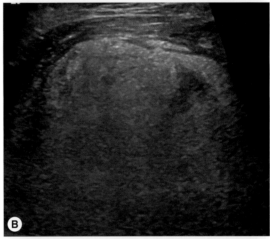

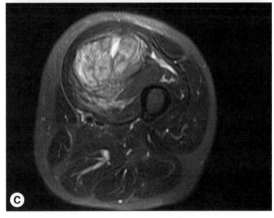

图 11.5 （A ~ C）脂肪肉瘤。蓝色箭头显示非脂肪组织的结节区域，MRI 可以显示病变的全部范围

滑膜肉瘤在许多情况下类似贝克囊肿（Baker's cyst）或半月板周缘囊肿（parameniscal cysts）。因此，如果没有明显与关节相通，则应高度怀疑之[10]。

超声特征包括囊性或实性、囊性混合外观，可能存在小叶轮廓、隔膜和出血（图 11.6）。滑膜肉瘤是每个超声医生诊断的难点，

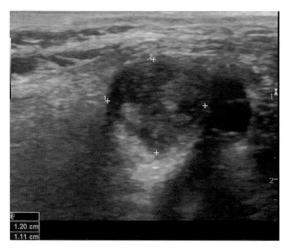

图 11.6   滑膜肉瘤

其很容易被误认为腱鞘囊肿或充满液体的囊腔，尤其是在早期体积很小的时候。前述的复杂特征和病变内新生血管的存在提示高度可疑恶性。尽管 MRI 判断也可能有误，但进一步的 MRI 成像仍有必要[10]。因此，在对关节附近的病变进行成像和报告时，应慎之又慎。

骨肉瘤（与良性骨软骨瘤的比较）

在恶性骨肉瘤的情况下，一些软组织肿块来自骨骼（图 11.7）；骨肉瘤是仅次于软组织肉瘤的第二种常见类型。病变会破坏正常组织光滑的骨 / 骨膜轮廓，并常同时存在可触及的软组织成分。与通常用于描述相关骨膜新骨形成及骨生长的超声特征略有不同的两个术语是"日光现象"，即辐射状骨突来自骨破坏的狭窄表面；或"毛发征"，描述广泛病变的骨突。多普勒超声显示病变内血管增加。骨恶性肿瘤患者应被转诊至专门的骨科中心进行治疗[11]。

骨肉瘤不应与良性骨软骨瘤混淆，良性的骨软骨瘤是一种由骨骺生长板软骨分离引起的发育性病变，而该软骨通过围绕生长板的骨膜突出。软骨骨化的最终结果是外生骨疣和软骨帽覆盖物（图 11.8）。这些病变通常在患者年轻时发现，多由于该区域的创伤或炎症而导致骨突起骨折或相邻组织的滑囊炎而就诊（图 11.9）。成人骨软骨瘤的软骨帽增厚（直径大于 1.5 ~ 2 cm）需要更加注意，可能反映其恶性病变，需要进一步的影像检查。骨软骨瘤患者可能为孤立性或多发性，其外观可能表现为宽基底或带蒂[12, 13]。

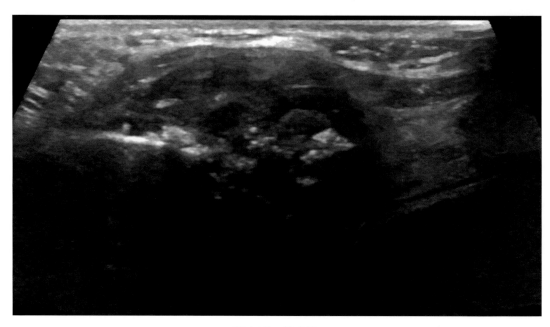

图 11.7   骨肉瘤

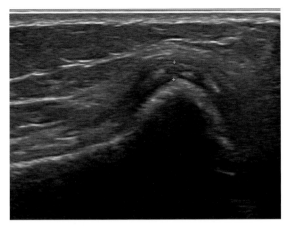

图 11.8 骨软骨瘤，注意软骨帽

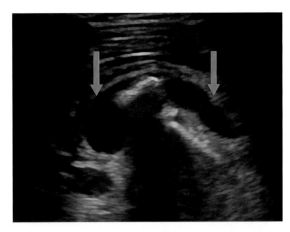

图 11.9 伴有滑囊炎的骨软骨瘤（蓝色箭头）

X 线片在这两种情况下都有助于辅助诊断。骨肉瘤患者通常需要接受 MRI 和活检。

其他恶性表征则可能为软组织肿块、软组织肉瘤和骨肿瘤（包括转移瘤和淋巴瘤）。

软组织转移瘤

与许多软组织病变一样，在缺乏其他临床特征的情况下，检查人员通常不可能对软组织转移进行激进的诊断；但检查人员应该充分了解可能呈现的超声特征。对于已知恶性肿瘤的患者，应结合详尽的临床病史，并考虑软组织转移可能性。检查人员要意识到，软组织转移可能是没有恶性肿瘤病史患者最早发现的异常。软组织转移患者通常与软组织肉瘤患者具有相同的临床特征，与所有具有不确定特征的病变一样，应考虑在专业的治疗中心对可疑肿块患者进行进一步评估[3]。

临床上，患者经常出现新的疼痛肿块。病变在超声上表现多样，大多数发生在皮下软组织内，也可以在肌肉筋膜深处，可单发或多发，大小不一。通常情况下，病变回声较差，边缘不清，内部血管分支紊乱。检查人员应该注意到病变表现出的良性特征，包括明确的边缘和均匀的外观（图 11.10）。

淋巴瘤

淋巴结内或淋巴结外以及软组织结构中

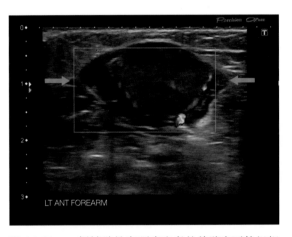

图 11.10 一例转移性宫颈癌患者的前臂皮下软组织内确认有软组织转移。病变边缘清晰，灰度均匀，并可见相关血管

的淋巴瘤可能显示为软组织肿块。图 11.11 所示的病例是一名伴有 1 年腋窝软组织肿胀病史的 HIV 携带者。超声提示典型巨大病理性淋巴结，淋巴结呈圆形，肺门结构正常。通常需要对胸腹部和骨盆进行分期 CT 扫描，以了解病变范围，并对肿块 / 病理结节进行活检。之后，患者被诊断为非霍奇金淋巴瘤，与 HIV 感染有关。值得注意的是，超声检查中有病理性淋巴结的疑似淋巴瘤患者应被转诊到血液专科进行治疗，而不是肉瘤专科团队。

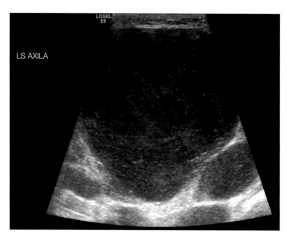

图 11.11   淋巴瘤

其他常见的软组织肿块

表皮囊肿

表皮囊肿是常见的皮肤病变，在大多数情况下，可以很容易地通过超声识别。它们来源于毛囊的复层鳞状上皮，通常被称为"皮脂腺"囊肿。但这个术语具有误导性，应该避免使用，因为其内容物并非皮脂腺性质。至于其成像特性，则因内容物而异[14]。

临床上表皮囊肿表现为硬质可触及的、活动度大的病变，在许多情况下表现为中央点状病变。病变可能保持稳定或逐渐增长，患者可能因炎症消退缓慢行超声检查。

该病超声特征因其内部内容而异。声波传递良好，后方增强时，表皮囊肿通常轮廓清晰，周围软组织的回声较差。其最显著的特征是一个明显的与皮肤表面相通的管道。内部的内容物，如脂肪、黏液或脓液，在灰阶超声上表现也不尽相同。如果病变发炎或破裂，可能会影响周围的软组织，边界可能会分叶或不清晰（图 11.12）。检查人员必须将影像学特征与详细的临床病史结合起来。表皮囊肿少见内部血管，但近期破裂或感染的囊肿通常表现为外周血管丰富[14]。

外周神经鞘瘤

外周神经鞘瘤（ peripheral nerve sheath tumor,

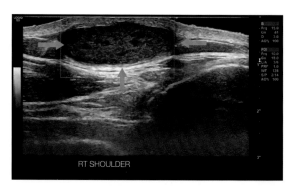

图 11.12   皮下组织内的表皮囊肿（蓝色箭头）。注意后方的回声增强

PNST ）可发生于全身的任何外周神经，最常见于四肢。虽然由于神经根进出病变区的典型外观，超声很容易识别这些病变，但超声无法轻易区分良性和恶性病变[15]。当病变较大、边缘不清、生长迅速并且中心有坏死（液体）时，应高度怀疑为恶性病变。

最常见的 PNST 包括神经鞘瘤、神经纤维瘤，恶性 PNST 较少见。临床上，患者表现为可触及的肿块，也可能主诉为神经功能丧失和（或）疼痛。PNST 通常是单发性的，但在神经纤维瘤病等遗传性疾病中可能是多发性的。

超声区分神经鞘瘤和神经纤维瘤通常较为困难，但通过仔细探查了解一些关键特征有助于区分二者，其中最常见的是进入和离开神经根的位置（图 11.13A ）。在神经鞘瘤体积占比较高的位置，神经根将以偏心位置进入和离开（有特征性但灵敏度低）；检查人员必须保持警惕，在一小部分神经鞘瘤中，可以观察到神经在中心位置进出病变。相反，在所有神经纤维瘤中，可以看到神经根在中心位置进出[15]。

病灶的形状也有助于检查人员区分神经纤维瘤和神经鞘瘤。大多数神经鞘瘤呈椭圆形，而神经纤维瘤往往呈梭形。

神经鞘瘤和神经纤维瘤通常都表现为相对于肌肉的低回声，并通过声音传播表现出来。两者都可以显示出不同程度的血管[15]（见图 11.13B ）

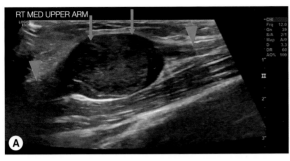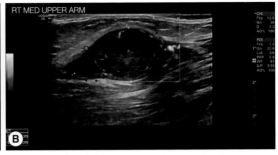

图 11.13　（A）神经鞘瘤（箭头）。可以清楚地显示神经与病变的关系（箭头）。（B）神经鞘瘤的内部血管

腱鞘囊肿

腱鞘囊肿是一种囊性病变，可见于全身任何关节或肌腱鞘，表现为充满滑液的纤维囊。腱鞘囊肿最常见于手、手腕和足背侧，由于其典型的外观和位置，可以很容易地通过超声识别。它们是手和手腕最常见的肿块。70% 来自舟骨关节韧带的背侧，其次常见的部位是掌侧腕的径向。因为会影响治疗方案，报告中应注意描述病变与桡动脉的接近程度 [6,8]。

临床上，腱鞘囊肿表现为光滑、坚硬、大小不一的肿块。症状因大小和位置而异。一些患者可能会描述疼痛或关节运动受限，而另一些患者则可能描述由于邻接神经的压迫而导致的感觉 / 运动功能改变。

一般来说，腱鞘囊肿的超声特征表现为简单的无回声病变，边界光滑，声音传递良好，内部无血管（图 11.14）。然而，在实际中，超声特征可能是多变的，包括内隔膜、分叶不规则形状和厚壁。在可见血管影时，检查人员应注意潜在的可疑肿块或塌陷的囊肿。由于其外观多变，检查人员应设法确认其是否

与关节、腱鞘或韧带相通，用以确定病变的来源，提供阳性诊断。腱鞘囊肿的颈部可能与肿物本身距离较远。在手术切除时，找到囊肿的颈部是很重要的，如果外科医生能够找到囊肿的来源并处理，可显著减少复发 [6,8]。

毛母质瘤

毛母质瘤是毛囊的良性浅表肿瘤，可以很容易地通过超声进行识别。临床上，患者表现为可触及的硬质肿块，活动度大，可长时间缓慢生长 [6]。

从超声上看，毛母细胞瘤可表现为以下两种情况之一：

- 病变小，轮廓分明，低回声，位于皮下组织内，显示内有回声灶和低回声晕或边缘（图 11.15）。
- 病变可以部分或完全钙化，并根据内部钙化的程度表现为后部强声影。

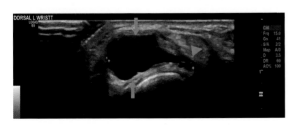

图 11.14　腱鞘囊肿。注意从下方关节处升起的颈部（箭头所示）

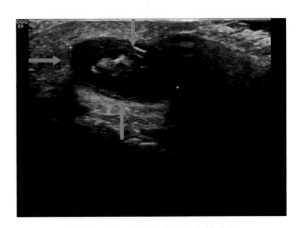

图 11.15　毛母质瘤（蓝色箭头）

软组织静脉畸形

这类软组织肿块通常被称为软组织血管瘤，是良性血管病变。根据国际脉管性疾病研究学会（ISSVA）分类，"血管瘤"被认为用词不准确，更准确的术语是静脉畸形。然而，将"血管瘤"一词纳入影像学报告亦有益处，因为它对许多临床医生来说更为熟悉[16]。

这类畸形可以出现在全身的不同部位，包括横纹肌、皮肤、皮下组织和滑膜组织，是最常见的血管瘤样病变，占所有良性软组织肿瘤的 7%[16]。

在超声检查中，这些病变可以有不同的灰度和超声特征，通常表现为一个不清楚或界限分明的低回声肿块，其内有多个囊性间隙。在彩色多普勒上，可能表现为丰富的内部血管、无可检测信号，或只有微弱的信号（图 11.16）。这些可变的超声表现可能会对检查人员的诊断能力提出挑战，要保证超声表现必须与临床特征相关联。同时，在检查过程中，患者可能主诉有可触摸的肿块，且伴有不同程度的疼痛。

滑囊

滑囊为充满液体的囊或囊状空腔，全身多处可见。滑囊能够促进运动，减少骨骼和软组织（包括肌腱、肌肉或韧带）之间的摩擦。由于受影响的关节或区域的重复运动和压力或损伤，囊腔可能发炎进而充满液体，并伴有滑膜增厚 / 增殖，继而又会导致疼痛和运动受限。这些病理变化被称为滑囊炎。

在超声检查中，可表现为实性 / 囊性，多见漩涡状内容物。它们通常有较厚的囊壁。其位置是诊断的关键[17]。

不稳定滑囊（在第 2 章中被描述为非天然滑囊）是指通常不存在的囊腔，通常在暴露于重复外部摩擦或刺激的软组织内形成，多发于膝关节、肘部或足底（图 11.17）。

异物

超声是识别浅表软组织异物的绝佳工具。异物可以表现为周围反应性低回声皮下软组织（肉芽肿）内的明亮回声结构[3]。通常周围肉芽肿性软组织可能表现出炎症反应，当应用彩色多普勒时，可以观察到血管增生（图11.18）。

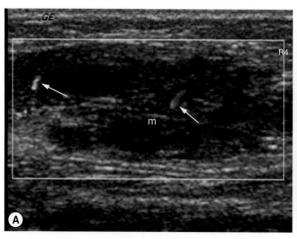
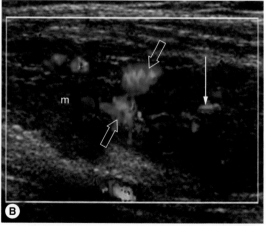

图 11.16 （A 和 B）软组织静脉畸形（From Keng C-Y, et al. Soft tissue hemangiomas: high-resolution grayscale and color Doppler ultrasonographic features in 43 patients. J Med Ultrasound. 2008; 16(3): 223-230. ）

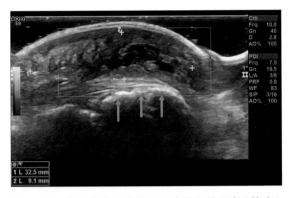

图 11.17　跟骨头部浅表软组织内的跟骨下囊（箭头）

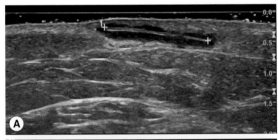

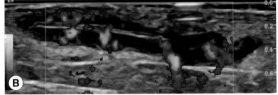

图 11.18　（A）异物伴周围肉芽肿组织。（B）异物与周围软组织的相关炎症反应

当识别出异物时，检查人员应向转诊的临床医生提供详尽的信息，方便异物的定位和去除，主要包括以下信息：

- 异物的大小，尽可能在两个正交平面上测量
- 其相对于相邻结构的位置
- 异物距皮肤表面的深度

检查人员应注意患者可能没有相关的病史，在单纯的软组织感染中应警惕异物的存在。如未予重视，未确诊的异物可能会成为感染源，引起反复感染。

腹壁子宫内膜异位症

剖宫产后，当子宫内膜组织嵌入腹部软组织时，就会发生腹壁子宫内膜异位症。患者在瘢痕区域出现可触及的质地较软的病变。腹壁子宫内膜异位症常常难以确诊，因为它们可以表现许多恶性肿瘤的临床和超声特征，如软组织肉瘤或转移性恶性肿块。超声特征可包括边缘不规则、筋膜破裂、不均匀的回声纹理和回声差的灰阶表现。病变可表现为内部血管分支或无血管[18]。

图 11.19 显示了一个回声差、外观硬的病灶，在腹部软组织内有不规则的边缘，可能破坏了下面的筋膜。首先要考虑的是，该病变有几个特征提醒检查人员注意其恶性可能。在这种情况下，临床病史对准确的诊断至关重要。既往有剖宫产病史，病变位于剖宫产瘢痕部位，提示检查人员潜在的腹壁子宫内膜异位症诊断。此外，检查人员要意识到，如果超声检查后仍不能确诊，则应根据当地诊疗共识对患者进行适当的管理。

腹壁肌肉组织的另一软组织病变是结缔组织瘤。这是一种罕见的良性非炎性成纤维细胞肿瘤，最常见于 20 ~ 40 岁的女性。它在超声上表现为低回声团块，可能有新生血管。它可能与子宫内膜瘤外观相似，通常需要 MRI 进行进一步评估。手术切除后复发率高。放疗和激素治疗可限制肿瘤生长[19]。

创伤和感染

在初级诊疗和一些急诊情况中，常有患者主诉一些与创伤或感染有关的软组织病痛。

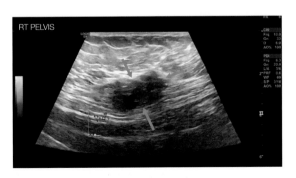

图 11.19　剖宫产术后腹壁皮下软组织内的腹壁子宫内膜瘤（蓝色箭头）。在病变上方进行多普勒检查，以评估内部血管情况

一般来说，当这些患者需要影像检查时，首选为 CT 和 MRI。然而，基于对浅表结构的可及性和更好的分辨率，超声正逐步成为对这些患者进行初步评估的首选影像学检查。具体的实施策略将在后续阐述。

脂肪坏死

脂肪坏死是一种常见的由外伤后皮下脂肪组织损伤引起的疾病，可以发生在身体的任何地方，但最常见于胫骨、臀部、大腿、手臂和乳房。创伤可能很严重，如跌倒或钝器创伤，但通常对患者生活影响不大，患者可能根本记不起受伤的情况。

患者可能出现以下情况：

- 可触及肿块
- 软组织局部凹陷
- 皮肤变色
- 局部区域疼痛[20]

通常，损伤和发病之间的时间间隔可能很长，当被询问时，部分患者可能无法回忆起损伤。

脂肪坏死的超声特征较为多变。与周围软组织相比，常见的表现包括皮下脂肪组织的弥漫性回声明亮区域。在其他情况下，坏死区域可能被包裹，并表现出回声差的光晕。油性囊肿通常可见为回声增强区域内的中央小囊性区域。损伤部位的皮下组织通常变薄，感觉到的肿块实际上可能是正常厚度的邻近组织[20]。在肢体中，使用对侧肢体进行比较有助于准确诊断。

通常情况下，患者不会出现急性症状，病变区内部血管也不常见。皮下脂肪层的主要鉴别诊断是具有非典型特征的脂肪瘤（图11.20）。骨性突起附近的位置和皮下组织受累通常可以证实诊断。如果诊断存在疑问，则可能需要通过 MRI 或后续在专家的指导下进一步探查。

蜂窝织炎

初期，蜂窝织炎的超声成像特征包括皮

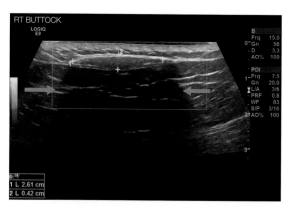

图 11.20　脂肪坏死样拟脂肪瘤。病变具有非典型特征，显示后部声影增强（蓝色箭头）。MRI 证实该病变为先前损伤引起的脂肪坏死区域

下软组织的弥漫性回声增强。然而，随着病情的发展，皮下软组织液的数量增加，导致分叶效应，可描述为"鹅卵石"[21]（图 11.21）。检查人员要意识到，这些是蜂窝织炎的非特异性特征，也可能出现于来源于心力衰竭等情况的全身性皮下软组织水肿。蜂窝织炎可用抗生素进行治疗。

脓肿

患者通常会出现局灶性肿胀或肿块，伴疼痛，并伴有周围软组织的蜂窝织炎。

超声特点范围很广，包括无回声或低回声的内部积液[21]。脓肿内也可能存在气体，表现为回声明亮的病灶。如果病变处有脓液，探头压力可能会造成异常的漩涡样运动。当应用彩色多普勒时，边界通常不明确，病变外周可能出现一些血管[21]（图 11.22）

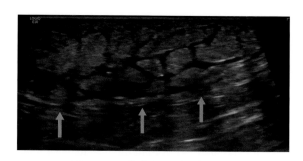

图 11.21　蜂窝织炎（蓝色箭头）

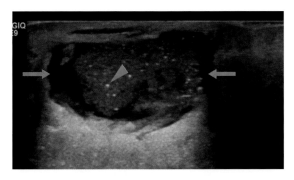

图 11.22　脓肿。回声病灶（箭头）代表病变内的气体

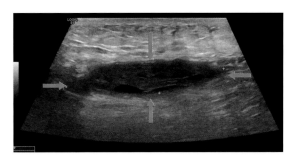

图 11.23　急性期血肿

病变内部无彩色流动信号。但检查人员要注意这些特征是非特异性的，也存在于其他病变中。主要的鉴别诊断是坏死性肿瘤。检查人员在进行检查时必须始终结合患者的临床病史。在绝大多数病例中，隐匿性脓肿的识别需要切开和引流，因此在检查潜在脓肿时，检查人员应重点描述受累的软组织和血管毗邻情况[21]。

血肿

当伴有明确的临床病史时，包括既往创伤、手术或抗凝治疗史时，检查人员易识别软组织内的血肿。其超声特征因扫描的时间段不同而表现各异。急性血肿通常表现为明确的卵圆形或透镜状病变，通常是由于血液凝集等因素造成不同程度的内部回声而出现的液体/液平（图 11.23）。随着内部凝固血液的分解，病变将变得更加均匀且无回声。最初可能会观察到一些外周血管，当肌肉开始修复时，可能在肌肉损伤部位看到少量与消退血肿相关的新生血管[6]。

如前所述，良性血肿的诊断应谨慎进行。一些先前存在的恶性病变内无序的血管可能在轻微创伤后自发破裂和出血，表现可能类似良性血肿。因此，即使患者有详尽的临床病史，当发现血肿时，检查人员也应谨慎地进行随访检查。良性血肿将在随访检查中逐渐消散。有时，血肿可能形成一种慢性团块，这种团块是无回声的，具有明确的壁和凝胶状内容物，可以长期持续存在。检查人员应了解当地有关血肿的随访和管理共识。

检查人员应注意的主要鉴别诊断是脓肿和坏死肿瘤。

易误诊病例 1

1. 具有良性特征的恶性病变

一名 54 岁女性患者，患有低级别黏液纤维肉瘤，表现为臀部下方有一个柔软坚硬的肿块，而对侧及外侧均没有。没有明确的创伤史。

超声成像显示，当应用能量多普勒时，均匀回声差的病变具有明确的边界，并且明显缺乏相关的血管（图 11.24A）。虽然首先考虑这些是良性特征，但不足以定性为良性。

然而，从临床病史和病变位置来看，有一些迹象应该提醒检查人员潜在的恶性肿瘤可能。包括新发病灶，触诊柔软，无外伤史。病变位于肌肉内，大小超过 5 cm。

患者进行 MRI 扫描以进行进一步评估。图 11.24B 显示了位于股二头肌内的明确的椭圆球形病变。钆造影后，有明显的不规则增强。患者被转诊至肉瘤专科。病变被证实为黏液纤维肉瘤。

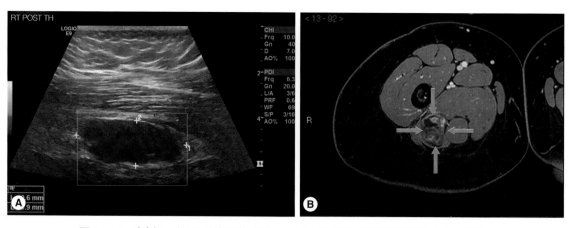

图 11.24　病例 1。（A）黏液纤维肉瘤。（B）MRI 显示低度黏液纤维肉瘤（箭头）

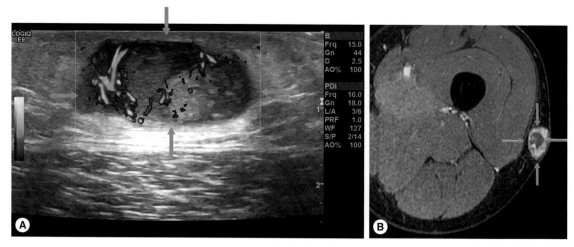

图 11.25　病例 2。（A）血管神经纤维瘤。（B）MRI 显示血管神经纤维瘤（箭头）

易误诊病例 2

2. 良性病变伴恶性特征

35 岁男性血管神经纤维瘤患者。

患者大腿左侧可触及柔软肿块，在 3 个月的时间里肿块明显增大。

图 11.25A 表现为一个复杂的、实性的病变，具有不均匀的回声结构、不规则的边界和分支无序的内部血管。超声特征和病变快速进展的临床特征均提示可能为恶性病变。

患者通过快速途径紧急转诊至肉瘤 MDT。患者进行了 MRI 扫描，以进一步确定病变的特征。在图 11.25B 中，MRI 扫描显示大腿左侧皮下软组织内的病变，钆强化后病变明显不均匀增强。该病变最终经组织病理确诊为血管神经纤维瘤，这应注意与神经鞘瘤进行严格的鉴别诊断。

◎ 提示

1. 任何不断增大的软组织肿块，或测量值超过 5 cm，无论是否疼痛，都应该转诊进行紧急超声扫描或直接转诊到肉瘤专科诊断。

2. 如果超声扫描不能确定是否为良性，则应将患者按疑似癌症紧急转诊行进一步检查[1]。

（Katie Simm, Sylvia Connolly 著　冯泽宇 译）

练习题及参考文献

扫描书末二维码获取

练习题及参考文献